인체의 신비 면역 가이드

핵심 면역학

보건학 박사 **최명식**

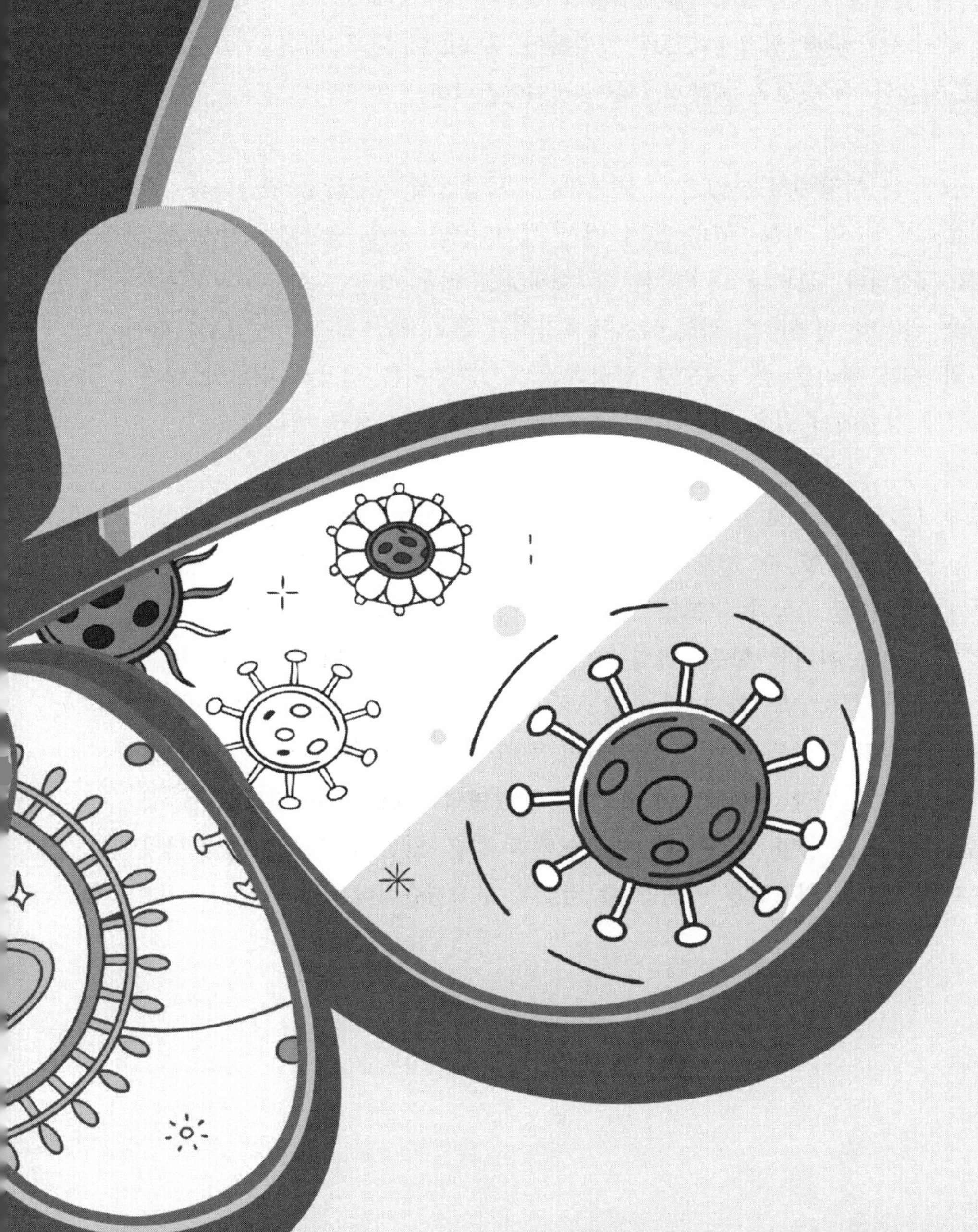

청구문화사

책을 열면서

면역학은 생명과학의 핵심 분야 중 하나로, 우리 몸이 병원체와 질병으로부터 스스로를 방어하고 건강을 유지하는 데 필수적인 역할을 하는 시스템에 대한 연구입니다. 특히 임상병리학과 학생들에게 면역학은 단순한 이론적 지식을 넘어서 실제 진단과 치료 현장에서 활용되는 실질적인 도구로서 매우 중요한 위치를 차지합니다. 본 교재는 이러한 필요성을 충족시키기 위해 임상병리학과 학생들이 면역학의 기본 개념을 이해하고 이를 임상적으로 적용할 수 있도록 체계적으로 구성되었습니다.

현대 의학은 점점 더 복잡해지고 있으며, 면역학은 그 중심에 자리잡고 있습니다. 백신 개발, 암 치료, 자가면역 질환 관리, 장기 이식 등 다양한 의료 영역에서 면역학의 원리가 적용되고 있습니다. 그러나 면역학은 그 자체로도 매우 복잡한 학문이며, 학습자들이 이 개념을 완전히 이해하기 위해서는 체계적이고 논리적인 접근이 필요합니다. 이 책은 면역학의 기본 원리를 단계적으로 설명하면서, 각 주제를 임상적 맥락과 연결하여 학생들이 실제 상황에서 이를 적용할 수 있도록 돕는 것을 목표로 합니다.

본 교재는 크게 15개의 장으로 구성되어 있으며, 각 장은 특정 주제를 깊이 있게 다루되 학습자들이 쉽게 접근할 수 있도록 소주제로 세분화되었습니다. 먼저 "면역학의 개요"에서는 면역계의 기본 기능과 구조를 소개하며, 선천성 면역과 적응 면역의 차이점을 명확히 설명합니다. 이어서 항원, 면역글로불린, 보체, B림프구와 T림프구 발달, MHC 및 항원 제시 과정 등 면역학의 핵심 요소들을 순차적으로 다룹니다. 이러한 기본 개념을 바탕으로 세포성 면역과 체액성 면역의 메커니즘, 사이토카인의 역할, 그리고 면역 반응의 이상으로 인해 발생하는 과민반응, 자가면역 질환, 면역 결핍 등을 심층적으로 탐구합니다. 또한 종양 면역학과 이식 면역학 같은 최신 연구 동향도 포함하여 학생들이 현대 면역학의 최전선을 이해할 수 있도록 구성했습니다.

임상병리학은 실험실에서 얻은 데이터를 통해 환자의 상태를 진단하고 치료 방향을 제시하는 학문입니다. 따라서 본 교재는 이론적 지식뿐만 아니라 면역 관련 검사법과 진단 기술을 다루며, 학생들이 실제 실험실에서 접할 수 있는 상황을 반영하고자 했습니다. 예를 들어, ELISA, Western blot, Flow cytometry 같은 실험 방법과 자가항체 검사, 보체 수치 측정 같은 진단 기술이 어떻게 임상적으로 활용되는지를 설명합니다. 이를 통해 학생들은 이론과 실무를 연결하는 능력을 키울 수 있을 것입니다.

마지막으로, 이 책은 학습자 친화적인 구성에 중점을 두었습니다. 복잡한 개념은 그림, 표, 다이어그램 등을 통해 직관적으로 설명하며, 각 장마다 연습 문제와 임상 사례를 제공하여 학습 효과를 극대화하고자 했습니다. 또한 부록에서는 주요 면역학 용어를 정리하고 추가 학습을 위한 참고 문헌을 제공하여 학생들이 더 깊이 있는 탐구를 할 수 있도록 지원합니다.

결론적으로, 이 책은 임상병리학과 학생들이 면역학의 핵심 개념을 이해하고 이를 실제 임상 현장에서 효과적으로 활용할 수 있도록 돕기 위해 만들어졌습니다. 여러분이 이 책을 통해 면역학의 매력에 빠져들고, 나아가 현대 의학의 발전에 기여하는 전문가로 성장하기를 기대합니다. 면역학은 단순한 학문이 아닌, 인간의 건강과 생명을 지키는 중요한 도구입니다. 이제 이 여정을 함께 시작해봅시다.

저자 최명식

목 차

Chapter 1

면역학 개요

Contents

1장. 면역학의 개요

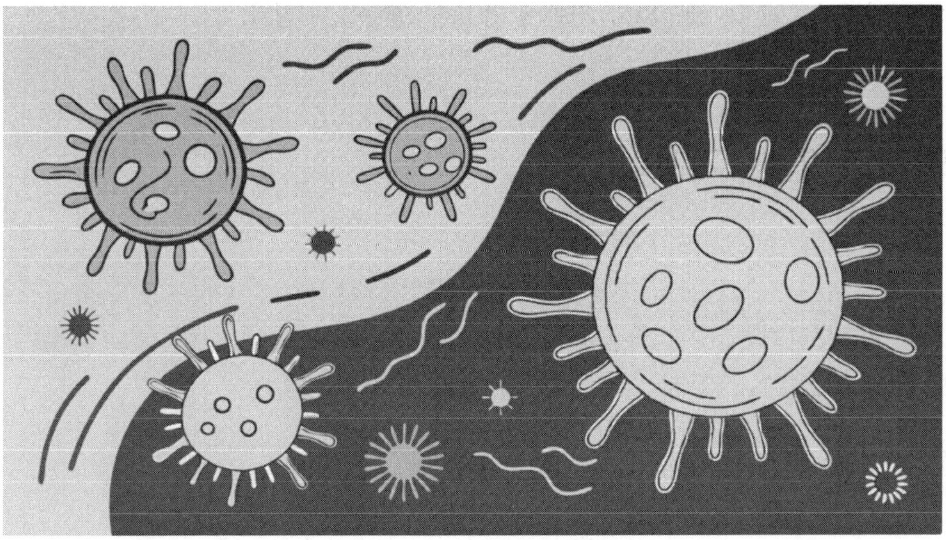

그림 1-1. 면역학의 개요

면역학은 생명체가 병원체와 이상 세포로부터 자신을 방어하는 면역계를 연구하는 학문이다. 면역계는 비특이적 방어 체계인 선천성 면역과 특정 병원체에 특이적으로 반응하는 적응 면역으로 구성된다(그림 1-1). 선천성 면역은 피부, 식세포, 자연 킬러 세포, 보체 시스템 등이 즉각적인 방어 역할을 수행한다. 적응 면역은 B림프구와 T림프구를 중심으로 항체 생성과 세포 매개 면역 반응을 통해 병원체를 제거하며, 재감염 시 더 강력한 방어를 제공하는 기억 능력을 갖는다.

면역계는 방어, 항상성 유지, 감시의 세 가지 기본 기능을 수행한다. 병원체 제거, 불필요한 세포 처리, 암세포 조기 발견 및 제거를 통해 건강을 유지한다. 면역학은 제너의 백신 개발과 파스퇴르의 병원체 연구를 시작으로 20세기 다양한 발견을 통해 현대적 기반을 마련했으며, 임상병리학에서 자가면역 질환, 알레르기, 면역 결핍, 종양, 이식 거부 반응 등의 진단과 치료에 필수적이다. ELISA, Western blot, Flow cytometry 등의 실험 방법이 활용되며, 최근 면역 요법은 암 치료의 새로운 패러다임으로 부상하고 있다.

골수와 흉선에서 면역세포가 생성 및 성숙하고, 림프절과 비장에서 면역 반응이 활성화된다. 대식세포는 병원체를 포획 및 분해하며, 수지상 세포는 항원을 제시한다. B세포는 항체를 생성하고 T세포는 세포 매개 면역 반응을 조절하거나 직접 공격한다. 이러한 면역계의 작동 원리를 이해하는 것은 임상병리학과 학생들에게 필수적이며, 개인 맞춤형 의학과 면역정보학 등 생명과학 전반에 중요한 영향을 미친다.

1. 면역계의 기본 기능

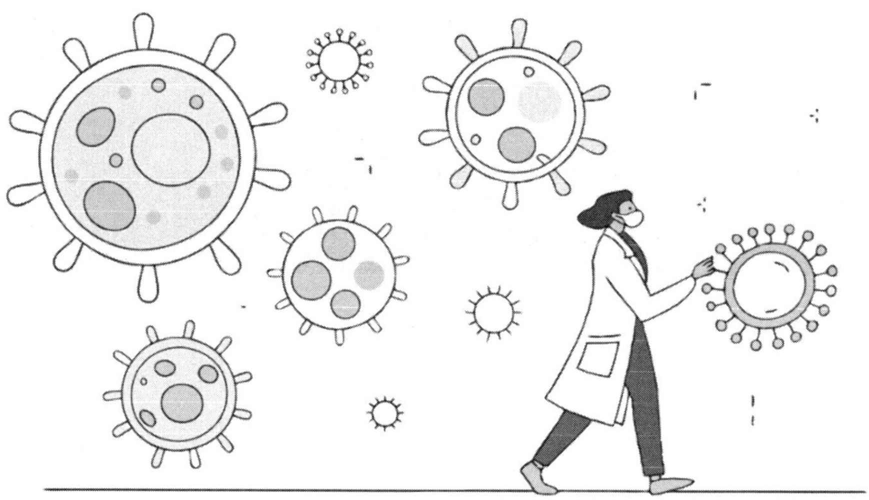

그림 1-2. 방어, 항상성 유지, 감시의 세 가지 주요 역할

면역계는 생명체가 외부의 침입자인 병원체와 내부적으로 발생하는 이상 세포로부터 스스로를 보호하고 건강한 상태를 유지하는 데 필수적인 복잡하고 정교한 체계이다. 이 체계는 단순히 외부의 위협에 대응하는 것뿐만 아니라, 신체 내부의 균형을 유지하고 잠재적인 위험 요소를 감시하는 세 가지 주요 기능을 수행한다. 바로 방어, 항상성 유지, 그리고 감시라는 이 세 가지 기능은 서로 긴밀하게 연결되어 유기적으로 작동하며, 어느 하나라도 제대로 기능하지 못할 경우 신체의 안정성이 심각하게 저하될 수 있다(그림 1-2).

면역계의 가장 기본적인 역할은 외부에서 침입하는 다양한 병원체와 내부적으로 발생하는 비정상적인 세포들을 인식하고 제거하는 방어 기능이다. 병원체는 세균, 바이러스, 곰팡이, 기생충 등 그 종류와 특성이 매우 다양하며, 면역계는 이러한 다양한 위협을 정확하게 식별하고 각각에 적절한 대응 메커니즘을 작동시켜 신체를 보호한다. 이러한 방어 기능은 크게 두 가지 주요 시스템, 즉 선천성 면역과 적응 면역을 통해 이루어진다.

선천성 면역은 비특이적인 방어 체계로서, 모든 종류의 병원체에 대해 즉각적으로 반응할 수 있는 신체의 첫 번째 방어선 역할을 한다. 피부와 점막이라는 물리적인 장벽은 병원체의 신체 내부 침투를 효과적으로 차단하며, 만약 병원체가 이러한 방어선을 뚫고 체내로 침입하더라도 대식세포와 호중구와 같은 식세포들이 즉각적으로 병원체를 포획하여 분해하고 제거하는 역할을 수행한다.

또한, 자연 킬러 세포는 바이러스에 감염된 세포나 암세포와 같이 비정상적인 세포를 인식하여 직접적으로 파괴하는 능력을 가지고 있으며, 보체 시스템은 다양한 병원체를 직접적으로 공격하거나 식세포의 작용을 보조하는 일련의 단백질 반응으로 구성된다. 선천성 면역은 신속하고 광범위한 방어 반응을 제공하지만, 특정 병원체에 대한 기억 능력이 없어 동일한 병원체에 재감염될 경우에도 이전과 유사한 수준의 반응을 보인다. 반면에, 적응 면역은 특정 병원체에 대해 매우 특이적으로 반응하며, 마치 숙련된 군대와 같이 정밀하고 강력한 방어 작전을 수행한다. 적응 면역의 핵심적인 요소는 B 림프구가 생산하는 항체와 T 림프구가 매개하는 세포성 면역 반응이다. B 림프구는 특정 항원에 결합하는 항체를 생성하여 병원체를 중화시키거나, 다른 면역 세포들이 병원체를 더욱 효과적으로 제거하도록 돕는 역할을 한다. T 림프구는 다시 CD4+ T 헬퍼 세포와 CD8+ 세포 독성 T 세포로 나뉘는데, CD4+ T 헬퍼 세포는 사이토카인이라는 다양한 신호 물질을 분비하여 다른 면역 세포들의 활성화를 유도하고 전반적인 면역 반응을 조절하는 중요한 역할을 수행하며, CD8+ 세포 독성 T 세포는 바이러스에 감염된 세포나 암세포와 같은 비정상적인 세포를 직접적으로 인식하여 파괴하는 능력을 가진다. 적응 면역의 가장 중요한 특징 중 하나는 기억 능력이다. 특정 병원체에 처음 감염되었을 때, 적응 면역 시스템은 해당 병원체에 대한 특이적인 기억 세포를 생성하며, 이는 동일한 병원체가 다시 신체에 침투했을 때 훨씬 더 빠르고 강력한 이차 면역 반응을 유도하여 병원체를 신속하게 제거할 수 있도록 한다. 예를 들어, 수두 바이러스에

한 번 감염된 사람은 일반적으로 평생 동안 수두에 대한 면역력을 획득하는 것이 바로 적응 면역의 기억 능력 덕분이다.

또 다른 중요한 기능은 신체 내부 환경을 안정적으로 유지하는 항상성 유지이다. 항상성은 우리 몸의 내부 상태를 외부 환경의 변화에도 불구하고 일정하게 유지하려는 능동적인 조절 과정으로, 체온, 혈압, 혈당 등 다양한 생리적 지표들이 복잡한 항상성 유지 메커니즘에 의해 정밀하게 조절된다. 면역계는 불필요한 세포나 노폐물을 효율적으로 제거함으로써 이러한 항상성 유지에 중요한 기여를 한다.

우리 몸에서는 끊임없이 세포가 생성되고 소멸하는 자연스러운 과정을 거치며, 손상된 조직이나 노화된 세포, 그리고 면역 반응 후 더 이상 필요 없어진 면역 세포들은 신체 내부에 축적될 경우 정상적인 기능 수행에 방해를 줄 수 있다. 대식세포는 이러한 죽은 세포나 손상된 조직의 파편들을 적극적으로 탐식하고 분해하여 제거하는 일종의 청소부 역할을 수행한다. 이 과정은 아포토시스라고 불리는 프로그램된 세포 사멸 과정을 통해 자연스럽게 발생하는 세포 잔해물을 처리하는 데 필수적이다.

만약 이러한 세포 잔해물이 제대로 제거되지 못하고 신체 내부에 지속적으로 축적될 경우, 주변 조직에 불필요한 염증 반응을 유발하고 정상적인 기능 수행을 방해할 수 있다. 또한, 대식세포는 혈액 내에 존재하는 노폐물이나 수명이 다한 노화된 적혈구를 제거하는 데에도 관여하여 혈액의 항상성을 유지하는 데 기여한다. 비장은 주로 노화된 적혈구를 제거하는 주요 기관이지만, 대식세포 역시 이러한 과정에 중요한 역할을 수행한다.

면역계는 이처럼 세포 수준에서의 청소 작용뿐만 아니라, 체내에서 과도하게 생성된 단백질이나 독성 물질을 처리하는 다양한 메커니즘을 통해 신체의 전반적인 항상성을 유지하는 데 중요한 역할을 수행한다. 예를 들어, 특정 면역 반응 과정에서 생성되는 부산물이나 손상된 단백질들은 면역계의 다양한 효소 작용과 제거 메커니즘을 통해 안전하게 처리된다. 면역계의 이러한 항상성 유지 기능은 특히 만성 염증이나 자가면역 질환과 같은 문제를 예방하는 데 중요한 의미를 갖는다.

만약 손상된 세포나 염증 반응의 부산물들이 제대로 제거되지 못하고 신체 내부에 지속적으로 축적될 경우, 만성적인 염증 상태가 유발될 수 있으며, 이는 다양한 질병 발병의 주요 원인이 된다. 또한, 면역계의 항상성 유지 기능이 제대로 작동하지 않으면, 우리 몸의 정상적인 성분들을 외부 침입자로 오인하여 공격하는 자가면역 질환이 발생할 위험이 증가한다.

마지막으로, 면역계는 감시 기능을 통해 우리 몸 내부에서 끊임없이 발생하는 잠재적인 위협 요소인 암세포나 변형된 세포를 조기에 발견하고 제거하는 중요한 역할을 수행한다. 암세포는 정상 세포가 유전적인 돌연변이를 통해 비정상적으로 증식하는 세포로, 초기 단계에서는 우리 몸의 정상적인 방어 시스템에 의해 인식되고 제거될 수 있다.

면역계는 이러한 비정상적인 세포들을 감지하고, 특히 자연 킬러 세포와 세포 독성 T 세포를 통해 직접적으로 파괴하는 능력을 가지고 있다. 이러한 감시 기능이 제대로 작동하지 않을 경우, 암세포가 증식하여 종양을 형성하고 결국 암으로 진행될 위험이 급격히 증가할 수 있다. 또한, 면역계는 단순히 암세포뿐만 아니라, 세포의 노화나 다양한 스트레스로 인해 손상된 세포들을 제거하여 신체의 전반적인 건강을 유지하는 데 기여한다. 손상된 세포들이 제대로 제거되지 못하고 축적될 경우, 주변 조직의 기능 저하를 유발하고 만성적인 염증 반응을 일으킬 수 있다. 이러한 감시 기능은 면역계가 단순히 외부의 명백한 위협뿐만 아니라, 우리 몸 내부에서 잠재적으로 발생할 수 있는 문제들을 해결하는 데 필수적인 역할을 수행한다는 것을 보여준다.

결론적으로, 면역계는 방어, 항상성 유지, 그리고 감시라는 세 가지 핵심 기능을 통해 생명체의 건강을 지키고 외부의 병원체 및 내부의 이상 세포로부터 스스로를 보호하는 복잡하고 정교한 시스템이다. 이 세 가지 기능은 서로 긴밀하게 상호작용하며, 면역계가 정상적으로 작동하지 않을 경우 감염병, 자가면역 질환, 암 등 다양한 질환이 발생할 수 있다. 따라서 면역계의 구조와 기능을 깊이 이해하는 것은 생명과학과 의학의 발전에 매우 중요한 기반이 된다.

2. 선천성 면역과 적응 면역

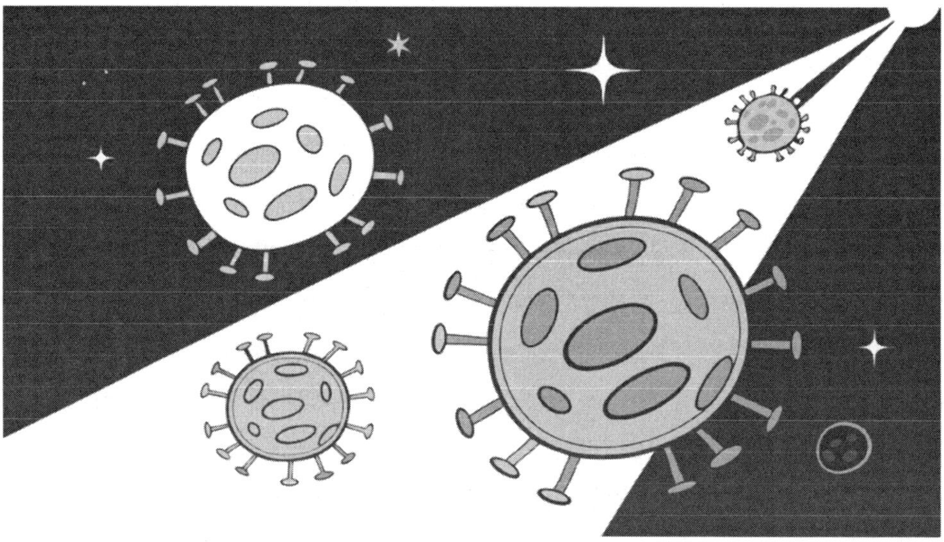

그림 1-3. 두 면역 시스템의 차이점과 상호작용

면역계는 생명체가 외부의 침입자인 병원체와 내부적으로 발생하는 이상 세포로부터 스스로를 보호하고 건강한 상태를 유지하는 데 필수적인 복잡하고 정교한 시스템이다. 이 시스템은 크게 선천성 면역과 적응 면역이라는 두 가지 주요 작용 메커니즘으로 구성되어 있으며, 이 두 가지 시스템은 각각 고유한 특징과 작동 방식을 가지지만, 서로 긴밀하게 상호작용하며 협력적인 방어 체계를 구축하여 신체를 외부의 위협으로부터 효과적으로 보호한다(그림 1-3) .

선천성 면역은 생물이 진화하는 과정에서 획득하게 된 비교적 단순하면서도 보편적인 방어 체계로서, 특정 병원체를 구별하지 않고 모든 종류의 침입자에 대해 동일한 방식으로 신속하게 반응하는 특징을 지닌다. 이는 병원체가 신체에 침투하는 순간부터 수 시간 내에 빠르게 활성화되어 초기 방어선으로서 중요한 역할을 수행한다.

선천성 면역의 주요 구성 요소로는 피부와 점막과 같은 물리적 장벽, 대식세포와 호중구와 같은 식세포, 자연 킬러 세포, 그리고 보체 시스템 등이 있다. 피부와 점막은 외부 환경과 신체 내부를 분리하는 물리적인 방어막 역할을 하여 병원체의 침입 자체를 억제하는 가장 기본적인 방어 기전이다. 만약 병원체가 이러한 물리적 장벽을 뚫고 신체 내부로 침투하게 되면, 대식세포와 호중구와 같은 식세포들이 화학적 신호에 따라 감염 부위로 이동하여 병원체를 포획하고 세포 내 소기관을 이용하여 분해하여 제거하는 식균 작용을 수행한다.

자연 킬러 세포는 특정한 표면 분자 발현 패턴을 통해 바이러스에 감염된 세포나 암세포와 같은 비정상적인 세포를 인식하여 직접적으로 파괴하는 세포 독성 작용을 나타낸다. 보체 시스템은 혈액 내에 존재하는 다양한 단백질들로 구성된 복잡한 연쇄 반응 시스템으로서, 병원체의 표면에 직접 작용하여 세포막을 손상시키거나, 식세포가 병원체를 더 쉽게 인식하고 제거하도록 돕는 옵소닌화 작용을 유도하며, 염증 반응을 촉진하여 다른 면역 세포들이 감염 부위로 이동하도록 유도하는 등 다양한 방식으로 선천성 면역 반응을 강화하는 역할을 수행한다. 선천성 면역은 병원체의 종류에 관계없이 비특이적으로 작동하며, 신체의 초기 방어에 필수적인 역할을 담당하지만, 특정 병원체에 대한 기억 능력이 없어 동일한 병원체에 재감염될 경우에도 이전과 유사한 수준의 반응을 보인다.

이와 대조적으로, 적응 면역은 선천성 면역보다 활성화되는 데 더 오랜 시간이 걸리지만, 특정 병원체를 매우 정확하게 인식하고 그에 맞춰 특이적으로 반응하며, 한 번 접촉한 병원체에 대한 기억 능력을 형성하여 재감염 시 훨씬 더 빠르고 강력하게 대응할 수 있는 고도로 정교한 방어 시스템이다.

적응 면역의 중심에는 B 림프구와 T 림프구라는 두 종류의 림프구가 존재한다. B 림프구는 특정 항원에 특이적으로 결합하는 항체라는 단백질을 생산하여 혈액 및 체액 내에서 병원체를 중화시키거나, 병원체 표면에 부착하여 다른 면역 세포들이 병원체를 더 쉽게 인식하고 제거하도록 돕는 역할을 수행한다.

T 림프구는 다시 CD4+ T 헬퍼 세포와 CD8+ 세포 독성 T 세포라는 두 가지 주요 아형으로 나뉜다. CD4+ T 헬퍼 세포는 다양한 사이토카인이라는 신호 물질을 분비하여 B 림프구의 항체 생산을 촉진하고, CD8+ 세포 독성 T 세포의 활성을 증진시키며, 대식세포와 같은 다른 면역 세포들의 기능을 조절하는 등 전반적인 면역 반응을 지휘하고 조절하는 핵심적인 역할을 수행한다.

CD8+ 세포 독성 T 세포는 바이러스에 감염된 세포나 암세포와 같이 비정상적인 세포의 표면에 발현된 특정 항원을 인식하여 직접적으로 파괴하는 세포 독성 작용을 나타낸다. 적응 면역의 가장 중요한 특징 중 하나는 기억 능력이다. 특정 병원체에 처음 노출되었을 때, 적응 면역 시스템은 해당 병원체에 특이적인 항체와 T 세포 수용체를 발현하는 B 림프구와 T 림프구 클론을 증식시키고, 이들 중 일부는 장기적인 기억 세포로 분화하여 신체 내에 오랫동안 존속한다.

이러한 기억 세포들은 동일한 병원체가 다시 침투했을 때 매우 신속하게 활성화되어 훨씬 더 빠르고 강력한 이차 면역 반응을 유도함으로써 병원체를 효과적으로 제거하고 재감염으로부터 신체를 보호한다. 예를 들어, 어린 시절 수두 바이러스에 한 번 감염된 사람이 이후 평생 동안 수두에 걸리지 않는 것은 바로 적응 면역 시스템이 수두 바이러스에 대한 기억 세포를 형성하여 재감염 시 신속하게 바이러스를 제거하기 때문이다.

흥미로운 점은 선천성 면역과 적응 면역이 서로 독립적으로 작동하는 것이 아니라, 매우 긴밀하게 상호작용하며 협력적인 면역 반응을 유도한다는 것이다. 선천성 면역은 병원체가 신체에 침입했을 때 초기 방어 작용을 수행하는 동시에, 적응 면역 시스템을 활성화시키는 중요한 신호를 제공하는 역할을 한다. 예를 들어, 대식세포는 병원체를 포획한 후 병원체의 단백질 조각, 즉 항원을 세포 표면에 노출시키고, 이러한 항원을 발현한 대식세포는 수지상 세포와 같은 항원 제시 세포(Antigen-Presenting Cell, APC)에 의해 림프절로 이동하여 T 림프구에 항원을 제시한다. 이 과정에서 다양한 사이토카인이라는 신호 물질이 분비되어 T 림프구의 활성화와 분화를 촉진함으로써 적응 면역 반응의 개시를 돕는다.

또한, 적응 면역이 활성화되면 생성된 항체나 활성화된 T 림프구가 다시 선천성 면역 세포들의 기능을 강화하거나 조절하는 역할을 수행하기도 한다. 예를 들어, Helper T 세포는 특정 사이토카인을 분비하여 대식세포의 식균 작용 능력을 향상시키거나, B 림프구의 항체 생산을 촉진하여 체액성 면역 반응을 증강시킨다.

결론적으로, 선천성 면역과 적응 면역은 각각 고유한 특징과 작동 방식을 가지고 있지만, 서로 유기적으로 상호작용하며 신체를 외부의 위협으로부터 효과적으로 방어하는 데 필수적인 역할을 수행한다. 선천성 면역은 모든 병원체에 대해 신속하게 반응하여 초기 방어를 담당하고, 적응 면역은 특정 병원체를 정확하게 인식하고 기억하여 재감염 시 더욱 강력하게 대응한다. 이 두 가지 면역 시스템의 긴밀한 협력은 면역계가 다양한 병원체를 효율적으로 제거하고 신체의 건강과 항상성을 유지하는 데 결정적인 역할을 하며, 이러한 선천성 면역과 적응 면역의 상호작용을 이해하는 것은 면역학의 기본적인 원리를 습득하는 데 매우 중요한 단계이다.

3. 면역학의 역사적 발전

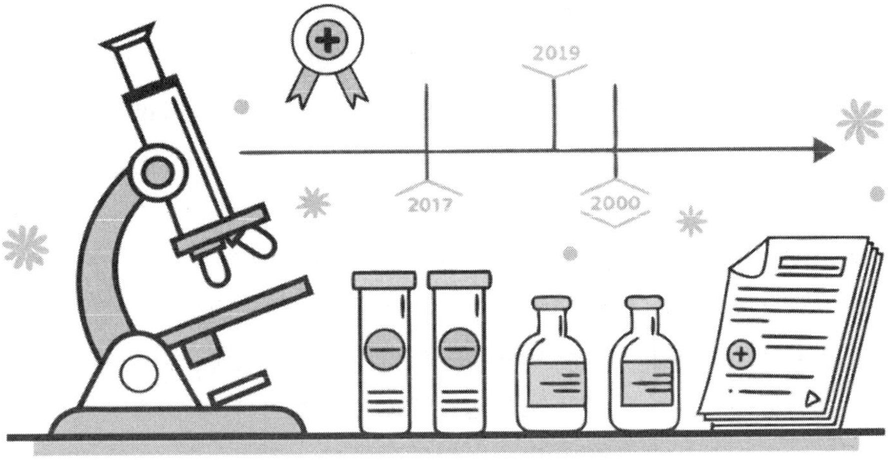

그림 1-4. 면역학의 주요 발견과 현대 면역학의 탄생 배경

면역학은 생명과학의 중요한 한 분야로서, 병원체와 우리 몸의 면역 반응에 대한 심층적인 이해를 바탕으로 현대 의학과 생명공학의 눈부신 발전에 지대한 공헌을 해왔다. 면역학의 역사는 마치 강물이 흘러 바다로 나아가듯, 수많은 과학자들의 끊임없는 노력과 혁신적인 발견들이 축적되면서 점진적으로 발전해온 흥미로운 여정이다. 초기에는 단순한 경험적 관찰에서 시작되었으나, 과학적 방법론의 도입과 기술의 발전을 통해 오늘날에는 고도로 정교하고 체계적인 학문으로 확고히 자리매김하였다. 이러한 면역학의 역사 속 주요 발견들과 현대 면역학의 탄생 배경을 자세히 살펴보는 것은 이 학문의 심오한 의미와 미래의 잠재적인 가치를 깊이 있게 이해하는 데 필수적인 과정이라 할 수 있다(그림 1-4).

면역학의 역사적인 여정은 18세기 에드워드 제너(Edward Jenner)의 혁신적인 연구, 소위 "천연두 예방법"에서 그 뚜렷한 시작을 알린다. 제너는 당시 인류를 공포에 떨게 했던 치명적인 질병인 천연두에 대한 저항력이 우두에 감염된 사람들에게서 나타난다는 경험적인 사실에 주목했다.

이러한 통찰력을 바탕으로 그는 인류 최초의 백신을 개발하는 놀라운 업적을 달성했다. 제너는 소의 유선에 우두 바이러스에 감염된 사람에게서 채취한 물질을 건강한 사람에게 조심스럽게 접종하였고, 놀랍게도 이 접종을 받은 사람들이 이후 천연두 바이러스에 노출되었을 때 질병에 걸리지 않는다는 사실을 과학적으로 입증했다. 이 획기적인 실험은 면역학이라는 새로운 학문 분야의 탄생을 전 세계에 알리는 역사적인 사건이었으며, 이후 수많은 생명을 구할 수 있었던 백신 개발의 중요한 초석이 되었다. 그러나 당시에는 면역이라는 현상의 정확한 메커니즘이나 근본적인 원리가 명확하게 규명되지 않았으며, 면역학은 여전히 경험적이고 다소 직관적인 단계에 머물러 있었다는 한계를 지닌다.

19세기에 접어들면서 면역학은 단순한 경험적 지식의 영역을 넘어 본격적인 과학적 연구 대상으로 주목받기 시작했다. 특히 프랑스의 저명한 과학자 루이 파스퇴르(Louis Pasteur)는 병원체와 우리 몸의 면역 반응 사이의 복잡한 관계를 심층적으로 규명함으로써 현대 면역학의 탄탄한 기초를 마련하는 데 결정적인 공헌을 했다. 파스퇴르는 당시까지 널리 받아들여졌던 자연 발생설을 반박하고, 미생물이 특정 질병을 일으킨다는 혁명적인 세균설을 과학적으로 입증했다. 더 나아가, 그는 약화된 병원체를 이용하여 인체의 면역 시스템을 자극하여 질병에 대한 저항력을 유도하는 백신 개발 방법을 창안했다.

파스퇴르는 닭 콜레라, 탄저병, 그리고 치명적인 광견병에 대한 백신을 잇따라 개발하는 데 성공하며 면역학을 단순한 관찰의 영역에서 벗어나 체계적인 실험 과학의 반열에 올려놓았다. 동시에 독일의 의사이자 미생물학자인 로버트 코흐(Robert Koch)는 특정 질병의 원인이 되는 특정 병원체를 분리하고 이를 실험적으로 확인하는 방법을 개발하여 세균학과 면역학의 발전에 지대한 공헌을 했다. 파스퇴르와 코흐의 선구적인 연구들은 병원체와 숙주인 우리 몸의 면역계가 어떻게 상호작용하는지를 이해하는 데 중요한 전환점을 마련했으며, 이후 면역학 연구의 방향성을 제시하는 나침반 역할을 수행했다.

20세기 초반에 들어서면서 면역학 연구의 초점은 항체와 적응 면역의 복잡한 메커니즘을 밝히는 데 집중되었다. 독일의 과학자 폴 에를리히(Paul Ehrlich)는 항체가 마치 열쇠와 자물쇠처럼 특정 병원체의 항원에 특이적으로 결합하여 그 기능을 무력화시킨다는 혁신적인 가설을 제시하며 그의 유명한 "측쇄 이론(Side-chain Theory)"을 발표했다. 이 이론은 항체 생성의 기본적인 원리를 설명하려는 최초의 과학적인 시도로 높이 평가받고 있으며, 이후 항체 연구의 중요한 토대가 되었다.

오스트리아 출신의 미국의 면역학자 카를 랜트슈타이너(Karl Landsteiner)는 ABO 혈액형 시스템의 존재를 발견하고 혈액 응집 반응이 면역학적 메커니즘에 의해 발생한다는 사실을 밝혀냄으로써 면역 반응의 놀라운 다양성을 과학적으로 입증했다. 한편, 1940년대와 1950년대에는 과학 기술의 발전에 힘입어 면역글로불린의 복잡한 구조와 다양한 기능이 점차적으로 밝혀지기 시작하면서 항체가 어떻게 병원체에 작용하는지에 대한 이해가 더욱 명확해졌다.

특히 닐스 제르네(Niels Jerne), 조지스 코엘(Georges Köhler), 그리고 세사르 밀스타인(César Milstein)은 혁신적인 하이브리도마 기술을 개발하여 특정 항원에 대해서만 반응하는 단일 클론 항체, 즉 모노클로날 항체를 대량으로 생산하는 획기적인 방법을 확립했으며, 이 기술은 현대 면역학과 생물의학 연구의 핵심 도구로 널리 활용되고 있으며 질병 진단 및 치료에 혁혁한 공헌을 하고 있다.

현대 면역학의 눈부신 발전은 MHC(Major Histocompatibility Complex, 주요 조직 적합성 복합체)와 T세포 수용체(TCR, T-cell Receptor)의 획기적인 발견으로 그 상징적인 전환점을 맞이하게 된다. 1970년대와 1980년대에 걸쳐 과학자들은 T세포가 외부 항원을 인식하고 면역 반응을 개시하는 복잡한 과정이 세포 표면에 발현되는 MHC 분자에 의해 정밀하게 매개된다는 놀라운 사실을 밝혀냈다.

이는 적응 면역의 핵심적인 메커니즘을 이해하는 데 있어서 이전까지 풀리지 않았던 중요한 수수께끼를 해결하는 결정적인 돌파구였다. 또한, 다양한 면역 세포들 사이의 신호 전달을 매개하는 복잡한 사이토카인 네트워크의 발견은 면역 반응이 어떻게 정교하게 조절되고 상호 작용하는지를 이해하는 데 새로운 지평을 열었다. 특히 인터류킨-2(IL-2)와 같은 중요한 사이토카인의 발견은 암과 같은 질병에 대한 혁신적인 면역 요법 개발의 중요한 토대가 되었다.

오늘날, 면역학은 전통적인 면역 반응 연구의 영역을 넘어 유전학, 분자 생물학, 정보학 등 생명과학의 다양한 첨단 분야와 활발하게 융합하며 더욱더 빠른 속도로 발전하고 있다. 종양 면역학, 자가면역학, 그리고 방대한 면역학적 데이터를 분석하고 해석하는 면역정보학(immunoinformatics)과 같은 새로운 세부 분야들이 등장하여 면역계의 놀라울 정도로 복잡하고 미묘한 작동 원리를 심층적으로 밝혀내고 있다.

특히 최근 전 세계를 휩쓴 COVID-19 팬데믹 상황에서 효과적인 백신 개발과 혁신적인 면역 기반 치료법의 중요성이 다시 한번 극명하게 부각되었다. 이제 면역학은 단순한 외부 침입에 대한 방어 메커니즘 연구를 넘어, 개인의 유전적 특성과 면역 반응 데이터를 통합하여 질병을 예측하고 맞춤형 치료 전략을 개발하는 개인 맞춤형 의학과 미래 생명공학의 핵심적인 기반 학문으로 확고히 자리매김했으며, 앞으로도 인류의 건강 증진과 생명 유지에 없어서는 안 될 필수적인 역할을 지속적으로 수행할 것이다. 이처럼 면역학의 파란만장한 역사적 발전 과정은 이 학문이 어떻게 단순한 경험적 지식에서 출발하여 현대 과학의 중심에 우뚝 서게 되었는지를 명확하게 보여주는 감동적인 여정이라 할 수 있다.

4. 임상병리학에서의 면역학 역할

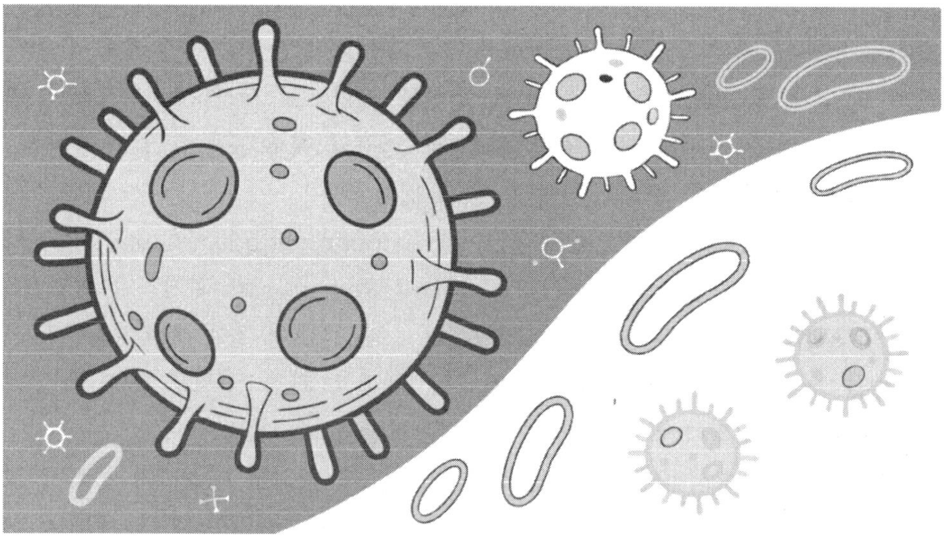

그림 1-5. 진단 및 치료에서 면역학의 중요성

임상병리학은 질병의 정확한 진단과 효과적인 치료를 위한 필수적인 데이터를 제공하는 의학의 중요한 한 분야이며, 면역학은 이러한 임상병리학적 과정 전반에 걸쳐 핵심적인 역할을 수행한다. 면역학은 외부에서 침입하는 병원체와 우리 몸 내부에서 발생하는 이상 세포에 대한 면역계의 복잡하고 정교한 상호작용을 심층적으로 연구하는 학문으로서, 이러한 연구를 통해 다양한 질병의 근본적인 원인을 명확하게 규명하고, 질병의 진행 과정을 이해하며, 궁극적으로 환자에게 가장 적합하고 효과적인 치료 전략을 개발하는 데 결정적인 기여를 한다. 특히 현대 의학의 눈부신 발전 속에서 면역학적 원리는 수많은 혁신적인 진단 방법과 치료법의 과학적 기초가 되어 임상병리학의 핵심적인 요소로 그 중요성이 날로 증대되고 있다(그림 1-5).

임상병리학에서 면역학은 질병을 정확하게 진단하는 데 없어서는 안 될 중요한 도구로 폭넓게 활용되고 있다. 항원-항체 반응이라는 면역학적 원리는 수많은 임상 진단 키트와 다양한 실험 기술의 기본적인 토대를 이루고 있으며, 이를 통해 의료진은 환자의 체액이나 조직 내에 존재하는 특정 질환과 관련된 항원이나 그에 대한 항체의 존재 유무를 정밀하게 확인하여 질병을 정확하게 진단할 수 있다. 대표적인 예로, ELISA (Enzyme-Linked Immunosorbent Assay)는 항체나 항원의 존재 여부를 매우 민감하고 특이적으로 검출할 수 있는 기본적인 면역학적 분석 방법으로서, 각종 감염성 질환의 진단은 물론, 다양한 자가면역 질환 및 알레르기 질환 등을 진단하는 데 광범위하게 사용되고 있다.

또한, Western blot이라는 기술은 특정 단백질의 존재 유무뿐만 아니라 그 크기까지 정확하게 확인할 수 있는 강력한 도구로서, HIV 감염과 같은 특정 질병을 확진하는 데 매우 유용하게 활용된다. Flow cytometry라는 첨단 기술은 다양한 면역 세포의 표면 또는 세포 내 분자를 분석하여 면역 세포의 종류, 수, 그리고 기능적인 상태를 동시에 파악할 수 있게 함으로써, 면역 결핍 질환이나 백혈병과 같은 혈액암의 진단 및 질병 진행 정도를 평가하는 데 필수적인 역할을 수행한다.

자가면역 질환의 진단에 있어서도 면역학적 검사는 매우 중요한데, 환자의 혈청에서 특정 자가항체의 존재 유무 및 그 농도를 정밀하게 측정함으로써 질병의 종류를 진단하고 질병의 활성도 및 진행 정도를 파악하는 데 결정적인 정보를 제공한다. 이처럼 다양한 면역학적 검사들은 임상병리학 분야에서 질병을 초기 단계에서 정확하게 발견하고, 질병의 종류와 심각도를 정밀하게 진단하며, 환자에게 최적의 치료 계획을 수립하는 데 없어서는 안 될 핵심적인 역할을 수행한다.

뿐만 아니라, 면역학은 질병 치료 분야에서도 혁혁한 공헌을 하며 그 중요성을 날로 더해가고 있다. 백신은 면역학적 원리를 기반으로 개발된 가장 대표적인 치료 및 예방 수단으로서, 초기 에드워드 제너의 천연두 백신 개발에서부터 현재 COVID-19 팬데믹 상황에서 놀라운 효과를 보여준 mRNA 백신에 이르기까지, 면역학적 지식은 인류를 수많은 전염병의 위협으로부터 보호하는 데 지대한 공헌을 해왔다. 특히 COVID-19 팬데믹 기간 동안 mRNA 기반 백신의 신속하고 성공적인 개발은 현대 면역학의 놀라운 발전 잠재력과 그 중요성을 전 세계에 다시 한번 각인시키는 계기가 되었다.

또한, 최근에는 면역 요법이 암 치료의 새로운 패러다임으로 급부상하며 의료계의 뜨거운 관심을 받고 있다. 면역관문억제제는 암세포가 우리 몸의 면역 시스템의 공격을 회피하기 위해 사용하는 다양한 메커니즘을 차단하여, 환자 자신의 면역 세포가 암세포를 효과적으로 인식하고 공격하도록 유도하는 혁신적인 치료 전략이다. CAR-T 세포 요법은 환자의 T 세포를 유전자 조작하여 특정 암세포 표면에 발현된 특이적인 항원을 정확하게 인식하고 공격하도록 재프로그래밍하는 첨단 기술로서, 기존의 치료법으로는 효과를 보기 어려웠던 난치성 혈액암 치료에 획기적인 변화를 가져오고 있다.

이 외에도, 특정 사이토카인을 직접 투여하여 면역 반응을 조절하는 사이토카인 요법과, 특정 질병 유발 인자에 특이적으로 결합하여 그 기능을 억제하는 모노클로날 항체 치료는 류마티스 관절염과 같은 염증성 질환, 전신성 홍반 루푸스와 같은 자가면역 질환, 그리고 다양한 알레르기 질환 등을 효과적으로 관리하는 데 널리 사용되고 있다.

자가면역 질환과 관련된 치료 분야에서도 면역학의 심오한 이해는 매우 중요한 역할을 한다. 자가면역 질환은 우리 몸의 면역 시스템이 실수로 자신의 정상적인 세포나 조직을 외부의 침입자로 오인하여 공격함으로써 발생하는 다양한 질환군으로서, 류마티스 관절염, 전신성 홍반성 낭창(SLE), 다발성 경화증 등이 대표적인 예이다. 이러한 복잡한 자가면역 질환의 관리 및 치료는 과도하게 활성화된 면역 반응을 억제하거나 정상적인 수준으로 조절하는 다양한 면역억제제와 생물학적 제제를 통해 이루어진다.

예를 들어, TNF-α 억제제는 염증 반응을 유발하는 주요 사이토카인 중 하나인 종양괴사 인자 알파(TNF-α)의 작용을 특이적으로 차단하여 류마티스 관절염과 크론병과 같은 염증성 장질환을 치료하는 데 매우 효과적인 약물로 널리 사용되고 있다. 또한, 정상인의 혈액에서 추출한 면역글로불린을 환자에게 정맥 또는 피하로 투여하는 면역글로불린 치료는 선천성 또는 후천성 면역 결핍 환자에게 부족한 항체를 보충하여 감염 위험을 줄이는 데 사용될 뿐만 아니라, 일부 자가면역 질환에서는 과도한 자가항체 생성을 억제하거나 면역 시스템의 균형을 재조정하는 효과를 나타내어 질병 증상을 완화하는 데 활용되기도 한다.

장기 이식 분야 역시 임상병리학에서 면역학의 중요한 영역 중 하나이다. 장기 이식 후 발생하는 거부 반응은 환자의 면역 시스템이 이식된 장기를 외부에서 유래한 비자기(non-self)로 인식하여 공격하는 복잡한 면역 반응으로서, 이식된 장기의 기능 부전 및 심각한 합병증을 유발할 수 있다. 따라서 이식 거부 반응을 효과적으로 예방하고 관리하기 위해 다양한 면역 억제제가 필수적으로 사용된다. 사이클로스포린(Cyclosporine)과 타크롤리무스(Tacrolimus)와 같은 약물은 T 세포의 활성화를 억제하는 주요 면역억제제로서, 이식 거부 반응을 현저하게 줄이는 데 매우 효과적이다.

또한, 면역학적 검사는 장기 이식 전 공여자와 수혜자 간의 MHC(주요 조직 적합성 복합체) 적합성을 정밀하게 평가하고, 이식 후에는 거부 반응의 발생 여부 및 그 정도를 지속적으로 모니터링하는 데 필수적인 역할을 수행한다.

결론적으로, 면역학은 임상병리학 분야에서 질병의 정확한 진단과 효과적인 치료라는 두 가지 핵심적인 목표를 달성하는 데 없어서는 안 될 중추적인 역할을 수행한다. 항원-항체 반응과 같은 기본적인 면역학적 원리를 이용한 다양한 진단 기술은 질병을 조기에 발견하고 정확하게 분석하는 데 결정적인 기여를 하며, 백신, 면역관문억제제, CAR-T 세포 요법, 사이토카인 요법, 모노클로날 항체 치료 등 혁신적인 면역 요법과 면역 조절 치료 전략은 암, 자가면역 질환, 알레르기, 감염병 등 다양한 질환을 효과적으로 관리하고 환자의 삶의 질을 향상시키는 데 필수적인 역할을 수행한다.

특히 현대 의학의 급격한 발전과 함께 면역학적 지식은 개인의 유전적 특성 및 면역 반응 데이터를 통합하여 질병을 예측하고 맞춤형 치료 전략을 개발하는 개인 맞춤형 의학과, 방대한 면역학 데이터를 분석하고 활용하는 면역 정보학과 같은 새로운 첨단 분야로 끊임없이 확장되며 미래 의학 발전의 핵심 동력으로 작용할 것이다. 따라서 임상병리학을 공부하는 학생들에게 면역학의 기본적인 원리를 깊이 이해하고, 이를 실제 임상 현장에서 다양한 질병의 진단 및 치료에 효과적으로 적용할 수 있는 능력을 함양하는 것은 미래 의료 전문가로서 성장하는 데 필수적인 과제라고 할 수 있다.

5. 면역계의 구조적 구성 요소

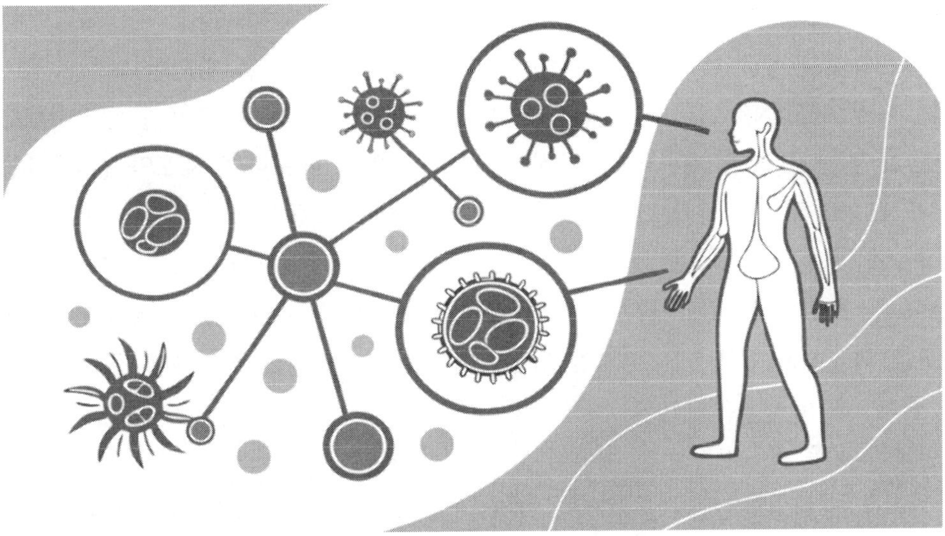

그림 1-6. 주요 면역 세포와 조직(림프절, 비장 등)

면역계는 외부의 침입자인 병원체와 내부적으로 발생하는 이상 세포로부터 우리 몸을 보호하고 건강을 유지하는 데 필수적인 복잡하고 정교한 네트워크이다. 이 네트워크는 다양한 종류의 면역세포들과 이들이 생성, 성숙, 그리고 면역 반응을 수행하는 특정 부위인 면역기관들로 구성되어 있으며, 이들 구조적 요소들은 서로 긴밀하게 협력하여 선천성 면역과 적응 면역이라는 두 가지 주요 방어 시스템을 효과적으로 작동시킨다.

면역계의 이러한 구성 요소들을 이해하는 것은 면역학의 기본적인 원리를 파악하고, 더 나아가 임상병리학에서 다양한 면역 관련 질환의 발생 기전을 이해하고 진단 및 치료 전략을 수립하는 데 매우 중요한 토대가 된다(그림 1-6).

면역계의 핵심적인 구성 요소는 다양한 종류의 백혈구를 포함하는 면역세포들이다. 이들 면역세포들은 각각 고유한 기능을 수행하며, 면역 반응의 시작부터 조절, 그리고 최종적인 병원체 제거에 이르기까지 다양한 단계에 관여한다. 먼저 대식세포(macrophage)는 선천성 면역의 중요한 초기 방어선에 속하는 식세포로서, 신체 조직 내에 상주하거나 감염 부위로 빠르게 이동하여 병원체나 세포 잔해물을 포획하고 분해하는 식균 작용을 수행한다.

뿐만 아니라, 대식세포는 포획한 병원체를 처리한 후 그 항원 조각을 세포 표면에 제시하여 적응 면역 시스템의 핵심 세포인 T 림프구를 활성화시키는 중요한 연결 고리 역할을 수행하기도 한다. 호중구(neutrophil)는 혈액 내에서 가장 풍부하게 존재하는 백혈구로서, 특히 세균 감염의 초기 단계에 감염 부위로 신속하게 이동하여 병원체를 탐식하고 강력한 항균 물질을 분비하여 제거하는 중요한 역할을 담당한다.

자연 킬러 세포(NK cell)는 선천성 면역에 관여하는 또 다른 중요한 면역 세포로서, 특정한 표면 분자 발현 패턴을 통해 바이러스에 감염된 세포나 암세포와 같이 비정상적인 세포를 인식하고 직접적으로 공격하여 제거하는 세포 독성 작용을 나타낸다.

적응 면역의 핵심적인 세포들은 B 림프구(B lymphocyte)와 T 림프구(T lymphocyte)이다. B 림프구는 외부 항원에 특이적으로 결합하는 항체(antibody)라는 단백질을 생산하고 분비하는 역할을 담당하며, 생성된 항체는 병원체에 결합하여 그 기능을 중화시키거나, 다른 면역 세포들이 병원체를 더 쉽게 인식하고 제거하도록 돕는 옵소닌화 작용을 유도함으로써 재감염에 대한 장기적인 보호 능력을 제공한다.

T 림프구는 다양한 하위 유형으로 나뉘는데, Helper T 세포(CD4+ T cell)는 사이토카인이라는 다양한 신호 물질을 분비하여 B 림프구의 항체 생산을 촉진하고, 세포 독성 T 세포를 활성화시키며, 대식세포와 같은 다른 면역 세포들의 기능을 조절하는 등 전반적인 면역 반응을 조율하고 지휘하는 핵심적인 역할을 수행한다.

Cytotoxic T 세포(CD8+ T cell)는 바이러스에 감염된 세포나 암세포와 같이 비정상적인 세포의 표면에 발현된 특정 항원을 인식하여 직접적으로 파괴하는 세포 독성 작용을 나타낸다. 또한, Regulatory T 세포(Treg cell)는 과도하게 활성화된 면역 반응을 억제하고 면역 항상성을 유지하며, 자가 반응성 T 세포의 활성을 억제하여 자가면역 질환의 발생을 방지하는 중요한 역할을 수행한다.

이 외에도 수지상 세포(dendritic cell)는 신체 조직 내에서 외부 항원을 포획하고 처리한 후, 그 항원 정보를 림프절로 이동하여 T 림프구에 제시함으로써 적응 면역 반응을 개시하고 촉진하는 데 매우 중요한 역할을 담당하는 전문적인 항원 제시 세포이다.

면역 반응이 효과적으로 일어나기 위해서는 면역세포들이 생성되고 성숙하며, 병원체와 효과적으로 상호작용할 수 있는 특정 환경이 제공되어야 하는데, 이러한 역할을 수행하는 것이 바로 면역기관이다. 면역기관은 면역세포가 발생하고 성숙하는 일차 림프기관과 면역 반응이 실제로 활성화되는 이차 림프기관으로 크게 구분된다. 일차 림프기관에는 골수(bone marrow)와 흉선(thymus)이 속한다.

골수는 모든 혈액 세포, 즉 적혈구, 백혈구, 혈소판의 기원이며, B 림프구는 골수에서 발생하고 성숙하는 과정을 거친다. 흉선은 T 림프구가 골수에서 생성된 후 이동하여 성숙하는 특별한 기관으로서, 흉선 내에서 T 림프구는 외부 항원에 대한 반응 능력을 획득하고 자신과 외부를 구별하는 자기-비자기 인식 능력을 학습하는 중요한 과정을 거친다.

흉선에서는 양성 선택(positive selection)과 음성 선택(negative selection)이라는 엄격한 과정을 통해 외부 항원에 효과적으로 반응할 수 있는 T 림프구는 살아남고, 자신을 공격할 수 있는 자가 반응성 T 림프구는 제거된다. 또한, T 림프구는 MHC 분자와의 상호작용을 통해 항원을 인식하는 MHC 제한성(MHC restriction)이라는 중요한 특징을 획득하게 된다.

이차 림프기관은 성숙한 면역세포들이 외부에서 침입한 병원체와 만나 효과적인 면역 반응을 개시하고 증폭시키는 주요 장소이다. 이차 림프기관에는 림프절(lymph node), 비장(spleen), 편도선(tonsil), 그리고 점막 연관 림프 조직(Mucosa-Associated Lymphoid Tissue, MALT) 등이 있다. 림프절은 신체 전반에 걸쳐 그물망처럼 분포하는 작은 콩 모양의 기관으로서, 림프액을 따라 이동하는 병원체와 면역세포들이 효율적으로 만날 수 있는 장소를 제공하며, 이곳에서 항원 제시와 T 및 B 림프구의 활성화와 증식이 일어난다.

비장은 복부의 왼쪽에 위치한 큰 림프 기관으로서, 혈액 내의 병원체와 노폐물을 여과하고 제거하는 역할을 수행하며, 혈액borne 항원에 대한 면역 반응이 일어나는 중요한 장소이다. 편도선과 MALT는 각각 인두와 다양한 점막 표면(예: 호흡기, 소화기)에 위치하는 림프 조직으로서, 외부 환경과 직접적으로 접촉하는 점막 표면을 통해 침입하는 병원체에 대한 최전선 방어 역할을 수행한다.

면역계의 이러한 다양한 구조적 요소들은 긴밀하게 상호작용하여 효과적인 면역 반응을 유도한다. 예를 들어, 피부나 점막을 통해 병원체가 침입하면, 조직 상주 대식세포가 이를 즉시 포획하고 처리한 후 항원 조각을 세포 표면에 제시한다. 이러한 항원을 제시한 대식세포는 림프절로 이동하거나, 수지상 세포가 주변 조직에서 항원을 포획하여 림프절로 운반한 후 T 림프구에 항원 정보를 전달한다.

항원 정보를 인식한 T 림프구는 활성화되어 증식하고, Helper T 세포는 사이토카인을 분비하여 특정 항원에 특이적인 B 림프구를 활성화시켜 항체 생산을 유도하고, 세포독성 T 세포를 활성화시켜 감염된 세포를 직접적으로 제거하도록 돕는다. 이렇게 활성화된 B 림프구는 다량의 항체를 생성하여 혈액과 체액을 통해 순환하며 병원체를 중화시키고 제거를 돕고, 활성화된 세포 독성 T 세포는 감염 부위로 이동하여 바이러스에 감염된 세포를 직접적으로 파괴한다. 이러한 복잡하고 정교한 과정들은 주로 이차 림프기관 내에서 효율적으로 이루어지며, 면역계의 다양한 구조적 구성 요소들이 서로 긴밀하게 연결되어 유기적으로 협력하여 신체를 효과적으로 방어하는 것을 보여준다.

결론적으로, 면역계는 다양한 종류의 면역세포들과 이들이 생성, 성숙, 그리고 면역 반응을 수행하는 특수한 환경을 제공하는 면역기관들로 구성된 복잡한 네트워크이다. 이들 각 구성 요소들은 고유한 역할을 수행하면서도 서로 긴밀하게 상호작용하여 신체를 외부의 위협으로부터 효과적으로 방어한다.

이러한 면역계의 구조적 구성 요소들과 그 기능을 정확히 이해하는 것은 면역학의 기본적인 원리를 습득하는 데 필수적이며, 더 나아가 임상병리학에서 다양한 면역 관련 질환의 발생 기전을 분석하고, 효과적인 진단 및 치료 전략을 개발하는 데 중요한 토대가 될 것이다. 특히 다양한 면역세포와 면역 조직의 정상적인 기능과 이상을 정확하게 파악하는 것은 자가면역 질환, 면역 결핍 질환, 알레르기 질환, 그리고 암과 같은 다양한 면역 관련 질환의 진단과 치료에 있어서 핵심적인 역할을 수행할 것이다.

Chapter 2

항원

Contents

2장. 항원

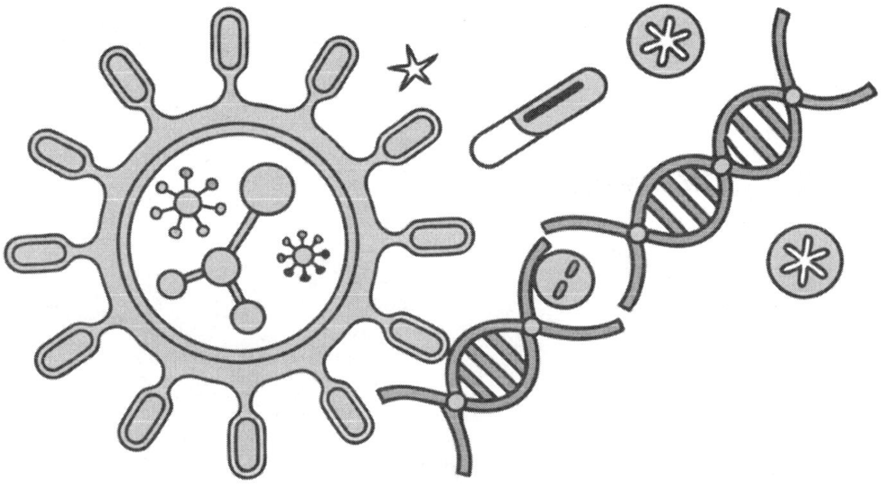

그림 2-1. 항원

항원은 면역계가 인식하고 반응을 유발하는 핵심 물질로서, 주로 단백질, 다당류, 지질, 또는 핵산으로 구성되며 외부 병원체나 이상 세포에서 발견된다. 항원은 면역계가 자기와 비자기를 구별하는 기준이 되며, 면역 반응을 유도하는 특정 부위인 항원결정기(epitope)를 가진다. 항원결정기는 항체나 T세포 수용체가 결합하는 표적으로, 항원의 화학적 성질과 구조에 따라 다양하게 나타난다. 작은 분자인 헤테로원은 운반체에 결합해야 항원성을 획득한다(그림 2-1).

항원은 T세포의 도움 필요 여부에 따라 T세포 의존성 항원과 T세포 비의존성 항원으로 나뉜다. T세포 의존성 항원은 단백질 구조로 Helper T세포의 도움을 받아 B림프구가 항체를 생성하며 강력한 면역 기억을 형성한다. 반면, T세포 비의존성 항원은 다당류나 지질로 B림프구가 독립적으로 반응하여 항체를 생성하지만 면역 기억 형성이 미약하다.

또한, 항원은 자가항원과 비자가항원으로 분류된다. 자가항원은 정상 세포나 조직에서 발현되어 건강한 상태에서는 면역계가 공격하지 않지만, 면역 관용이 깨지면 자가면역 질환의 원인이 된다. 비자가항원은 외부 병원체나 이식 조직에서 유래하며, 면역계가 비자기로 인식하여 방어 반응을 유발한다.

항원-항체 반응은 ELISA나 Western blot과 같은 면역학적 진단 기술의 핵심 원리이며, 모노클로날 항체 치료와 같이 특정 항원을 표적화하는 치료법에도 활용된다. 따라서 항원의 구조와 기능을 이해하는 것은 면역학의 기본 개념 습득과 임상 응용 능력 향상에 필수적이다.

1. 항원의 정의와 특성

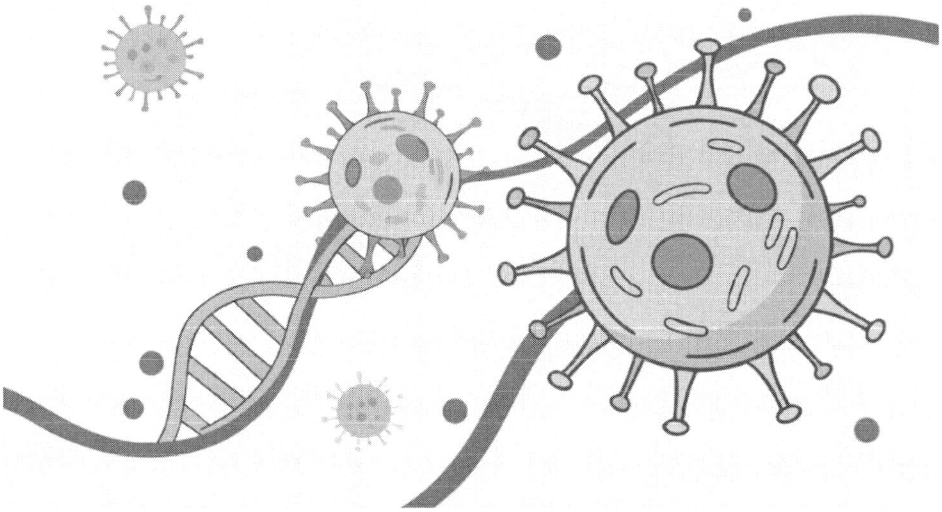

그림 2-2. 항원의 화학적 성질과 면역 반응 유발 메커니즘

항원은 우리 몸의 정교한 면역 시스템이 외부에서 침입하는 다양한 병원체뿐만 아니라 내부적으로 발생하는 비정상적인 세포와 같은 물질들을 특이적으로 인식하고 그에 대한 면역 반응을 유발하는 핵심적인 요소이다. 항원의 정확한 정의와 그 고유한 특성,

그리고 항원의 다양한 화학적 성질들이 어떻게 면역 반응을 효과적으로 유발하는지에 대한 심층적인 이해는 면역학의 기본적인 원리를 확립하는 데 필수적이며, 더 나아가 다양한 질병의 발생 기전을 파악하고 혁신적인 진단 및 치료 전략을 개발하는 데 중요한 토대가 된다. 항원은 일반적으로 세균, 바이러스, 곰팡이, 기생충과 같은 외부 병원체뿐만 아니라, 암세포와 같이 정상적인 세포에서 변이된 이상 세포에서도 발견되며, 그 독특한 구조적 특징을 통해 우리 몸의 복잡한 면역 시스템을 활성화시키는 중요한 역할을 수행한다(그림 2-2).

항원의 기본적인 정의는 우리 몸의 면역 시스템이 특이적으로 인식하고 그에 대한 반응을 일으킬 수 있는 모든 물질을 포괄한다. 항원은 그 기원에 따라 크게 자가항원과 비자가항원이라는 두 가지 주요 범주로 분류할 수 있다. 자가항원은 우리 몸의 정상적인 세포나 조직을 구성하는 다양한 분자들로서, 건강한 상태의 면역 시스템은 이러한 자가항원에 대해서는 면역 반응을 일으키지 않는 면역 관용이라는 중요한 메커니즘을 유지한다.

이러한 면역 관용은 우리 몸의 면역 세포들이 발달하는 과정에서 자신을 구성하는 성분들을 외부의 침입자와 구별하고 공격하지 않도록 학습되는 복잡한 과정을 통해 확립된다. 그러나 유전적 요인이나 환경적인 요인 등 다양한 원인으로 인해 이러한 면역 관용 메커니즘에 이상이 발생하게 되면, 면역 시스템이 실수로 자가항원을 외부의 위험한 침입자로 인식하여 공격하는 자가면역 반응이 유발될 수 있으며, 이는 류마티스 관절염, 전신성 홍반 루푸스, 다발성 경화증과 같은 다양한 자가면역 질환의 주요 발병 원인이 된다.

반면에, 비자가항원은 우리 몸 외부에서 유래하는 모든 물질, 즉 세균, 바이러스, 곰팡이, 기생충과 같은 다양한 병원체나 외부에서 이식된 조직의 성분 등을 포함하며, 면역 시스템은 이러한 비자가항원을 외부의 위험한 침입자로 인식하고 이를 제거하기 위한 다양한 방어 반응을 개시한다. 이러한 자가항원과 비자가항원의 구분은 우리 몸의 면역 시스템이 자신과 외부를 정확하게 구별하는 자기-비자기 인식이라는 핵심적인 원리에 기반하고 있음을 명확하게 보여준다.

항원의 다양한 화학적 성질은 그 구조와 면역 시스템과의 상호작용 방식에 지대한 영향을 미친다. 항원은 주로 단백질, 다당류, 지질, 또는 핵산과 같은 다양한 종류의 생체 분자로 구성될 수 있으며, 이 중에서 단백질 항원은 분자량이 크고 복잡한 3차원 구조를 가지고 있어 가장 흔하게 발견될 뿐만 아니라, 일반적으로 가장 강력하고 효과적인 면역 반응을 유도하는 특징을 지닌다. 단백질 항원의 복잡한 3차원 구조 내에는 항체나

T세포 수용체와 같은 면역 수용체들이 특이적으로 결합할 수 있는 다양한 항원결정기를 포함할 수 있다.

항원결정기는 항원의 특정 부위로서, 면역 시스템이 항원을 인식하는 데 있어 핵심적인 역할을 수행하며, 항원의 고유한 아미노산 서열과 3차원적인 구조에 따라 그 형태와 특성이 매우 다양하게 나타난다. 하나의 단백질 항원은 여러 개의 서로 다른 항원결정기를 가질 수 있으며, 이는 다양한 종류의 항체와 T세포 수용체의 결합을 유도하여 더욱 복잡하고 다면적인 면역 반응을 유발할 수 있다.

이와는 대조적으로, 분자량이 작은 유기 화합물인 헤테로원은 그 자체로는 면역 반응을 유발할 수 있는 능력이 없지만, 혈청 단백질과 같은 큰 크기의 운반체 단백질에 공유 결합하게 되면 비로소 완전한 항원으로서의 성질, 즉 항원성을 획득하여 면역 시스템을 활성화시킬 수 있다. 이러한 헤테로원은 특정 약물에 대한 알레르기 반응이나 접촉성 피부염과 같은 과민성 반응의 중요한 원인이 되기도 한다. 다당류, 지질, 핵산과 같은 다른 종류의 분자들도 항원으로서 작용할 수 있지만, 일반적으로 단백질 항원에 비해 유도하는 면역 반응의 다양성과 강도는 상대적으로 약한 경향이 있다.

항원은 T 림프구의 도움 필요 여부에 따라 크게 T세포 의존성 항원과 T세포 비의존성 항원이라는 두 가지 주요 유형으로 분류할 수 있다. T세포 의존성 항원은 B 림프구가 항체를 효과적으로 생성하기 위해 Helper T 세포의 도움을 필요로 하는 항원이다. 이러한 T세포 의존성 항원은 일반적으로 복잡한 단백질 구조를 가지며, Helper T 세포와의 상호작용을 통해 B 림프구의 활성화, 증식, 그리고 고친화성 항체 생산과 장기적인 면역 기억 형성을 강력하게 유도한다.

반면에, T세포 비의존성 항원은 주로 반복적인 구조를 갖는 다당류나 지질로 이루어져 있으며, B 림프구가 Helper T 세포의 도움 없이도 직접적으로 활성화되어 항체를 생성할 수 있는 특징을 가진다. 그러나 T세포 비의존성 항원에 의한 B 림프구 활성화는 일반적으로 T세포 의존성 항원에 비해 면역 기억 형성이 미약하여 재감염 시 동일한 수준의 강력한 이차 면역 반응을 기대하기 어렵다는 한계를 지닌다.

항원의 화학적 성질과 면역 반응 유발 메커니즘에 대한 깊이 있는 이해는 다양한 임상 응용 분야에서 매우 중요한 의미를 갖는다. 예를 들어, ELISA나 Western blot과 같은 널리 사용되는 진단 기술은 특정 항원과 그에 대한 특이적인 항체의 결합이라는 기본적인 원리를 이용하여 환자의 체액 내에 특정 질병과 관련된 항원이나 항체의 존재 유무를 확인하고 질병을 진단하는 데 활용된다.

또한, 특정 암세포나 자가면역 질환과 관련된 특정 항원을 특이적으로 인식하고 결합하는 모노클로날 항체는 암세포의 성장을 억제하거나 자가면역 반응을 조절하는 치료제로 개발되어 임상에서 활용되고 있다. 특히 최근에는 mRNA 백신과 같은 혁신적인 기술이 병원체의 특정 항원을 암호화하는 mRNA를 인체에 전달하여 체내에서 해당 항원 단백질을 일시적으로 생성하도록 유도하고, 생성된 항원 단백질이 우리 몸의 면역 시스템을 효과적으로 활성화시켜 특정 병원체에 대한 강력하고 지속적인 면역 반응을 유도하는 새로운 전략으로 각광받고 있다.

결론적으로, 항원은 면역 시스템이 인식하고 그에 대한 특이적인 면역 반응을 유발하는 핵심적인 물질로서, 그 다양한 화학적 성질과 복잡한 구조적 특징은 유도되는 면역 반응의 종류, 강도, 그리고 지속성에 결정적인 영향을 미친다. 항원의 정의와 그 고유한 특성, 그리고 항원이 선천성 및 적응 면역 반응을 유발하는 기본적인 메커니즘을 정확하게 이해하는 것은 면역학의 기본적인 원리를 숙달하고, 더 나아가 다양한 면역 관련 질환의 병태생리를 파악하고, 효과적인 진단 및 치료 전략을 개발하는 데 필수적인 토대가 된다. 항원에 대한 지속적인 연구는 현대 의학과 생명공학의 발전에 끊임없이 중요한 기여를 하고 있으며, 앞으로도 인류의 건강을 증진시키고 다양한 질병으로부터 보호하는 데 핵심적인 역할을 수행할 것이다.

2. 항원결정기(Epitope)

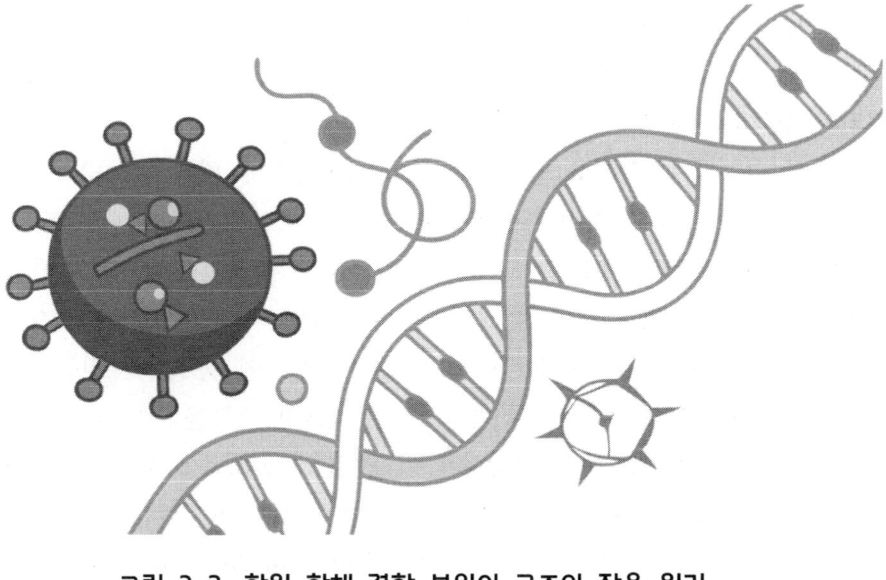

그림 2-3. 항원-항체 결합 부위의 구조와 작용 원리

항원결정기, 또는 에피토프(epitope)는 항원이라고 불리는 면역 반응 유발 물질의 특정 부위로서, 우리 몸의 정교한 면역 시스템이 이를 인식하고 특이적인 면역 반응을 개시하는 핵심적인 표적 부위에 해당한다(그림 2-3).

항원결정기는 항체라고 불리는 특이적인 단백질 분자나 T세포 수용체(TCR)라고 하는 T 림프구 표면의 수용체와 직접적으로 결합하여 일련의 면역 반응을 유도하는 데 결정적인 역할을 수행하며, 이는 면역학의 가장 기본적인 작동 메커니즘 중 하나로 이해되고 있다. 따라서 항원결정기의 복잡한 구조와 그 작용 원리를 심층적으로 이해하는 것은 항원-항체 간의 특이적인 상호작용과 그 결과로 나타나는 다양한 면역 반응의 특이성을 정확하게 파악하는 데 필수적인 과정이다.

항원결정기는 항원을 구성하는 다양한 화학적 성질, 즉 아미노산 서열, 당 사슬 구조, 지질의 형태 등과 더불어 항원 분자의 고유한 3차원적인 구조에 따라 매우 다양한 형태로 존재한다. 이러한 항원결정기는 크게 두 가지 주요 유형으로 분류할 수 있는데, 바로 선형 결정기(linear epitope)와 구조적 결정기(conformational epitope)가 그것이다. 선형 결정기는 항원 단백질의 1차 구조, 즉 연속적으로 배열된 아미노산 서열 내에 존재하는 특정 짧은 서열에 의해 형성되며, 이러한 선형 결정기는 주로 항원 단백질이 분해되는 과정에서 생성되는 작은 펩타이드 조각들에서 흔히 발견된다.

선형 결정기는 주로 T 림프구의 표면에 발현된 T세포 수용체(TCR)에 의해 인식되는 경우가 많으며, 이러한 인식 과정은 주요 조직 적합성 복합체(MHC) 분자가 항원 조각을 T세포 수용체에 제시하는 특별한 방식으로 이루어진다. 반면에, 구조적 결정기는 항원 단백질의 복잡한 3차원 구조 내에서 서로 멀리 떨어져 있는, 즉 1차 구조상으로는 연속적이지 않은 비연속적인 아미노산 잔기들이 단백질이 접힘으로써 공간적으로 특정하게 배열되어 형성되는 특징을 지닌다.

이러한 구조적 결정기는 주로 B 림프구가 생성하는 항체에 의해 인식되며, 항원 분자의 표면에 특정하게 노출된 특정 부위를 특이적으로 표적으로 하여 결합한다. 예를 들어, 인플루엔자 바이러스와 같은 바이러스의 표면에 존재하는 스파이크 단백질은 복잡한 3차원 구조를 통해 다양한 구조적 결정기를 형성하며, 이러한 구조적 결정기는 우리 몸의 항체와 특이적으로 결합하여 바이러스가 숙주 세포에 침투하는 것을 효과적으로 억제함으로써 바이러스의 감염력을 무력화시키는 중요한 역할을 수행한다.

항원결정기와 항체의 결합은 마치 정교하게 만들어진 자물쇠와 그에 딱 맞는 열쇠처럼 매우 높은 수준의 특이성을 나타내며, 이는 면역학에서 흔히 "잠금과 열쇠" 모델로 설명된다. 항체 분자의 항원 결합 부위, 즉 가변 영역(variable region)은 특정 항원결정기의 3차원 구조에 정확하게 상보적인 구조를 가지고 있어, 두 분자 간에는 매우 높은 친화도로 특이적인 결합이 형성될 수 있다. 항체의 가변 영역은 V(D)J 재배열이라고 하는 유전자 재조합 과정을 통해 놀라울 정도로 다양하게 생성될 수 있으며, 이러한 다양성은 우리 몸이 수많은 종류의 다양한 항원결정기를 인식하고 그에 대한 특이적인 항체를 생성할 수 있도록 하는 핵심적인 메커니즘이다.

항원결정기와 항체 간의 결합은 공유 결합이 아닌 주로 수소 결합, 이온 결합, 소수성 결합, 반 데르 발스 힘과 같은 다양한 비공유 결합들의 상호작용을 통해 이루어지며, 이러한 비공유 결합의 특징은 항원-항체 복합체가 강력하면서도 가역적인 결합을 형성할 수 있도록 한다. 이러한 특이적인 항원-항체 결합은 병원체를 직접적으로 중화시켜 감염력을 잃게 만들거나, 병원체 표면에 항체가 결합함으로써 보체 시스템이라고 하는 또 다른 면역 방어 시스템을 활성화시켜 병원체의 파괴를 유도하거나, 식세포가 병원체를 더욱 쉽게 인식하고 탐식하도록 돕는 옵소닌화 작용을 매개하는 등 다양한 방식으로 병원체를 효과적으로 제거하는 데 중요한 기여를 한다.

T세포 수용체(TCR)와 항원결정기의 결합은 항체와는 약간 다른 독특한 메커니즘을 통해 이루어진다. T세포는 자유로운 형태의 항원결정기를 직접적으로 인식하지 못하고, 반드시 주요 조직 적합성 복합체(MHC) 분자라고 하는 세포 표면 단백질이 항원 결정기를 작은 펩타이드 형태로 제시한 상태에서만 이를 인식할 수 있다. MHC 분자는 크게 MHC Class I과 MHC Class II의 두 가지 주요 유형으로 나뉘는데, MHC Class I 분자는 주로 세포 내에서 생성된 내인성 항원, 예를 들어 바이러스에 감염된 세포 내에서 발현되는 바이러스 단백질 조각들을 세포 독성 T 세포(Cytotoxic T cell)에게 제시하는 역할을 수행한다.

반면에, MHC Class II 분자는 주로 외부에서 유래한 외인성 항원, 예를 들어 식세포에 의해 탐식된 병원체 단백질 조각들을 Helper T 세포에게 제시하는 역할을 담당한다. T세포 수용체는 MHC 분자에 결합된 항원 결정기 복합체를 특이적으로 인식하여 결합하며, 이러한 인식 과정에는 T세포 활성화를 위한 추가적인 공동 자극 신호(co-stimulatory signal)가 반드시 필요하다. 이러한 복잡한 항원 제시 및 인식 메커니즘은 T세포 매개 면역 반응의 정확성과 정교한 조절을 보장하며, 우리 몸의 정상적인 성분에 대한 불필요한 자가 반응성을 방지하는 데 매우 중요한 역할을 수행한다.

항원결정기의 복잡한 구조와 그 작용 원리를 이해하는 것은 다양한 임상 응용 분야에서도 매우 중요한 의미를 갖는다. 예를 들어, 백신 개발의 핵심 목표 중 하나는 특정 병원체의 주요 항원에 존재하는 특정 항원결정기를 선택적으로 표적으로 하여 우리 몸의 면역 시스템을 가장 효과적으로 활성화시키는 것이다. 최근에 개발되어 COVID-19 대유행 상황에서 그 놀라운 가치를 입증한 mRNA 백신은 특정 바이러스 단백질의 주요 항원결정기를 발현하도록 유전적으로 설계되어 인체 내에서 강력하고 효과적인 항바이러스 면역 반응을 유도하는 데 성공하였다.

또한, 암이나 자가면역 질환과 같은 질병의 치료에 사용되는 모노클로날 항체 치료법은 질병과 관련된 특정 항원결정기를 매우 정밀하게 표적화하여 질병의 진행을 억제하거나 질병 유발 세포를 선택적으로 제거하는 데 활용된다. 대표적인 예로, 특정 유형의 유방암 세포 표면에 과발현되는 HER2라는 수용체의 특정 항원결정기를 특이적으로 표적화하는 항체 치료제는 HER2 양성 유방암 환자의 치료에 중요한 역할을 수행하고 있다.

결론적으로, 항원결정기는 항원이라고 하는 면역 반응 유발 물질의 특정 부위로서, 항체나 T세포 수용체와 특이적으로 결합하여 일련의 복잡한 면역 반응을 유도하는 핵심적인 역할을 수행한다. 항원결정기의 미세한 구조와 항체 또는 T세포 수용체와의 결합 메커니즘은 유도되는 면역 반응의 특이성과 효율성을 결정짓는 가장 중요한 요소 중 하나이다. 따라서 항원결정기에 대한 심층적인 연구는 효과적인 백신 개발, 정확한 질병 진단 기술 개발, 그리고 혁신적인 면역 요법 개발 등 다양한 분야에서 중요한 과학적 기반을 제공하며, 앞으로도 인류의 건강을 증진시키고 다양한 질병으로부터 우리를 보호하는 데 핵심적인 역할을 지속적으로 수행할 것이다.

3. 자가항원과 비자가항원

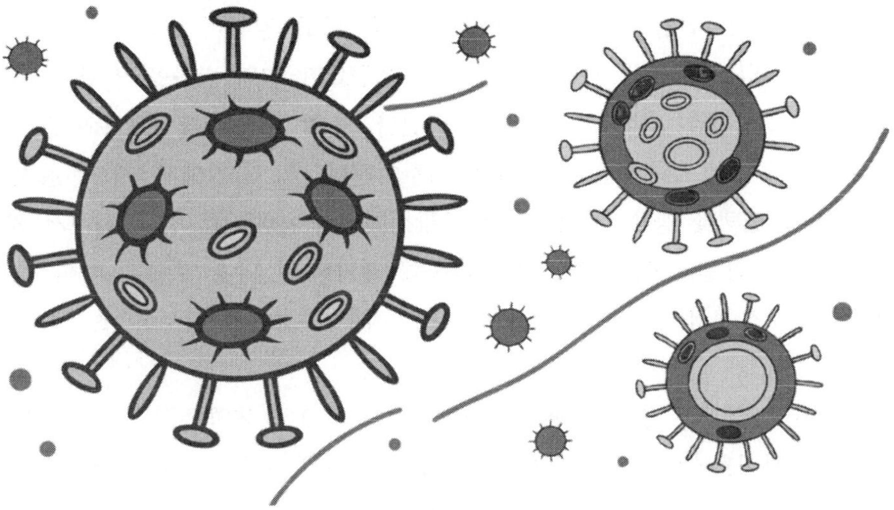

그림 2-4. 자가면역 질환과 관련된 항원

우리 몸의 정교한 면역 시스템은 외부에서 침입하는 다양한 병원체로부터 신체를 보호하는 중요한 역할을 수행한다. 동시에 우리 몸을 구성하는 정상적인 세포나 조직 성분에는 반응하지 않는 능력을 가지고 있다. 면역 시스템의 핵심 원리는 자기와 비자기를 정확하게 구별하는 능력이며, 이 구별의 대상이 되는 물질은 항원이다. 항원은 면역계가 인식하고 반응을 유발하는 물질로, 자가항원과 비자가항원으로 분류된다. 자가항원과 비자가항원의 역할을 이해하는 것은 정상적인 면역 반응과 자가면역 질환의 발생 메커니즘을 파악하는 데 필수적이다(그림 2-4).

자가항원은 우리 몸의 정상적인 세포나 조직에서 자연적으로 발현되는 분자를 의미한다. 건강한 상태에서는 면역 시스템이 자가항원에 대해 면역 반응을 일으키지 않도록 조절된다. 이러한 면역 관용은 면역 시스템이 외부 위험 요소에만 방어 작용을 하고 자신의 조직을 공격하지 않도록 하는 데 중요하다. 비자가항원은 외부에서 유래하는 물질로, 세균, 바이러스, 곰팡이, 기생충 등의 병원체나 이식된 조직의 성분을 포함한다. 면역 시스템은 비자가항원을 외부 침입자로 인식하고 이를 제거하기 위한 방어 반응을 개시한다.

자가항원과 비자가항원의 구별은 면역계의 기본 원리 중 하나이며, 면역 시스템이 외부의 위협에 효과적으로 대응하면서도 자신의 건강한 조직을 보호하는 핵심 메커니즘이다. 그러나 자기-비자기 인식 메커니즘이 손상되면 면역 시스템이 자가항원을 비자기로 잘못 인식하고 공격하며, 이것이 자가면역 질환의 주요 원인이 된다.

우리 몸의 면역 시스템은 자가항원에 대한 불필요한 면역 반응을 억제하기 위해 중앙 관용과 말초 관용이라는 메커니즘을 작동시킨다. 중앙 관용은 T림프구와 B림프구가 각각 흉선과 골수에서 성숙하는 과정에서 이루어진다. 이 과정에서 자가반응성 T세포와 B세포는 음성 선택을 통해 제거되거나 불활성화된다. 예를 들어, 흉선에서 자가항원에 강하게 반응하는 T림프구는 세포 사멸을 통해 제거된다. 말초 관용은 이미 성숙한 면역세포가 말초 조직에서 자가항원을 만나더라도 이를 공격하지 않도록 조절하는 메커니즘이다.

Regulatory T세포는 말초 관용을 유지하는 데 중요한 역할을 한다. IL-10과 TGF-β 같은 억제성 사이토카인을 분비하여 다른 면역 세포의 과도한 활성화를 억제하고 염증 반응을 조절한다. 또한, 자가반응성 T세포가 공동 자극 신호 없이 자가항원을 인식하면 무반응 상태에 빠지거나 사멸한다. 이러한 관용 메커니즘이 손상되면 면역 시스템이 자가항원을 비자기로 오인하고 공격하며, 자가면역 질환이 발생한다.

자가면역 질환은 면역 시스템이 자신의 정상적인 조직이나 세포를 공격하여 발생한다. 류마티스 관절염, 전신성 홍반 루푸스, 다발성 경화증, 제1형 당뇨병 등은 자가면역 질환의 예이다. 각 질환은 특정 자가항원에 대한 비정상적인 면역 반응이 주요 원인이다. 예를 들어, 류마티스 관절염에서는 관절 연골의 콜라겐이 자가항원으로 작용하며, 전신성 홍반 루푸스에서는 핵항원이 자가항원으로 작용한다.

자가면역 질환의 진단과 치료는 자가항원과 관련된 비정상적인 면역 반응을 중심으로 이루어진다. 특정 자가항원에 대한 자가항체를 검출하는 것이 진단에 활용된다. 예를 들어, 전신성 홍반 루푸스에서는 항핵항체와 항이중가닥 DNA 항체 검사가 사용된다. 치료에서는 면역 억제제와 생물학적 제제가 사용된다. TNF-α 억제제는 류마티스 관절염과 염증성 장질환에서 염증 반응을 차단하여 증상을 완화한다.

비자가항원은 외부에서 유래하는 병원체나 이식된 조직의 성분으로, 면역 시스템은 이를 외부 침입자로 인식하고 방어 반응을 시작한다. 백신은 비자가항원을 이용해 면역 시스템을 훈련시키고 면역 기억을 형성한다. 장기 이식 후 거부 반응은 이식된 장기의 비자가항원을 면역 시스템이 공격하는 현상이며, 이를 예방하기 위해 면역 억제제가 사용된다.

결론적으로, 자가항원과 비자가항원은 면역 시스템이 구별해야 할 중요한 항원 유형이다. 이들의 역할은 정상적인 면역 반응의 정확성과 효율성을 결정짓는 핵심 요소이다. 자가항원 연구는 자가면역 질환의 발병 기전을 밝히고 새로운 진단 및 치료법 개발에 기여하며, 면역학과 임상의학의 발전에 중요한 영향을 미친다.

4. 종양항원과 병원체 항원

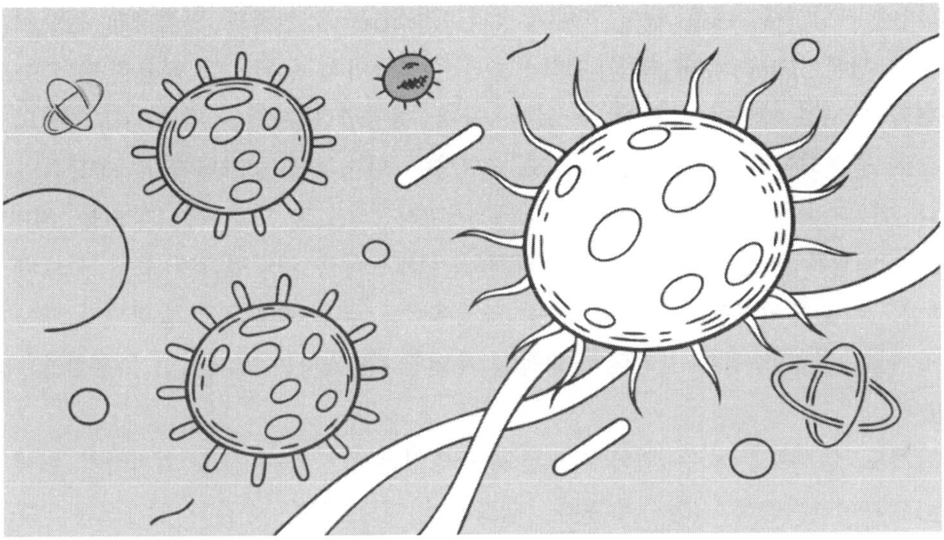

그림 2-5. 암세포와 병원체가 발현하는 항원의 특징

우리 몸의 복잡하고 정교한 면역 시스템은 끊임없이 외부에서 침입하는 다양한 병원체와 내부적으로 발생하는 비정상적인 세포들을 감시하고 제거하는 중요한 역할을 수행한다. 이러한 면역 반응의 핵심적인 유발 인자는 바로 항원이며, 항원은 그 기원과 특성에 따라 다양한 종류로 분류될 수 있다. 특히 암세포에서 발현되는 종양항원과 세균, 바이러스, 기생충, 곰팡이 등의 병원체에서 발현되는 병원체 항원은 면역학 연구의 중요한 두 축을 이루며, 임상적으로도 암 치료 및 감염병 예방과 치료 전략 개발에 필수적인 기반 지식을 제공한다. 면역계가 이러한 종양항원과 병원체 항원을 어떻게 인식하고, 어떤 특유의 메커니즘을 통해 반응하는지를 이해하는 것은 질병의 병태생리를 파악하고 효과적인 치료법을 개발하는 데 매우 중요하다(그림 2-5).

종양항원은 정상적인 세포에서는 거의 발현되지 않거나, 발현되더라도 매우 낮은 수준으로 존재하지만, 암세포에서는 비정상적으로 과도하게 발현되는 단백질들을 의미한다. 이러한 종양항원은 암세포의 존재를 면역계에 알리는 일종의 분자 표지자 역할을 수행하며, 면역 세포들이 암세포를 인식하고 공격하도록 유도하는 잠재적인 표적이 된다. 종양항원은 그 기원과 특성에 따라 크게 두 가지 주요 범주로 나눌 수 있다.

첫째, 종양특이적 항원은 정상 세포에서는 전혀 발현되지 않고 오직 암세포에서만 특이적으로 발현되는 항원으로서, 주로 암세포 자체의 유전자 돌연변이에 의해 새롭게 생성되거나, 특정 바이러스 감염에 의해 암세포 내에서 발현되는 바이러스 유래 단백질 등이 이에 해당한다. 예를 들어, 인유두종바이러스(HPV) 감염과 밀접하게 관련된 자궁경부암의 경우, HPV 유래 특정 단백질들이 종양특이적 항원으로 작용하여 숙주 면역 시스템의 T 세포 반응을 유도할 수 있다. 둘째, 종양관련 항원은 정상 세포에서도 일정 수준으로 발현되지만, 암세포에서는 그 발현량이 현저하게 증가하거나, 정상적인 발현 시기나 위치가 아닌 다른 시기나 부위에서 비정상적으로 발현되는 항원을 의미한다. HER2 단백질은 특정 유형의 유방암 환자의 암세포에서 과발현되어 표적 치료의 중요한 대상으로 활용되지만, 정상적인 유방 조직에서도 낮은 수준으로 발현되기 때문에 면역계가 이를 공격할 경우 자가면역 반응을 유발할 수 있다는 잠재적인 위험성을 내포하고 있다.

놀랍게도, 암세포는 숙주 면역 시스템의 끊임없는 감시와 공격을 회피하기 위해 다양한 정교한 메커니즘을 진화시켜 왔다. 대표적인 예로, 많은 종류의 암세포는 PD-L1과 같은 면역관문 단백질을 과도하게 발현시켜 암세포 표면에 제시함으로써, T 세포 표면의 PD-1 수용체와 결합하여 T 세포의 활성화를 억제하고 항암 효과를 무력화시킨다. 또한, 일부 암세포는 MHC 분자의 발현 자체를 하향 조절하거나, MHC 분자에 항원 펩타이드를 제대로 탑재하지 못하게 만드는 전략을 사용하여 암세포 표면에 암 특이적인 항원을 효과적으로 제시하지 못하게 만들어 면역 세포의 인식을 회피한다.

이러한 암세포의 교묘한 면역 회피 메커니즘을 극복하고 숙주 내에서 효과적인 항암 면역 반응을 유도하기 위해 현대 면역 요법에서는 면역관문억제제나 CAR-T 세포 요법과 같은 혁신적인 기술들이 활발하게 연구되고 임상에 적용되고 있다. 면역관문억제제는 암세포가 발현하는 면역관문 단백질과 T 세포의 수용체 간의 상호작용을 인위적으로 차단하여 T 세포의 항암 활성을 회복시키는 역할을 하며, CAR-T 세포 요법은 환자의 T 세포를 유전자 조작하여 암세포 표면에 특이적으로 발현되는 항원을 인식할 수 있는 키메라 항원 수용체(CAR)를 발현하도록 만든 후, 이 강화된 T 세포를 환자에게 다시 주입하여 암세포를 선택적으로 파괴하는 매우 강력한 항암 치료법으로 각광받고 있다.

한편, 병원체 항원은 세균, 바이러스, 기생충, 곰팡이 등 우리 몸 외부에서 침입하는 다양한 병원체에서 발현되는 분자로서, 숙주 면역 시스템이 이를 비자기 물질로 인식하고 즉각적인 선천성 면역 반응과 후속적인 적응 면역 반응을 개시하도록 유도하는 핵심적인 역할을 수행한다. 세균 항원은 세균의 세포벽, 캡슐, 편모, 섬모 등 다양한 구조에서 발견되며, 특히 그람음성균의 세포벽을 구성하는 주요 성분인 리포폴리사카라이드(LPS)는 선천성 면역 시스템의 핵심 수용체 중 하나인 Toll-like receptor 4 (TLR4)에 결합하여 강력한 염증 반응을 유도하고, 다양한 사이토카인 분비를 촉진하며, 궁극적으로 적응 면역 반응을 활성화시키는 병원체 연관 분자 패턴(PAMP)으로 작용한다.

세균이 분비하는 다양한 독소 단백질 역시 숙주 면역 시스템에 강력한 항원성을 나타내며, 특이적인 항체 생성 및 T 세포 반응을 유도하여 적응 면역 반응을 활성화시킨다. 바이러스 항원은 주로 바이러스의 유전체를 둘러싸는 단백질 껍질(capsid)이나 바이러스가 숙주 세포에 부착하고 침투하는 데 사용되는 스파이크 단백질과 같은 외피 단백질에서 주로 발견된다. 예를 들어, 인플루엔자 바이러스의 표면에 존재하는 헤마글루티닌(HA) 단백질은 B 림프구와 T 림프구 모두를 활성화시켜 바이러스의 감염을 중화시키는 특이적인 항체 형성을 유도하는 매우 중요한 항원이다.

특히 바이러스에 감염된 세포 내에서는 바이러스 유래 단백질이 세포 내 단백질 분해 시스템에 의해 분해되어 MHC Class I 분자를 통해 세포 표면에 제시되며, 이는 바이러스 특이적인 세포 독성 T 세포가 감염된 세포를 인식하고 직접적으로 파괴하는 세포매개 면역 반응을 유도하는 핵심적인 메커니즘이다.

기생충 항원은 기생충의 종류, 크기, 그리고 복잡한 생활 주기에 따라 매우 다양하게 나타난다. 말라리아 원충과 같은 일부 기생충은 숙주 적혈구 내에서 생존하면서 다양한 단백질을 변형시켜 숙주 면역 시스템의 탐지를 회피하려는 정교한 전략을 사용하지만, 일부 기생충 유래 단백질은 여전히 숙주 면역 반응을 유발할 수 있다. 기생충 항원은 종종 TH2 유형의 면역 반응을 유도하며, 이 과정에서 IgE 항체와 호산구가 중요한 역할을 수행한다.

종양항원과 병원체 항원은 그 기원, 숙주 면역계와의 상호작용 방식, 그리고 유도하는 면역 반응의 특성 등 여러 가지 중요한 측면에서 뚜렷한 차이를 보인다. 가장 근본적인 차이점은 병원체 항원은 외부에서 유래한 명백한 비자기 물질로 인식되어 강력한 면역 반응을 유도하는 경향이 있는 반면, 종양항원은 숙주 자신의 변형된 세포에서 발현되므로 자가항원과 비자가항원의 경계에 놓이는 경우가 많아 면역 시스템의 인식과 반응이 상대적으로 약하거나 회피되는 경향이 있다는 것이다.

또한, 병원체 항원은 급성 감염 상황에서 신속하고 즉각적인 선천성 및 적응 면역 반응을 유도하는 반면, 종양항원은 숙주 내에서 만성적으로 존재하며, 효과적인 제거를 위해서는 장기적인 면역 감시와 암세포의 회피 메커니즘을 극복할 수 있는 정교하게 조절된 치료 전략이 필요하다.

그럼에도 불구하고, 종양항원과 병원체 항원은 백신 개발과 면역 요법이라는 중요한 의학적 응용 분야에서 핵심적인 표적으로 활용된다는 공통점을 지닌다. mRNA 백신 기술은 특정 병원체의 주요 항원 유전 정보를 인체에 전달하여 숙주 세포 내에서 항원 단백질을 일시적으로 생성하도록 유도함으로써, 안전하고 효과적으로 숙주의 면역계를 훈련시켜 특정 병원체에 대한 강력한 예방적 면역 반응을 유도하는 데 성공적인 결과를 보여주고 있다.

마찬가지로, 종양항원을 특이적으로 표적화하는 다양한 면역 요법은 암 치료의 새로운 패러다임을 열고 있으며, 특히 종양 특이적인 모노클로날 항체나 CAR-T 세포 요법은 기존의 치료법으로는 효과를 보기 어려웠던 난치성 암 환자들에게 획기적인 치료 성과를 제공하고 있다.

결론적으로, 종양항원과 병원체 항원은 그 기원, 숙주 면역계와의 상호작용 방식, 그리고 유도하는 면역 반응의 특성 등 여러 측면에서 뚜렷한 차이를 보이지만, 면역학 연구와 임상적 응용에 있어 모두 매우 중요한 대상이다. 이들 항원의 특징을 정확하게 이해하는 것은 면역학의 기본적인 개념을 숙득하고, 이를 실제 임상 현장에서 다양한 질병의 진단 및 치료에 효과적으로 적용하는 데 필수적인 열쇠가 될 것이다.

5. 항원의 분류

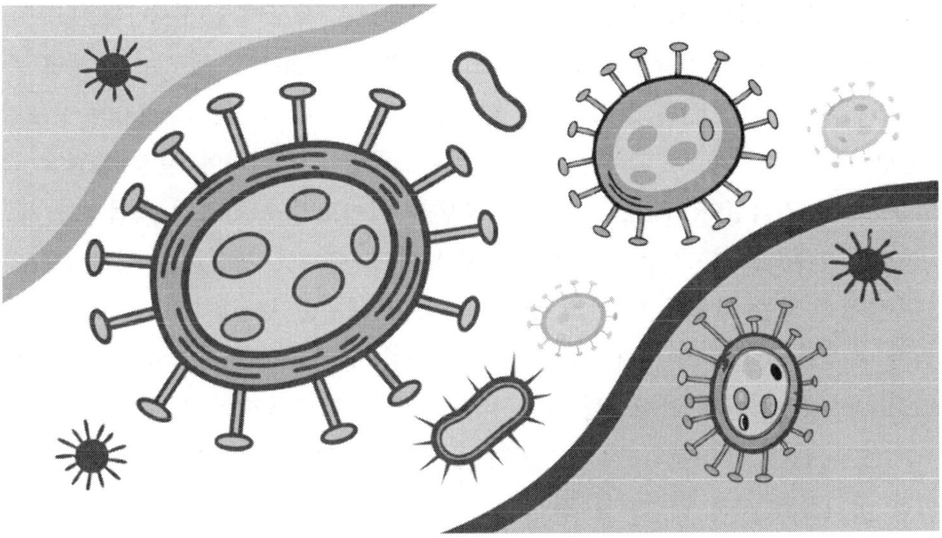

그림 2-6. T-세포 의존성 항원과 비의존성 항원 비교

면역 반응의 핵심적인 유발 물질인 항원은 그 화학적 구성, 구조적 복잡성, 그리고 면역 시스템과의 상호작용 방식에 따라 다양한 기준으로 분류될 수 있다. 이러한 분류 중에서도 특히 항원이 T 림프구의 도움을 필요로 하는지 여부에 따라 구분되는 T세포 의존성 항원(T-dependent antigen, TD 항원)과 T세포 비의존성 항원(T-independent antigen, TI 항원)의 구분은 면역 반응의 질적 및 양적 측면에서 중요한 차이를 야기하며, 항원의 특성과 면역계가 이를 인지하고 반응하는 메커니즘을 심층적으로 이해하는 데 필수적인 개념이다. 이 두 가지 유형의 항원은 면역 반응의 개시, 진행, 그리고 그 결과로 형성되는 면역 기억의 특성에 뚜렷한 차이를 보이며, 이는 백신 개발 전략 수립 및 다양한 면역 질환의 병태생리 이해에 중요한 함의를 지닌다(그림 2-6).

T세포 의존성 항원은 B 림프구가 특이적인 항체를 효과적으로 생산하기 위해 Helper T 세포(CD4+ T 세포)의 필수적인 도움을 필요로 하는 항원이다. 이러한 TD 항원은 일반적으로 복잡한 단백질 구조를 가지며, 분자 표면에 다양한 항원결정기(epitope)를 포함하고 있는 경우가 많다. TD 항원은 선천성 면역 시스템과 적응 면역 시스템 모두에서 중요한 역할을 수행하며, 강력하고 지속적인 면역 반응을 유도하는 특징을 지닌다. 면역 반응의 초기 단계에서 대식세포, 수지상 세포, B 림프구와 같은 항

원 제시 세포(Antigen-Presenting Cell, APC)는 TD 항원을 포획하여 세포 내에서 처리하고, 그 항원 펩타이드 조각을 주요 조직 적합성 복합체(Major Histocompatibility Complex, MHC) Class II 분자와 결합시켜 Helper T 세포에게 제시한다.

항원-MHC Class II 복합체를 특이적으로 인식한 Helper T 세포는 T 세포 수용체(T Cell Receptor, TCR)와 보조 자극 분자(co-stimulatory molecule)의 상호작용을 통해 활성화되어 증식하고, 다양한 종류의 사이토카인을 분비하여 특정 항원에 특이적인 B 림프구를 자극한다. Helper T 세포로부터 사이토카인 신호와 직접적인 세포 간 접촉 신호를 받은 B 림프구는 활성화되어 증식하고, 항체를 생산하는 형질세포로 분화하며, 동시에 동일한 항원에 대한 장기적인 기억 B 세포를 형성한다.

이러한 복잡한 상호작용 메커니즘은 항원에 대한 강력하고 지속적인 면역 기억을 형성하므로, 동일한 항원에 재감염될 경우 더욱 신속하고 효율적인 이차 면역 반응을 유도할 수 있게 된다. 대부분의 백신에 포함된 단백질 항원은 TD 항원으로 작용하여 접종자에게 장기적인 보호 면역력을 제공하는 데 핵심적인 역할을 수행하며, 이는 감염병 예방에 매우 효과적인 전략으로 활용된다. 또한, TD 항원에 의해 유도되는 면역 반응은 고친화성 항체의 생성, 항체 클래스 전환(isotype switching), 그리고 세포 매개 면역 반응의 활성화를 포함하는 보다 성숙하고 다양한 면역 반응을 특징으로 한다.

반면, T세포 비의존성 항원은 B 림프구가 Helper T 세포의 도움 없이도 독립적으로 활성화되어 항체를 생성할 수 있는 특이한 유형의 항원이다. 이러한 TI 항원은 주로 반복적인 구조를 가지는 다당류나 지질과 같은 고분자 물질로 이루어져 있으며, 단백질 항원에 비해 비교적 단순한 화학적 구조를 갖는 경향이 있다. TI 항원의 가장 큰 특징은 분자 표면에 규칙적으로 배열된 동일한 항원결정기가 B 림프구 표면의 특이적인 면역글로불린 수용체(B Cell Receptor, BCR)들을 동시에 다가교차(cross-linking)시켜 B 림프구를 직접적으로 활성화시킬 수 있다는 점이다.

이러한 BCR의 다가교차는 B 림프구 내부에 활성화 신호를 전달하여 항체 생성을 유도한다. 예를 들어, 폐렴구균과 같은 일부 세균의 캡슐을 구성하는 다당류는 대표적인 TI 항원으로 작용하며, 이에 대한 항체는 감염 초기 단계에서 세균의 확산을 억제하는 중요한 방어 역할을 수행한다. 그러나 TI 항원에 의해 유도되는 B 림프구 활성화는 TD 항원에 의한 활성화와 비교했을 때 면역 기억 형성이 거의 이루어지지 않거나 매우 제한적이라는 중요한 단점을 가진다.

또한, TI 항원에 대한 B 림프구 반응은 주로 IgM 클래스의 항체를 생성하는 경향이 있으며, IgG, IgA, IgE와 같은 다른 클래스로의 항체 클래스 전환이나 항체의 항원 결합 친화도를 높이는 친화도 성숙과 같은 현상이 잘 일어나지 않는 경우가 많다. 이러한 특징 때문에 TI 항원은 감염 초기 단계에서 신속한 항체 생성을 유도하여 즉각적인 방어에는 효과적일 수 있지만, 장기적인 보호 면역 형성과 고친화성 항체 생성을 통한 강력한 면역 반응 유도에는 한계를 보인다.

T세포 의존성 항원과 T세포 비의존성 항원의 이러한 뚜렷한 차이는 유도되는 면역 반응의 강도, 지속성, 그리고 특이성에서도 명확하게 드러난다. TD 항원은 Helper T 세포의 다각적인 도움을 통해 B 림프구의 활성화, 증식, 분화를 촉진하고, 고친화성 항체 생산 및 장기 생존 형질세포와 기억 B 세포 형성을 유도하여 강력하고 지속적인 면역 반응을 유발하며, 세포 매개 면역 반응 또한 효과적으로 활성화시킨다.

반면, TI 항원은 주로 B 림프구만을 직접적으로 활성화시켜 비교적 단순한 면역 반응을 유도하며, 생성되는 항체의 종류도 주로 IgM에 국한되고 면역 기억 형성 또한 미약하여 장기적인 면역 유지에는 TD 항원에 비해 불리하다. 또한, TD 항원은 면역 관용(immune tolerance) 형성에도 중요한 역할을 수행하여 자가항원에 대한 불필요한 면역 반응을 억제하고 자가면역 질환을 예방하는 데 기여하는 반면, TI 항원은 이러한 정교한 조절 메커니즘에서 제외되어 특정 상황에서는 B 림프구를 과도하게 활성화시켜 오히려 과도한 면역 반응을 유발할 수도 있다는 점에 유의해야 한다.

임상적으로 T세포 의존성 항원과 비의존성 항원의 이러한 근본적인 차이는 백신 개발 전략 수립 및 다양한 면역 질환의 이해와 치료에 중요한 영향을 미친다. 예를 들어, mRNA 백신이나 재조합 단백질 기반 백신과 같이 현대 백신 개발의 주류를 이루는 전략들은 TD 항원을 이용하여 강력하고 장기적인 세포성 및 체액성 면역 기억을 유도하는 데 초점을 맞춘다. 반면, 일부 전통적인 다당류 백신은 TI 항원을 활용하여 특정 세균 감염의 초기 단계 방어에 초점을 맞추고 있으며, 특히 T 세포 반응이 제대로 발달하지 않은 어린 영아의 경우 TI 항원을 이용한 백신이 중요한 역할을 수행하기도 한다.

최근에는 이러한 두 가지 유형의 항원의 장점을 결합한 결합 백신(conjugate vaccine)이 개발되어 널리 사용되고 있다. 결합 백신은 TI 항원인 다당류에 단백질 운반체를 화학적으로 결합시켜, B 림프구가 다당류 부분을 통해 항원을 인식한 후 단백질 운반체 부분을 항원 제시 세포에 의해 Helper T 세포에 제시함으로써 TD 반응을 유도하고, 결과적으로 강력한 면역 기억 형성과 항체 클래스 전환 및 친화도 성숙을 효과적으로 유도할 수 있게 된다.

결론적으로, T세포 의존성 항원과 T세포 비의존성 항원은 각각 고유한 특징과 면역 반응 유도 메커니즘을 가지고 있으며, 이들의 차이를 정확하게 이해하는 것은 면역학적 원리를 숙득하고 이를 다양한 임상 현장에서 효과적으로 적용하는 데 필수적인 지식 기반을 제공한다. 두 가지 유형의 항원이 유도하는 서로 다른 면역 반응의 특성을 심층적으로 연구함으로써, 백신 개발 전략을 최적화하고, 다양한 감염병과 면역 질환에 대한 보다 효과적인 예방 및 치료법 개발에 중요한 기여를 할 수 있을 것이다.

Chapter 3

면역글로불린

Contents

3장. 면역글로불린

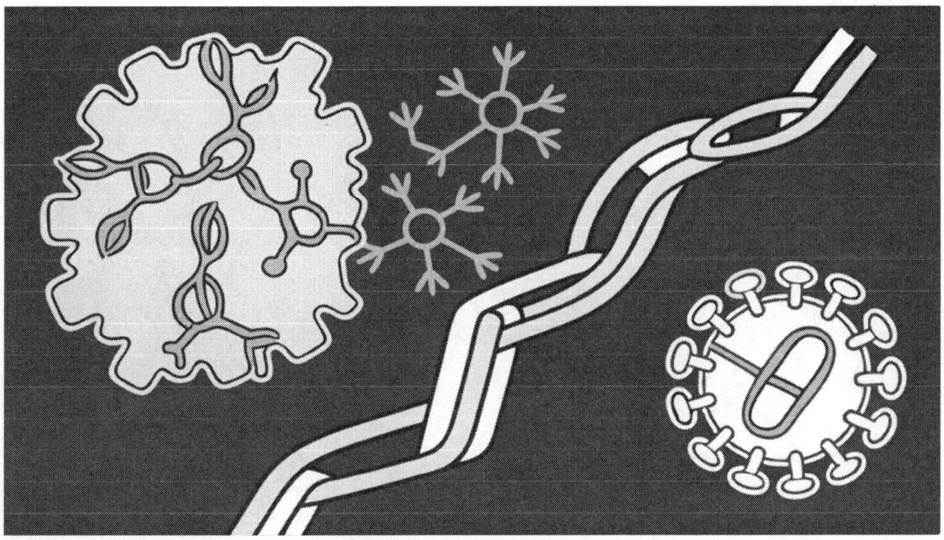

그림 3-1. 면역글로불린

면역글로불린(Ig)은 항체로서 병원체를 중화하고 제거하는 핵심 단백질이며, B 림프구에 의해 생성된다. Y자 형태의 기본 구조는 두 개의 중쇄와 두 개의 경쇄로 이루어져 있으며, 각 사슬은 항원 결합 특이성을 부여하는 가변 영역과 면역 반응을 강화하는 불변 영역으로 나뉜다. V(D)J 재배열을 통해 다양성이 확보되어 폭넓은 항원 인식이 가능하다(그림 3-1).

IgG, IgM, IgA, IgE, IgD의 다섯 가지 클래스는 각각 고유한 기능을 수행한다. IgG는 혈액 내 가장 흔한 항체로, 병원체 중화 및 보체 활성화에 관여하며 태아에게 수동면역을 제공한다. IgM은 초기 감염 시 먼저 생성되는 큰 구조의 항체로 효과적인 초기 대응을 담당한다. IgA는 점막 표면에서 외부 환경과 접촉하는 부위를 보호한다. IgE는 알레르기 반응 및 기생충 감염 시 염증 반응을 유도한다. IgD는 B 림프구 표면의 항원 수용체로 작용하며, 초기 면역 반응에 관여한다.

면역글로불린은 항원-항체 반응을 통해 병원체를 직접 중화하거나 보체 시스템을 활성화하여 제거한다. 또한 면역 기억 형성에 기여하여 재감염 시 신속하고 강력한 이차 면역 반응을 유도한다. 이러한 메커니즘은 백신 개발 및 면역 요법의 기본 원리가 되며, 질병 예방과 치료에 중요한 역할을 한다. 결국 면역글로불린의 구조와 기능에 대한 이해는 효과적인 면역 반응 유도 및 임상 응용 능력 향상에 필수적이다.

1. 항체의 구조

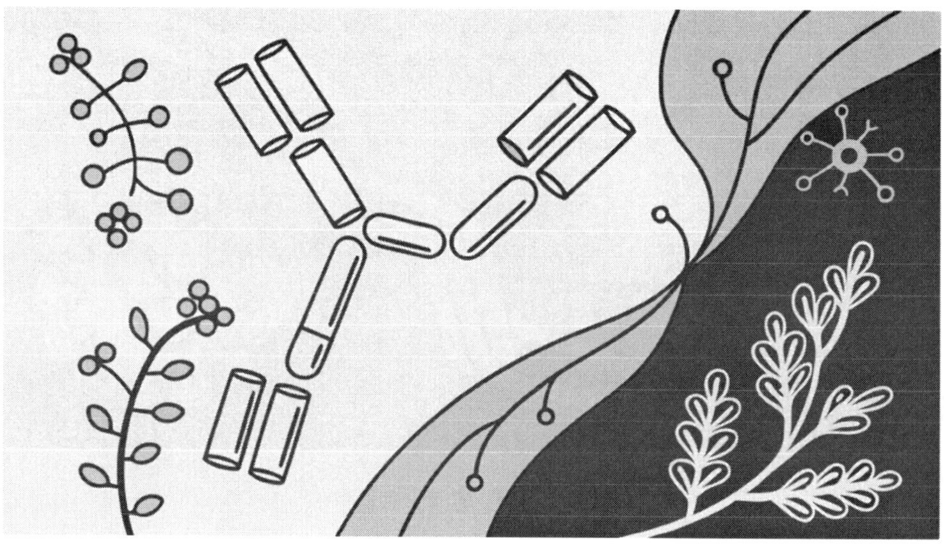

그림 3-2. 가변 영역과 불변 영역의 기능적 차이

면역글로불린(Immunoglobulin, Ig)은 우리 몸의 액성 면역 반응에서 핵심적인 역할을 수행하는 당단백질로서, 항체라는 이름으로 더욱 잘 알려져 있다. 이들은 외부에서 침입한 다양한 병원체, 즉 세균, 바이러스, 곰팡이, 기생충은 물론이고, 우리 몸 내부에서 발생하는 비정상적인 물질들을 특이적으로 인식하고 결합하여 이를 무력화하거나 제거하는 데 필수적인 기능을 담당한다(그림 3-2).

면역글로불린은 골수에서 성숙한 B 림프구에 의해 합성 및 분비되며, 혈액, 림프액, 점막 표면 등 체액 전반에 걸쳐 분포하면서 면역 감시 기능을 수행한다. 이들의 복잡하고 정교한 구조와 각 클래스별 고유한 기능은 우리 몸이 다양한 종류의 항원에 대해 효과적으로 대응할 수 있도록 하는 핵심적인 기반이 된다. 따라서 면역글로불린의 구조와 기능을 심층적으로 이해하는 것은 면역학의 핵심 개념을 습득하는 데 매우 중요하며, 더 나아가 감염병 예방 및 치료 전략 개발, 자가면역 질환의 병태생리 이해, 그리고 암 면역 요법 연구 등 다양한 의학 분야에 걸쳐 광범위한 응용 가능성을 제시한다.

면역글로불린의 기본적인 구조는 두 개의 동일한 중쇄(Heavy chain, H chain)와 두 개의 동일한 경쇄(Light chain, L chain)가 이황화 결합(disulfide bond)으로 연결되어 형성된 Y자 모양의 단량체이다. 각 중쇄와 경쇄는 다시 가변 영역(Variable region, V region)과 불변 영역(Constant region, C region)으로 나뉜다. 가변 영역은 아미노산 서열의 다양성이 매우 높은 부위로서, 항원의 특정 부위인 항원결정기(epitope)와 직접적으로 결합하여 면역글로불린의 항원 특이성을 결정하는 핵심적인 역할을 수행한다.

각 항체 분자의 두 팔에 위치한 가변 영역은 동일한 항원결정기에 특이적으로 결합할 수 있으며, 이러한 이가 결합(bivalent binding) 능력은 항체의 항원 결합력과 병원체 응집 능력 향상에 기여한다. 반면에 불변 영역은 아미노산 서열이 비교적 일정한 부위로서, 항체의 클래스(class) 또는 아이소타입(isotype)을 결정하며, 보체 시스템 활성화, 식세포 수용체와의 결합을 통한 옵소닌화 촉진, 태반 통과, 비만 세포 및 호염기구 탈과립 유도 등 다양한 Effector 기능, 즉 면역 반응을 매개하고 강화하는 역할을 수행한다. 면역글로불린의 놀라운 항원 인식 다양성은 B 림프구가 발달하는 과정에서 일어나는 V(D)J 재배열(V(D)J recombination)이라는 독특한 유전자 재조합 메커니즘을 통해 확보된다. 이 과정에서 중쇄와 경쇄의 가변 영역을 암호화하는 유전자 조각들이 무작위로 선택되고 재조합되어 수많은 종류의 서로 다른 항원 특이성을 갖는 면역글로불린이 생성될 수 있다.

면역글로불린은 중쇄 불변 영역의 구조적 차이에 따라 IgG, IgM, IgA, IgE, IgD의 다섯 가지 주요 클래스(class) 또는 아이소타입(isotype)으로 분류되며, 각 클래스는 고유한 구조적 특징과 분포, 그리고 특화된 기능을 수행한다.

IgG는 혈액 내에서 가장 풍부하게 발견되는 면역글로불린으로, 전체 혈청 면역글로불린의 약 70-80%를 차지한다. IgG는 분자량이 작아 혈관 외 공간으로 쉽게 확산될 수 있으며, 병원체와 독소를 중화시키거나, 보체 시스템의 고전 경로를 활성화하여 병원체 제거를 돕고, 항체 의존성 세포 매개 세포 독성(Antibody-Dependent Cell-mediated Cytotoxicity, ADCC)을 유도하여 감염된 세포나 종양 세포를 파괴하는 등 다양한 Effector 기능을 수행한다. 또한, IgG는 태반을 통과할 수 있는 유일한 항체로서, 임신 중인 어머니로부터 태아에게 수동 면역을 제공하여 출생 후 수개월 동안 신생아를 감염으로부터 보호하는 중요한 역할을 한다.

IgM은 혈청 내에서 IgG 다음으로 풍부하게 존재하며, B 림프구가 항원에 처음 노출되었을 때 가장 먼저 생성되는 항체이다. IgM은 다섯 개의 단량체가 J 사슬(J chain)이라는 연결 단백질에 의해 결합된 오량체(pentamer) 구조를 가지고 있어, 이론적으로 열 개의 항원결정기와 동시에 결합할 수 있는 높은 다가 결합(high avidity) 능력을 지닌다. 이러한 특징 덕분에 IgM은 초기 감염 단계에서 혈액 내 병원체를 효과적으로 응집시키고 보체 시스템을 활성화하여 병원체 제거에 중요한 역할을 수행한다. 하지만 IgM은 분자량이 커서 혈관 외 공간으로의 확산이 제한적이며, 태반을 통과할 수 없다. IgA는 체액 내에서는 단량체 형태로 존재하지만, 점막 표면의 분비액(예: 눈물, 침, 콧물, 기관지액, 소화액, 모유)에서는 주로 두 개의 단량체가 J 사슬로 연결된 이량체(dimer) 형태로 발견된다. IgA는 점막 표면에 존재하는 병원체가 체내로 침투하는 것을 효과적으로 차단하는 방어선 역할을 수행하며, 병원체를 중화시키거나 병원체의 점막 부착을 억제하는 기능을 한다. 특히 모유에 풍부한 IgA는 신생아의 소화기 및 호흡기 점막을 감염으로부터 보호하는 데 중요한 역할을 한다.

IgE는 혈청 내 농도가 매우 낮은 항체이지만, 알레르기 반응과 기생충 감염 방어에 중요한 역할을 수행한다. IgE는 비만 세포(mast cell)와 호염기구(basophil) 표면의 Fc εRI 수용체에 높은 친화력으로 결합한다. 알레르겐이나 기생충 항원에 의해 IgE가 가교결합(cross-linking)되면, 비만 세포와 호염기구로부터 히스타민, 세로토닌 등 다양한 화학 매개체가 탈과립되어 즉각적인 과민 반응, 즉 알레르기 증상을 유발한다. 또한 IgE는 호산구의 활성화를 유도하여 기생충을 제거하는 데에도 관여한다.

IgD는 혈청 내 농도가 매우 낮으며, 주로 성숙한 B 림프구 표면에 IgM과 함께 발현되어 항원 수용체로서 기능한다. IgD의 정확한 기능은 아직 완전히 밝혀지지 않았지만, B 림프구의 활성화, 분화, 그리고 면역 관용 유도 등 초기 B 림프구 발달 및 면역 반응 조절에 관여하는 것으로 여겨진다.

면역글로불린은 항원-항체 반응이라는 특이적인 결합 메커니즘을 통해 병원체를 직접적으로 중화시키거나, 병원체 표면에 결합하여 보체 시스템을 활성화시켜 병원체를 용해 및 파괴하는 데 기여한다. 또한, 항체는 식세포 표면의 Fc 수용체와 결합하여 옵소닌화(opsonization)를 촉진함으로써 식세포가 병원체를 더욱 효율적으로 탐식하고 제거하도록 돕는다.

더 나아가, 항체는 항원-항체 복합체 형태로 비장이나 림프절의 여포 수지상 세포(Follicular Dendritic Cell, FDC) 표면에 포착되어 기억 B 세포의 활성화 및 생존에 중요한 역할을 수행함으로써 면역 기억 형성에 기여한다. 이러한 면역글로불린의 다양한 기능과 항원-항체 반응의 특이성은 백신 개발의 기본적인 원리가 되며, 특정 질병에 대한 항체를 인위적으로 투여하는 수동 면역 요법, 그리고 특정 항원을 표적하는 항체 기반 치료제 개발 등 현대 의학에서 질병 예방 및 치료에 광범위하게 활용되고 있다.

결론적으로, 면역글로불린은 액성 면역 반응의 핵심적인 구성 요소로서, Y자 형태의 기본 구조와 V(D)J 재배열을 통한 가변 영역의 다양성을 바탕으로 광범위한 항원에 대한 특이적인 인지 능력을 제공한다. IgG, IgM, IgA, IgE, IgD의 다섯 가지 클래스는 각각 고유한 구조적 특징과 분포, 그리고 특화된 Effector 기능을 수행하며, 항원 중화, 보체 활성화, 옵소닌화, 항체 의존성 세포 독성 유도, 그리고 면역 기억 형성에 중요한 역할을 담당한다.

따라서 면역글로불린의 복잡한 구조와 다양한 기능을 심층적으로 이해하는 것은 정상적인 면역 반응의 원리를 파악하고, 다양한 질병의 병태생리를 규명하며, 효과적인 예방 및 치료 전략을 개발하는 데 필수적인 토대가 된다.

2. 항체의 클래스(IgG, IgM, IgA, IgE, IgD)

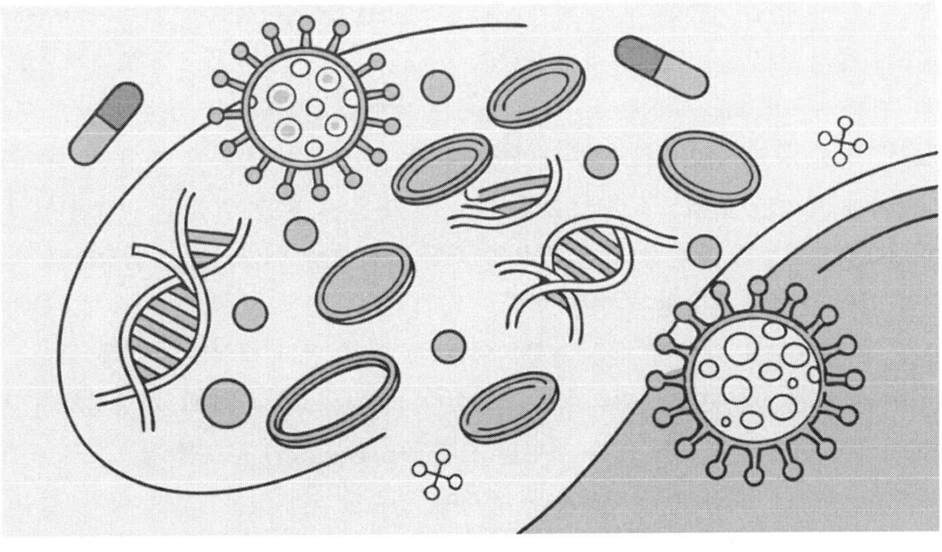

그림 3-3. 각 항체의 특징과 생리적 역할

항체, 또는 면역글로불린(Immunoglobulin, Ig)은 우리 몸의 적응 면역 시스템에서 핵심적인 역할을 수행하는 당단백질로서, 외부에서 침입한 다양한 병원체를 특이적으로 인식하고 결합하여 이를 무력화하거나 제거하는 데 필수적인 분자이다. B 림프구에 의해 생성 및 분비되는 항체는 그 구조와 기능적 특징에 따라 IgG, IgM, IgA, IgE, IgD의 다섯 가지 주요 클래스(class) 또는 아이소타입(isotype)으로 분류되며, 각 클래스는 고유한 구조적 특징, 분포, 그리고 특화된 생리적 역할을 수행함으로써 우리 몸의 다양한 면역학적 요구에 부응한다. 이러한 항체 클래스의 다양성과 그 기능적 특성을 이해하는 것은 면역학의 핵심 개념을 습득하는 데 필수적이며, 감염병 예방 및 치료 전략 개발, 자가면역 질환의 병태생리 이해, 그리고 알레르기 질환 및 암 면역 요법 연구 등 다양한 의학 분야에 걸쳐 중요한 의미를 지닌다(그림 3-3).

IgG는 혈액 내에서 가장 풍부하게 발견되는 항체 클래스로, 전체 혈청 면역글로불린의 약 70-80%를 차지하며 체액성 면역의 핵심적인 구성 요소이다. IgG는 다시 IgG1, IgG2, IgG3, IgG4의 네 가지 하위 클래스(subclass)로 세분화되며, 각 하위 클래스는 보체 활성화 능력, Fc 수용체 결합 친화도, 태반 통과 능력 등에서 약간의 차이를 보인다. IgG는 분자량이 비교적 작아 혈관 외 공간으로 쉽게 확산될 수 있으며, 다양한 종류의 항원에 대해 높은 특이성을 가지고 반응한다. IgG의 주요 기능은 병원체와 독소를 직접적으로 중화시켜 감염력을 억제하거나, 병원체 표면에 결합하여 보체 시스템의 고전 경로를 활성화시켜 병원체의 용해 및 제거를 돕는 것이다.

또한, IgG는 항체 의존성 세포 매개 세포 독성(ADCC)을 유도하여 바이러스에 감염된 세포나 종양 세포를 자연 살해 세포(NK cell)와 같은 면역 세포가 효과적으로 파괴하도록 매개하는 역할도 수행한다. 특히 IgG는 태반을 통과할 수 있는 유일한 항체 클래스로서, 임신 중인 어머니로부터 태아에게 수동 면역을 제공하여 출생 후 수개월 동안 신생아를 다양한 감염으로부터 보호하는 데 매우 중요한 역할을 담당한다. IgG의 이러한 다양한 기능은 후천성 면역 반응의 주된 Effector 메커니즘을 담당하며, 장기적인 면역 기억 형성에 중요한 기여를 한다.

IgM은 B 림프구가 항원에 처음 노출되었을 때 가장 먼저 생성되는 항체 클래스이며, 혈청 내에서 IgG 다음으로 풍부하게 존재한다. IgM은 다섯 개의 단량체가 J 사슬(J chain)이라는 연결 단백질에 의해 결합된 오량체(pentamer) 구조를 특징으로 하며, 이는 이론적으로 열 개의 항원결정기와 동시에 결합할 수 있는 높은 다가 결합(high avidity) 능력을 부여한다.

이러한 높은 결합력 덕분에 IgM은 초기 감염 단계에서 혈액 내 병원체를 효과적으로 응집시키고, IgG보다 훨씬 강력한 보체 시스템 활성화 능력을 가지고 있어 병원체를 신속하게 제거하는 데 중요한 역할을 수행한다. 하지만 IgM은 분자량이 매우 커서 혈관 외 공간으로의 확산이 제한적이며, 태반을 통과할 수 없다. IgM은 초기 면역 반응의 핵심적인 역할을 담당하며, 이후 항원 자극이 지속되면 IgG로의 항체 클래스 전환(isotype switching)이 일어나 IgG가 주된 항체 반응을 담당하게 된다.

IgA는 주로 점막 표면, 즉 호흡기, 소화기, 비뇨생식기 등의 외부 환경과 직접적으로 접촉하는 부위의 분비액(예: 눈물, 침, 콧물, 기관지액, 소화액, 모유)에서 주로 발견되며, 외부로부터 침입하는 병원체에 대한 첫 번째 방어선 역할을 수행하는 데 특화된 항체 클래스이다. IgA는 혈청 내에서는 단량체 형태로 존재하지만, 점막 분비액에서는 주로 두 개의 단량체가 J 사슬과 분비 성분(secretory component)이라는 단백질과 결합된 분비형 IgA(secretory IgA, sIgA) 형태로 존재한다.

분비 성분은 IgA가 점막 세포를 통과하여 분비되는 과정에서 단백질 분해 효소로부터 보호하는 역할을 한다. IgA의 주요 기능은 병원체가 점막 표면에 부착하거나 점막 세포를 통해 체내로 침입하는 것을 물리적으로 방지하는 것이며, 병원체를 중화시키거나 병원체의 독소 작용을 억제하는 기능도 수행한다. 특히 모유에 풍부한 IgA는 신생아의 미성숙한 소화기 및 호흡기 점막을 다양한 감염으로부터 보호하는 데 매우 중요한 역할을 담당한다.

IgE는 혈청 내 농도가 매우 낮은 항체 클래스이지만, 알레르기 반응과 기생충 감염 방어에 중요한 역할을 수행한다. IgE는 비만 세포(mast cell)와 호염기구(basophil) 표면의 FcεRI 수용체라는 특정 고친화성 수용체에 매우 높은 친화력으로 결합하는 특징을 지닌다. 알레르겐과 같은 특정 항원에 의해 IgE가 가교결합(cross-linking)되면, IgE가 결합된 비만 세포와 호염기구로부터 히스타민, 세로토닌, 류코트라이엔 등 다양한 염증 유발 물질이 즉시 탈과립되어 혈관 확장, 혈관 투과성 증가, 점액 분비 증가, 평활근 수축 등 즉각적인 과민 반응, 즉 알레르기 증상을 유발한다. 또한 IgE는 호산구 표면의 FcεRI 수용체와 결합하여 호산구의 활성화를 유도하고, 활성화된 호산구는 주요 기본 단백질(major basic protein)과 같은 독성 물질을 분비하여 기생충을 제거하는 데 중요한 역할을 수행한다.

IgD는 혈청 내 농도가 매우 낮은 항체 클래스이며, 주로 성숙한 B 림프구 표면에 IgM과 함께 발현되어 B 림프구의 항원 수용체(B Cell Receptor, BCR)의 일부로서 기능한다. IgD의 정확한 생리적 기능은 아직 완전히 규명되지 않았지만, 항원 결합을 통해 B 림프구를 활성화시키고, B 림프구의 성숙 및 분화 과정에 관여하며, 면역 관용 유도에도 역할을 할 가능성이 제시되고 있다. IgD는 혈청 내에서 자유롭게 존재하는 형태보다는 B 림프구 표면에 막 결합 형태로 주로 발견된다는 특징을 가진다.

각 항체 클래스는 특정 상황에서 독특한 역할을 수행하며, 이들의 상호작용과 협력적인 작용은 면역계의 효율성을 극대화하는 데 필수적이다. 예를 들어, IgM은 감염 초기에 신속하고 강력한 초기 방어를 제공하며, 이후 IgG는 장기적인 면역 기억 형성과 재감염 방어에 주된 역할을 담당한다. IgA는 점막 면역을 담당하여 외부 병원체의 침입을 효과적으로 차단하며, IgE는 기생충 감염에 대한 방어 반응과 알레르기 반응이라는 상반된 역할을 수행한다. IgD는 B 림프구의 활성화를 지원하여 전반적인 면역 반응을 준비하고 조절하는 데 기여한다. 이러한 다양한 항체 클래스들은 서로 다른 방식으로 면역계를 지원하고 협력하여, 우리 몸을 침입하는 다양한 종류의 병원체에 대한 다각적인 방어 체계를 구축한다.

임상적으로 항체 클래스의 이해는 백신 개발 전략 수립 및 다양한 질병의 진단과 치료를 위한 면역 요법 개발에 중요한 영향을 미친다. 예를 들어, IgG를 기반으로 한 모노클로날 항체는 특정 암세포나 자가면역 질환 관련 항원을 표적화하여 암 치료 및 자가면역 질환 관리에 활용되고 있으며, IgA는 점막 면역을 강화하여 호흡기 및 소화기 감염을 예방하거나 치료하는 데 초점을 맞춘 연구가 활발히 진행되고 있다. 또한 IgE 매개 알레르기 반응을 조절하거나 기생충 감염을 예방하는 데 IgE의 기능을 조절하는 치료 전략 개발에 대한 연구도 활발히 이루어지고 있다.

항체 연구는 현대 의학과 생명공학의 발전에 지속적으로 중요한 기여를 하고 있으며, 앞으로도 인간 건강을 증진시키고 다양한 질병으로부터 보호하는 데 핵심적인 역할을 수행할 것이다. 따라서 항체 클래스의 구조적 특징과 다양한 생리적 역할을 정확하게 이해하는 것은 면역학적 원리를 숙득하고 이를 실제 임상 현장에서 다양한 질병의 진단 및 치료에 효과적으로 적용하는 데 필수적인 지식 기반을 제공한다.

3. 항체 다양성의 생성

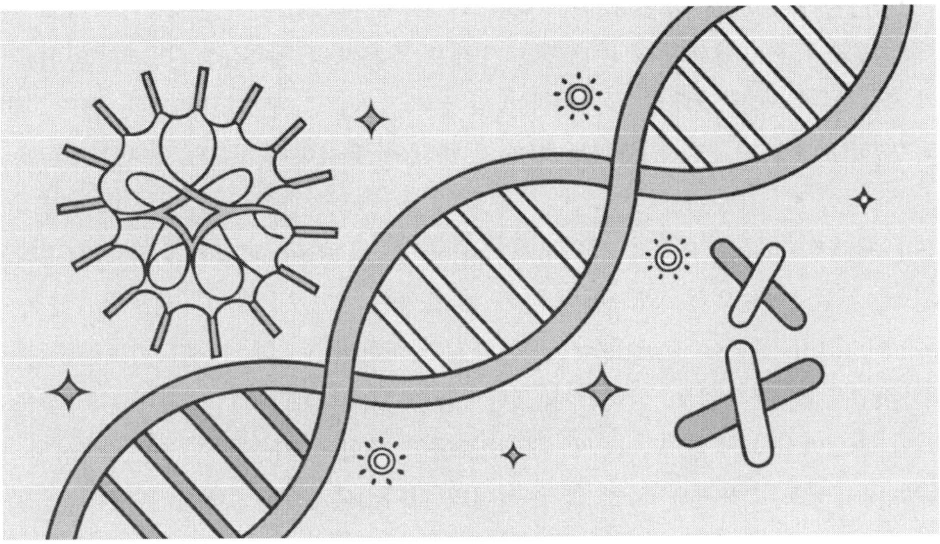

그림 3-4. V(D)J 재배열 과정

면역계의 놀라운 특징 중 하나는 거의 무한에 가까운 다양한 항원에 대해 특이적인 반응을 나타낼 수 있다는 점이다. 이러한 광범위한 항원 인식 능력은 주로 B 림프구가 생성하는 항체와 T 림프구가 발현하는 T세포 수용체의 다양성에서 비롯되며, 이들 항원 수용체의 다양성을 생성하는 핵심적인 메커니즘이 바로 V(D)J 재배열(V(D)J recombination)이라는 독특한 유전자 재조합 과정이다(그림 3-4).

V(D)J 재배열은 B 림프구와 T 림프구의 발달 과정에서 항원 수용체의 가변 영역을 암호화하는 유전자 세그먼트들을 무작위로 조합하고 재배열하는 복잡한 과정을 의미하며, 이를 통해 면역계는 이전에 한 번도 접해보지 못한 새로운 병원체에 대해서도 효과적으로 대응할 수 있는 방대한 레퍼토리를 확보하게 된다. 따라서 V(D)J 재배열 과정을 정확히 이해하는 것은 면역학의 기본적인 원리를 습득하는 데 필수적이며, 더 나아가 면역 결핍 질환, 자가면역 질환의 발병 기전 연구, 그리고 백신 개발 및 면역 요법 등 다양한 임상 응용 분야에 대한 깊이 있는 통찰력을 제공한다.

V(D)J 재배열은 항체(면역글로불린)와 T세포 수용체의 항원 결합 부위인 가변 영역(variable region)을 구성하는 유전자 세그먼트들을 조합하여 항원 특이성을 결정짓는 정교한 유전자 재조합 과정이다. 항체 또는 T세포 수용체의 가변 영역은 중쇄(heavy chain)와 경쇄(light chain)의 N-말단에 위치하며, 각 사슬의 가변 영역 유전자 좌위(locus)는 여러 개의 V(Variable), D(Diversity), J(Joining) 유전자 세그먼트들로 구성되어 있다. 항체의 중쇄 유전자 좌위에는 V, D, J 세그먼트가 존재하며, 경쇄 유전자 좌위에는 V와 J 세그먼트만이 존재한다. T세포 수용체의 알파(α) 사슬과 감마(γ) 사슬 유전자 좌위는 항체의 경쇄와 유사하게 V와 J 세그먼트로 구성되어 있는 반면, 베타(β) 사슬과 델타(δ) 사슬 유전자 좌위는 항체의 중쇄와 유사하게 V, D, J 세그먼트를 포함한다.

V(D)J 재배열 과정은 RAG1(Recombination-Activating Gene 1)과 RAG2라는 특정 효소 복합체에 의해 매개된다. 이 효소들은 DNA 내의 재조합 신호 서열(Recombination Signal Sequence, RSS)을 인식하여 V, D, J 세그먼트들을 특정 부위에서 절단하고, 무작위로 선택된 세그먼트들을 다시 정교하게 연결하는 과정을 촉매한다. 이 과정에서 다양한 V, D, J 세그먼트들의 조합이 가능하며, 이는 생성될 수 있는 항체 및 T세포 수용체의 가변 영역 서열의 다양성을 크게 증폭시킨다.

인간의 경우, 항체 중쇄 유전자 좌위에는 약 40개의 V 세그먼트, 23개의 D 세그먼트, 그리고 6개의 J 세그먼트가 존재하며, 이들의 무작위적인 조합만으로도 수백만 가지 이상의 서로 다른 중쇄 가변 영역 서열이 생성될 수 있다. 경쇄의 경우에는 약 30개의 V 세그먼트와 5개의 J 세그먼트가 존재하여, 이들의 조합 역시 상당한 수준의 다양성을 창출한다. 중쇄와 경쇄의 독립적인 재배열과 이들의 조합을 통해 면역계는 더욱 방대한 수의 서로 다른 항원 특이성을 갖는 항체를 생성할 수 있게 된다.

V(D)J 재배열 과정의 다양성을 더욱 증폭시키는 중요한 요소는 "임의 삽입과 삭제(nucleotide insertion and deletion)" 메커니즘이다. RAG 효소에 의한 DNA 절단 및 재결합 과정에서 절단면의 말단에 무작위적인 뉴클레오타이드가 추가되거나 제거되는 현상이 발생한다. 특히 TdT(Terminal deoxynucleotidyl transferase)라는 효소는 재조합 부위에 N-뉴클레오타이드(N-nucleotide)라고 불리는 임의의 뉴클레오타이드를 삽입하는 역할을 수행하며, 이는 가변 영역의 CDR3(Complementarity-Determining Region 3) 부위의 서열 다양성을 크게 증가시킨다. CDR3는 항원과 직접적으로 접촉하는 핵심 부위이기 때문에, 이 부위의 서열 다양성 증가는 항체의 항원 결합 특이성과 친화도에 큰 영향을 미친다.

또한, 재조합 과정에서 P-뉴클레오타이드(P-nucleotide)라고 불리는 짧은 팔린드롬 서열이 생성되었다가 다시 제거되는 현상도 가변 영역 서열의 다양성에 기여한다. 이러한 임의적인 뉴클레오타이드 삽입 및 삭제 메커니즘은 단순한 V, D, J 세그먼트 조합만으로는 확보할 수 없는 훨씬 더 높은 수준의 다양성을 면역계에 제공하며, 이는 면역계가 예측 불가능하고 끊임없이 진화하는 새로운 병원체에 대해서도 효과적으로 대응할 수 있는 강력한 적응 능력을 부여한다. 최종적으로 V(D)J 재배열을 거친 유전자 서열은 mRNA로 전사된 후 번역 과정을 통해 항체의 중쇄 및 경쇄의 가변 영역을 형성하게 되며, 이 가변 영역의 독특한 아미노산 서열과 3차원 구조가 항원과의 특이적인 결합을 결정짓는다.

V(D)J 재배열의 중요성은 면역계의 놀라운 적응 능력과 밀접하게 관련되어 있다. 선천성 면역 시스템은 진화적으로 보존된 병원체의 공통적인 분자 패턴을 인식하는 고정된 패턴 인식 수용체(Pattern Recognition Receptor, PRR)를 사용하여 병원체를 탐지하고 반응하는 반면, 적응 면역 시스템은 V(D)J 재배열이라는 독특한 메커니즘을 통해 생성된 방대한 다양성의 항체와 T세포 수용체를 활용하여 특정 병원체의 고유한 항원을 매우 정확하게 인식하고 맞춤형 면역 반응을 유도할 수 있다.

이러한 적응 능력 덕분에 면역계는 끊임없이 변이하고 진화하는 병원체나 이전에 한 번도 접해보지 못했던 새로운 병원체에 대해서도 효과적으로 대응할 수 있으며, 이는 생존에 필수적인 방어 메커니즘으로 작용한다. 또한, V(D)J 재배열은 면역 기억(immunological memory) 형성의 기초가 된다. 특정 병원체에 처음 노출된 후, V(D)J 재배열을 통해 그 병원체의 항원에 특이적인 항체를 생성한 B 림프구의 일부는 장기적인 기억 세포로 분화하여 생존하게 된다. 동일한 병원체에 재감염될 경우, 이 기억 B 세포는 훨씬 더 빠르고 강력하게 활성화되어 다량의 고친화성 항체를 신속하게 생산함으로써 재감염에 대한 효과적인 방어 반응을 유도한다. 이러한 면역 기억은 백신 접종을 통해 인위적으로 유도할 수 있으며, 감염병으로부터 개인과 집단을 보호하는 데 매우 중요한 역할을 수행한다.

임상적으로 V(D)J 재배열 과정의 이상은 심각한 면역 결핍 질환이나 자가면역 질환을 초래할 수 있다. 예를 들어, V(D)J 재배열을 매개하는 핵심 효소인 RAG1 또는 RAG2 유전자에 돌연변이가 발생하면, 정상적인 항체 및 T세포 수용체 유전자 재조합 과정이 심각하게 방해를 받아 B 림프구와 T 림프구의 발달이 저해되고 기능 부전을 초래하여 중증 복합 면역 결핍증(Severe Combined Immunodeficiency, SCID)과 같은 치명적인 면역 결핍 질환을 유발할 수 있다.

반대로, V(D)J 재배열 과정에서 발생하는 오류나 조절 이상은 자신을 구성하는 정상적인 성분, 즉 자가항원을 인식하는 자가반응성 항체 또는 T세포 수용체를 생성하여 면역 시스템이 자신의 조직을 공격하는 자가면역 질환의 주요 원인이 될 수 있다. 따라서

V(D)J 재배열 과정의 정확하고 정교한 조절은 면역계의 정상적인 작동과 항상성 유지에 필수적이며, 이러한 조절 메커니즘에 대한 심층적인 이해는 면역 관련 질환의 발병 기전을 밝히고 새로운 치료 전략을 개발하는 데 중요한 단서를 제공한다.

결론적으로, V(D)J 재배열은 항체와 T세포 수용체의 다양성을 생성하는 핵심적인 유전적 메커니즘으로서, 면역계가 예측 불가능한 다양한 병원체를 효과적으로 인식하고 맞춤형으로 대응할 수 있도록 하는 놀라운 적응 능력을 부여한다. 이 복잡하고 정교한 과정은 면역계의 적응 능력과 효율적인 면역 기억 형성을 가능하게 하며, 이는 백신 개발을 비롯한 다양한 면역학적 응용의 근간을 이룬다.

따라서 V(D)J 재배열 과정을 분자 수준에서 깊이 있게 이해하는 것은 면역학적 원리를 습득하고 이를 실제 임상 현장에서 다양한 질병의 진단 및 치료에 효과적으로 적용하는 데 필수적이며, V(D)J 재배열 과정에 대한 지속적인 연구는 면역학의 발전뿐만 아니라 인류의 건강을 증진시키는 데 중요한 기여를 할 것이다.

4. 항원항체 반응의 원리

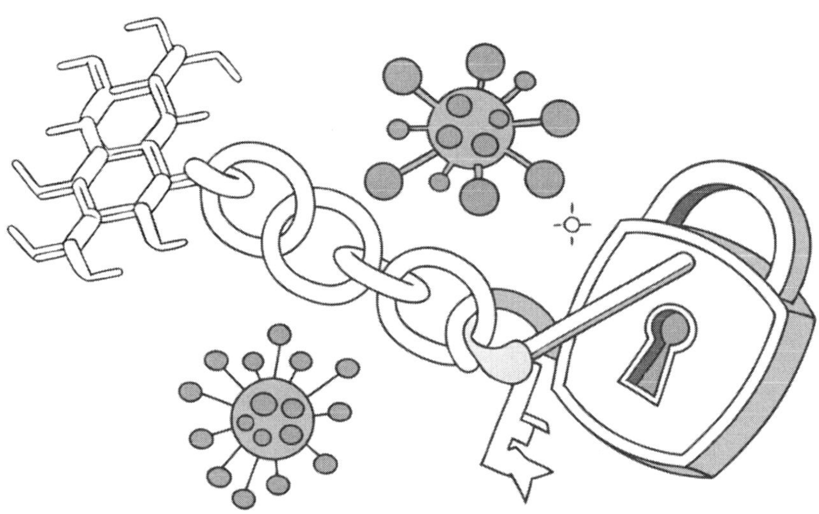

그림 3-5. 친화도와 특이성

면역계가 외부에서 침입한 다양한 병원체를 정확하게 인식하고 효과적으로 제거하는 데 있어 항원-항체 반응은 핵심적인 메커니즘으로 작용한다. 이 반응은 항체라고 불리는 특수한 단백질과 병원체 표면에 존재하는 항원 사이의 고유하고 강력한 결합을 기반으로 하며, 그 효율성은 항체와 항원 사이의 결합 강도를 나타내는 친화도(affinity)와 항체가 특정 항원만을 정확하게 인식하는 능력을 의미하는 특이성(specificity)이라는 두 가지 중요한 개념에 의해 결정된다(그리 3-5).

따라서 항원-항체 반응의 근본적인 원리를 심층적으로 이해하는 것은 면역학의 기본 원리를 파악하는 데 필수적이며, 더 나아가 감염병 진단 및 치료, 백신 개발, 그리고 다양한 면역 관련 질환의 병태생리 이해 및 치료 전략 개발에 중요한 통찰력을 제공한다.

항원과 항체의 결합은 종종 "열쇠와 자물쇠" 모델로 비유되어 설명될 수 있다. 이는 항체의 항원 결합 부위, 즉 가변 영역(variable region)이 항원의 특정 부위인 항원결정기(epitope)와 입체적으로 상보적인 구조를 가지고 있어 마치 열쇠가 자물쇠에 정확히 맞아떨어지듯이 매우 정밀하게 결합하는 높은 특이성을 나타내는 현상을 의미한다. 항체의 가변 영역은 B 림프구가 발달하는 과정에서 일어나는 V(D)J 재배열이라는 유전자 재조합 과정을 통해 무작위적으로 다양한 아미노산 서열을 갖도록 생성된다. 이러한 유전적 메커니즘은 면역계가 이론적으로 거의 무한한 수의 다양한 항원결정기에 대해 고유한 결합 부위를 갖는 항체를 생성할 수 있도록 한다.

이러한 높은 특이성은 항원-항체 반응이 매우 정확하게 특정 병원체나 이상 세포만을 표적으로 삼아 공격하고, 주변의 정상 세포에는 최소한의 손상을 입히도록 보장하는 핵심 원리이다. 예를 들어, 특정 바이러스의 표면 단백질에 대해 생성된 항체는 그 바이러스 단백질의 특정 항원결정기만을 인식하여 결합함으로써 바이러스가 숙주 세포에 침입하는 것을 효과적으로 중화시키며, 다른 유사한 구조의 단백질에는 거의 반응하지 않는다. 이러한 항원-항체 반응의 높은 특이성은 적응 면역의 가장 중요한 특징 중 하나이며, 면역계가 끊임없이 변화하는 다양한 병원체에 대해 효과적으로 대응할 수 있도록 하는 근본적인 토대가 된다.

친화도는 항원과 항체 사이의 결합이 얼마나 강하게 유지되는지를 나타내는 정량적인 척도로, 항체가 특정 항원결정기에 얼마나 강력하게 결합할 수 있는지를 의미한다. 친화도는 항원과 항체 사이의 다양한 비공유 결합력, 즉 수소 결합, 이온 결합, 소수성 결합, 반데르발스 힘 등의 강도와 그 결합 부위의 상호 보완적인 구조적 적합성에 의해 결정된다. 면역 반응 초기 단계에서는 비교적 낮은 친화도를 가진 항체들이 먼저 생성되는 경향이 있지만, 지속적인 항원 자극 하에서 친화도 성숙(affinity maturation)이라는 중요한 과정을 통해 B 림프구가 활성화되고 생존 경쟁을 거치면서 항체의 친화도가 점진적으로 향상된다.

친화도 성숙 과정에서 B 림프구의 항체 유전자에는 무작위적인 돌연변이가 축적되며, 이 돌연변이로 인해 항원과의 결합 친화도가 더 높은 항체를 생산하는 B 림프구들이 항원 제시 세포와의 상호작용 및 T 세포의 도움을 받는 과정에서 선택적으로 생존하고 증식하게 된다. 이러한 선택 과정을 통해 최종적으로 생성되는 항체는 초기 항체보다 훨씬 더 강력한 항원 결합 능력을 가지게 되며, 이는 병원체를 더욱 효과적으로 중화시키고 제거하는 데 기여한다. 예를 들어, 백신 접종 후 시간이 지남에 따라 백신 항원에 대한 항체의 친화도가 점차 증가하는 현상은 면역 반응의 질적 향상을 보여주는 중요한 예시이며, 이는 장기적인 감염 예방 능력을 강화하는 데 기여한다.

특이성과 친화도는 항원-항체 반응의 효율성을 결정짓는 상호 보완적인 핵심 개념이다. 높은 특이성은 항체가 정확한 표적 항원을 오류 없이 인식하고 결합할 수 있도록 보장하며, 높은 친화도는 일단 결합이 형성되면 그 결합이 쉽게 해리되지 않고 강력하게 유지되어 병원체를 효과적으로 무력화하거나 제거할 수 있도록 돕는다.

그러나 이 두 요소는 항상 최적의 균형을 이루어야 한다. 예를 들어, 항체의 항원 결합 친화도가 지나치게 높을 경우, 때로는 자가항원에 대한 비정상적인 결합을 유발하여 자가면역 질환의 발병 위험을 증가시킬 수 있다. 반대로, 항체의 친화도가 너무 낮으면 항체가 병원체에 충분히 강력하게 결합하지 못하여 병원체를 효과적으로 중화하거나 제거하지 못하고 감염 방어에 실패할 위험이 있다.

따라서 면역 시스템은 항체 생성 및 선택 과정을 정교하게 조절하여 특이성과 친화도를 동시에 최적화함으로써 가장 효율적인 면역 반응을 유도하려고 노력한다.

항원-항체 반응의 기본적인 원리, 즉 높은 특이성과 친화도를 기반으로 한 강력한 결합 능력은 다양한 임상 응용 분야에서 매우 중요한 의미를 갖는다. 진단 키트 및 다양한 생화학적 실험 기술은 항원-항체 반응의 높은 특이성과 친화도를 이용하여 특정 질병을 신속하고 정확하게 진단하거나 특정 병원체를 검출하는 데 널리 활용된다. 예를 들어, ELISA(Enzyme-Linked Immunosorbent Assay)나 웨스턴 블롯(Western blot)과 같은 면역학적 분석 기술은 특정 항원과 그에 특이적으로 결합하는 항체 사이의 반응을 기반으로 하며, 이를 통해 감염성 질환의 진단, 자가면역 질환의 특정 자가항체 검출, 그리고 암 진단 및 진행 상황 모니터링 등에 중요한 정보를 제공한다.

또한, 최근 눈부신 발전을 거듭하고 있는 항체 공학 기술을 통해 특정 항원결정기에 대해 매우 높은 특이성과 친화도를 갖도록 인위적으로 설계된 모노클로날 항체(monoclonal antibody)는 암 치료, 자가면역 질환 치료, 그리고 이식 거부 반응 억제 등 다양한 질병의 치료에 혁신적인 접근 방식을 제시하고 있다.

결론적으로, 항원-항체 반응의 핵심 원리는 항체의 항원 특이성을 결정하는 가변 영역의 구조적 상보성과 항원-항체 간의 결합 강도를 나타내는 친화도라는 두 가지 주요 요소에 의해 정교하게 조절된다. 높은 특이성은 항체가 정확한 표적 항원을 오류 없이 인식하고 결합하도록 보장하며, 높은 친화도는 일단 결합이 형성되면 그 결합이 강력하게 유지되어 병원체를 효과적으로 무력화하고 제거하는 데 필수적인 역할을 수행한다.

이러한 특이성과 친화도의 조화로운 작동은 면역계의 놀라운 적응 능력과 효율적인 면역 기억 형성을 가능하게 하며, 현대 의학에서 질병 진단 및 치료의 근간을 이루는 핵심 원리이다. 따라서 항원-항체 반응의 기본적인 원리를 깊이 있게 이해하는 것은 면역학적 지식을 습득하고 이를 실제 임상 현장에서 다양한 질병에 효과적으로 적용하는 데 필수적이며, 항원-항체 반응에 대한 지속적인 연구는 인류의 건강을 증진시키고 다양한 질병을 예방하고 치료하는 데 더욱 중요한 기여를 할 것이다.

5. 항체의 임상적 응용

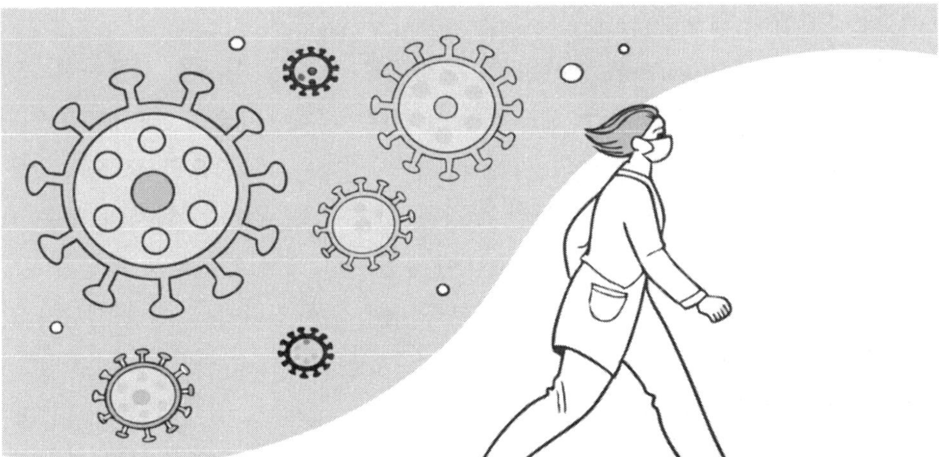

그림 3-6. 친화도와 특이성

항체는 높은 특이성과 친화도를 바탕으로 다양한 병원체나 질병 관련 표적을 정확하게 인식하고 결합할 수 있는 놀라운 능력을 지니고 있으며, 이러한 특성은 현대 의학의 진단 분야와 치료 분야 모두에서 혁신적인 발전을 이끌어왔다. 항체의 독특한 분자적 특징을 활용한 다양한 진단 키트가 개발되어 질병의 조기 진단과 정확한 분류에 기여하고 있으며, 특정 질병 표적에 높은 친화력과 특이성을 갖도록 설계된 치료용 항체는 기존 치료법의 한계를 극복하고 환자 맞춤형 치료의 가능성을 열고 있다. 따라서 항체의 임상적 응용에 대한 깊이 있는 이해는 현대 의학의 발전을 조망하고 미래 의료 기술의 방향성을 예측하는 데 필수적인 요소이다(그림 3-6).

진단 분야에서 항체는 질병의 유무, 원인, 그리고 진행 정도를 정확하게 파악하는 데 매우 중요한 역할을 수행하며, 특히 항원-항체 반응의 높은 특이성을 이용한 다양한 진단 키트가 임상 현장에서 널리 사용되고 있다. ELISA(Enzyme-Linked Immunosorbent Assay)는 항체 기반 진단의 대표적인 방법 중 하나로, 특정 항원이나 항체의 존재 유무 및 그 양을 정량적으로 측정하는 데 활용된다. ELISA는 감염성 질환의 진단, 자가면역 질환의 특정 자가항체 검출, 암 표지자 검사, 그리고 약물 농도 측정 등 다양한 임상 영역에서 필수적인 도구로 자리매김하였다. Western blot은 특정 단백질의 존재 여부뿐만 아니라 그 크기와 변형된 형태까지 확인할 수 있는 강력한 단백질 분석 기술로, HIV 감염과 같은 특정 질병의 확진 검사나 연구실에서 특정 단백질의 발현 양상을 분석하는 데 널리 활용된다.

면역형광법(immunofluorescence)은 형광 물질로 표지된 항체를 사용하여 조직 절편이나 세포 내 특정 단백질 또는 세포 구조를 시각화하는 기술로, 병리학적 진단, 세포 생물학 연구, 그리고 특정 질병의 메커니즘을 이해하는 데 중요한 도구로 활용된다. 특히 최근 팬데믹 상황에서 그 중요성이 부각된 신속 항원 검사는 항체의 높은 특이성을 이용하여 짧은 시간 내에 특정 병원체의 존재를 현장에서 간편하게 확인할 수 있는 진단 방법으로, 코로나19 바이러스 감염 여부를 신속하게 진단하는 데 광범위하게 사용되었다. 이러한 다양한 항체 기반 진단 키트들은 높은 특이도와 민감도를 바탕으로 질병의 조기 진단, 감염 여부 확인, 치료 효과 모니터링, 그리고 질병의 분류 및 예후 예측에 중요한 정보를 제공하며, 궁극적으로 환자 맞춤형 치료 계획 수립에 핵심적인 역할을 수행한다.

치료 분야에서 항체는 특정 질병 표적에 대한 높은 특이성과 친화력을 바탕으로 혁신적인 치료 전략을 제시하며, 특히 모노클로날 항체(monoclonal antibody)는 암, 자가면역 질환, 알레르기 질환, 그리고 다양한 전염병 치료에 널리 사용되는 핵심적인 치료 도구로 자리 잡았다. 모노클로날 항체는 단일 B 림프구 클론에서 유래된 동일한 항원 특이성을 갖는 항체들의 집합체로서, 특정 항원결정기에 대해 매우 높은 특이성과 친화도를 나타내는 것이 특징이다. 예를 들어, 유방암의 특정 유형에서 과발현되는 HER2라는 수용체 단백질을 특이적으로 표적하는 트라스투주맙(trastuzumab)은 암세포의 성장 신호 전달 경로를 차단하고 항체 의존성 세포 매개 세포 독성(ADCC)을 유도하여 유방암 치료에 효과적으로 사용되는 대표적인 모노클로날 항체이다.

B 림프구 표면의 CD20 단백질을 특이적으로 인식하여 B 림프구를 제거하는 리툭시맙(rituximab)은 비호지킨 림프종과 같은 혈액암뿐만 아니라 일부 자가면역 질환 치료에도 활용된다. 최근 암 치료 분야에서 각광받는 면역관문억제제인 펨브롤리주맙(pembrolizumab)은 T 세포 표면의 PD-1이라는 면역관문 단백질에 결합하여 암세포가 발현하는 PD-L1과의 상호작용을 차단함으로써 T 세포의 항암 활성을 회복시켜 암세포를 효과적으로 공격하도록 돕는 혁신적인 치료제이다. 코로나19 팬데믹 상황에서는 코로나19 바이러스의 표면에 있는 스파이크 단백질을 특이적으로 표적하는 다양한 모노클로날 항체가 개발되어 감염 초기 단계에서 바이러스의 숙주 세포 침입을 억제하고, 중증 진행을 막는 데 상당한 효과를 보였다.

모노클로날 항체 외에도 항체를 활용한 다양한 치료 전략들이 개발되고 있으며, 그중 하나가 항체-약물 접합체(Antibody-Drug Conjugate, ADC) 기술이다. ADC는 특정 암세포 표면에 과발현된 항원에 특이적으로 결합하는 항체에 강력한 세포 독성 약물을 화학적으로 연결하여, 항체를 마치 '미사일'처럼 이용하여 약물을 암세포에만 선택적으로 전달함으로써 약물의 전신적인 부작용을 최소화하고 치료 효과를 극대화하는 혁신적인 암 치료 전략이다. 또한, 특정 염증성 사이토카인, 예를 들어 TNF-α를 특이적으로 표적하는 아달리무맙(adalimumab)과 같은 모노클로날 항체는 류마티스 관절염, 크론병 등 다양한 자가면역 질환의 염증 반응을 효과적으로 억제하는 데 널리 사용되고 있다. 이러한 치료용 항체들은 기존의 광범위한 면역 억제제나 화학 요법에 비해 부작용이 적고, 특정 질병 표적에 대한 높은 효능을 나타내며, 환자 개인의 질병 특성에 맞춘 개인 맞춤형 치료로 발전할 수 있는 잠재력을 가지고 있어 미래 의료의 중요한 축을 담당할 것으로 기대된다.

결론적으로, 항체는 높은 특이성과 친화력이라는 고유한 특징을 바탕으로 질병의 진단과 치료 모두에서 혁신적인 임상적 응용 가치를 지니고 있다. 진단 분야에서는 항체의 특이성을 활용하여 다양한 질병 관련 표적을 정확하게 검출함으로써 질병의 조기 진단 및 정확한 분류에 기여하며, 치료 분야에서는 특정 질병 표적에 대한 강력한 결합 능력을 가진 치료용 항체를 개발하여 암, 자가면역 질환, 감염병 등을 효과적으로 관리하고 환자의 삶의 질을 향상시키는 데 중요한 역할을 수행한다. 항체에 대한 지속적인 연구와 기술 개발은 현대 의학의 발전에 끊임없이 중요한 기여를 하고 있으며, 앞으로도 인간 건강을 증진시키고 다양한 질병으로부터 보호하는 데 핵심적인 역할을 수행할 것이다. 따라서 항체의 다양한 임상적 응용 분야를 깊이 있게 이해하는 것은 면역학적 원리를 숙득하고 이를 실제 의료 현장에서 효과적으로 활용하는 데 필수적인 지식 기반을 제공한다.

Chapter 4

보체

Contents

4장. 보체

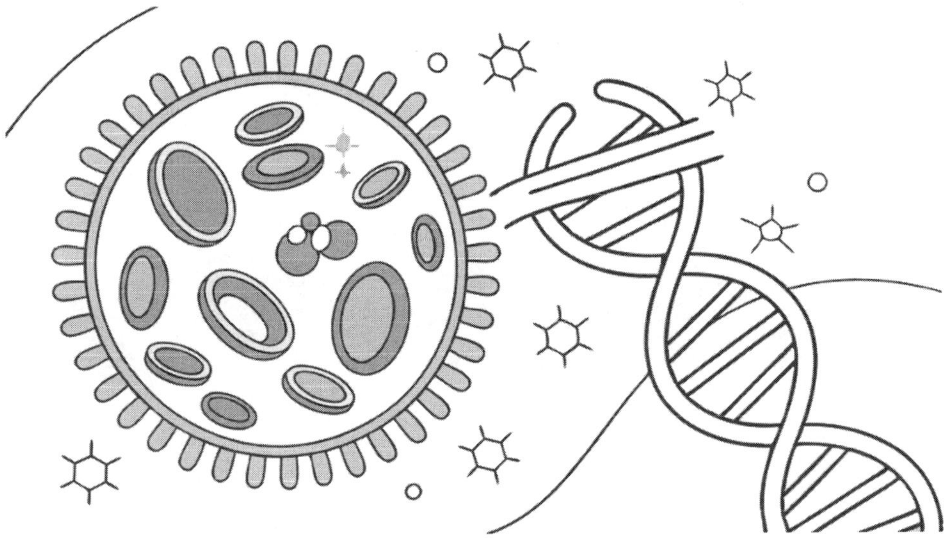

그림 4-1. 보체 시스템

보체 시스템은 선천성 면역의 핵심 요소로, 약 30종 이상의 단백질로 구성되어 병원체를 직접 손상시키거나 면역 반응을 강화한다. 혈청과 조직액에 존재하며, 활성화되면 세포막 공격 복합체(MAC)를 형성하여 병원체를 파괴하거나 염증 반응 및 식작용을 유도한다.

보체는 고전 경로(항원-항체 복합체 인식), 대안 경로(병원체 표면 직접 인식), 렉틴 경로(MBL-당단백질 인식)의 세 가지 경로로 활성화된다. 이들 경로는 C3 전환효소를 생성하고, C3 분해를 통해 C3a와 C3b를 형성하여 공통 경로를 거쳐 MAC을 형성한다.

보체는 병원체 제거 외에도 면역 반응을 조절한다. C3a와 C5a는 염증 반응을 유도하고 면역세포를 활성화하는 아나필라톡신으로 작용하며, C3b는 식세포의 식작용을 촉진한다.

임상적으로 보체 이상은 자가면역 질환이나 알레르기 반응과 관련될 수 있으며, 보체 결핍은 감염 위험을 증가시키는 면역 결핍을 유발할 수 있다. 보체 연구는 질병 진단 및 치료법 개발에 중요하며, 보체 억제제나 활성화 물질은 치료에 활용될 잠재력을 가진다. 보체 시스템은 면역학적 이해와 임상 응용 모두에서 중요한 위치를 차지한다.

1. 보체 시스템의 개요

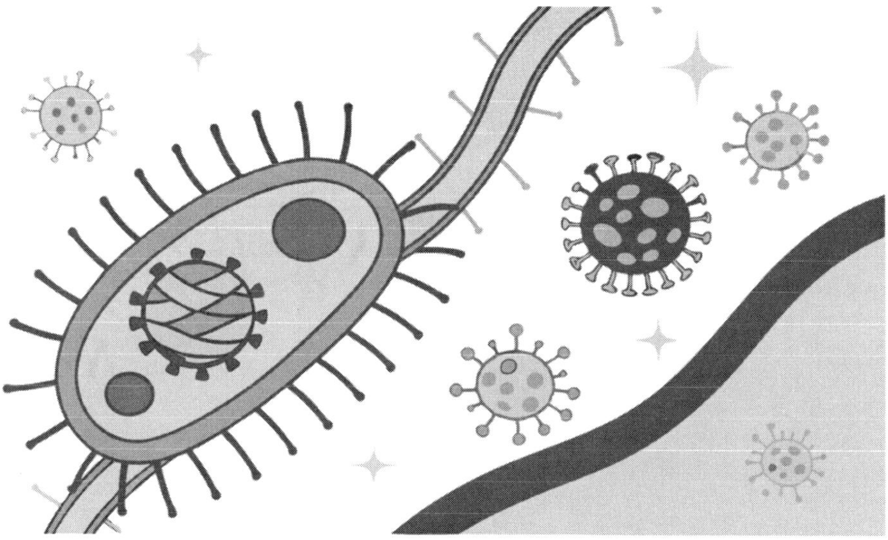

그림 4-2. 보체 단백질의 역할과 경로별 활성화 메커니즘

보체 시스템(complement system)은 우리 몸의 선천성 면역 체계에서 중추적인 역할을 담당하는 복잡하고 역동적인 단백질 네트워크로서, 외부에서 침입하는 다양한 병원체에 대한 신속하고 효과적인 방어 작용을 수행하는 데 필수적인 요소이다. 혈청과 조직액 내에 평상시에는 비활성 상태로 존재하는 약 30여 종 이상의 다양한 단백질로 구성된 보체 시스템은 병원체 감염, 조직 손상, 또는 항원-항체 복합체 형성 등의 다양한 면역학적 신호에 의해 신속하게 활성화되어 일련의 연쇄적인 효소 반응을 개시한다 (그림 4-2).

이러한 활성화 과정은 병원체를 직접적으로 파괴하는 세포막 공격 복합체(Membrane Attack Complex, MAC)의 형성을 유도할 뿐만 아니라, 염증 반응을 증폭시키고 식세포의 식작용을 촉진하며, 면역 세포 간의 상호작용을 조절하는 등 다면적인 방식으로 숙주 방어에 기여한다. 따라서 보체 시스템의 작동 메커니즘과 그 광범위한 임상적 의미를 심층적으로 이해하는 것은 면역학의 기본 원리를 확립하는 데 필수적이며, 감염병의 병태생리, 자가면역 질환의 발병 기전, 암 면역학, 그리고 다양한 염증성 질환의 이해 및 치료 전략 개발에 걸쳐 심오한 통찰력을 제공한다.

보체 시스템의 활성화는 병원체를 인식하고 반응을 개시하는 초기 단계에 따라 고전 경로(classical pathway), 대안 경로(alternative pathway), 그리고 렉틴 경로(lectin pathway)의 세 가지 주요 경로로 구분된다. 흥미롭게도 이 세 가지 활성화 경로는 서로 다른 유도 기전을 가지지만, C3 전환효소라는 핵심 효소 복합체의 형성을 공통적인 중간 단계로 거쳐 최종적으로 세포막 공격 복합체(MAC)를 형성하고 다양한 생리 활성 물질을 생성하는 동일한 최종 결과를 도출한다.

고전 경로는 주로 후천성 면역 반응과 긴밀하게 연계되어 작동하며, 특정 항원에 특이적인 항체(주로 IgG 또는 IgM)가 병원체 표면에 결합하여 형성된 항원-항체 복합체가 보체 시스템의 첫 번째 성분인 C1 복합체(C1q, C1r, C1s) 중 C1q의 구형 머리 부분에 결합함으로써 개시된다. C1q에 항원-항체 복합체가 결합하면 C1r과 C1s라는 두 종류의 세린 프로테아제가 순차적으로 활성화된다. 활성화된 C1s는 C4 단백질을 C4a와 C4b로 절단하고, C2 단백질을 C2a와 C2b로 절단한다. C4b는 병원체 표면에 공유결합하며, C2a는 C4b에 결합하여 C3 전환효소(C4b2a)라는 효소 복합체를 형성한다. C3 전환효소는 보체의 핵심 단백질인 C3를 강력한 염증 유발 물질인 아나필라톡신 C3a와 병원체 표면에 부착하여 옵소닌 역할을 수행하는 C3b로 분해함으로써 보체 활성화의 주요 단계를 진행시킨다.

대안 경로는 항원-항체 복합체의 존재 없이 병원체 표면의 특정 미생물 특이적 분자 패턴(Microbe-Associated Molecular Patterns, MAMPs) 또는 손상 관련 분자 패턴(Damage-Associated Molecular Patterns, DAMPs)을 직접 인식하여 자발적으로 활성화되는 선천성 면역의 중요한 초기 방어 메커니즘이다. 이 경로는 혈장 내에 항상 낮은 농도로 존재하는 C3 단백질이 자연적으로 느린 속도로 가수분해되어 생성되는 C3(H_2O) 또는 iC3라는 활성화된 형태의 C3 분자가 병원체 표면에 결합하는 것으로 시작된다. 결합된 iC3는 혈장 단백질인 Factor B와 결합하고, Factor D라는 세린 프로테아제에 의해 Factor B가 Bb 활성 단편으로 절단되어 iC3Bb라는 초기 C3 전환효소를 형성한다. 이 초기 C3 전환효소는 더 많은 C3를 C3a와 C3b로 분해하여 C3b를 병원체 표면에 축적시키고, C3b는 Factor B와 결합하여 C3bBb라는 안정적인 대안 경로 C3 전환효소를 형성한다. Properdin이라는 혈장 단백질은 C3bBb 복합체에 결합하여 이를 안정화시키고 보체 활성화 반응을 더욱 증폭시키는 역할을 수행한다.

렉틴 경로는 MBL(mannose-binding lectin)이나 ficolin과 같은 칼슘 의존성 렉틴 단백질이 병원체 표면의 특정 탄수화물 구조, 특히 세균, 바이러스, 곰팡이 등의 표면에 풍부하게 존재하는 만노즈 잔기와 N-아세틸글루코사민 잔기를 인식하여 결합함으로써 개시되는 선천성 면역 반응 경로이다. MBL 또는 ficolin이 병원체 표면에 결합하면, MBL 또는 ficolin과 복합체를 형성하고 있는 MASP(MBL-associated serine protease)-1과 MASP-2라는 세린 프로테아제가 활성화된다. 활성화된 MASP-2는 고전 경로와 유사하게 C4 단백질을 C4a와 C4b로 절단하고, C2 단백질을 C2a와 C2b로 절단하여 C3 전환효소(C4b2a)를 형성한다. 이렇게 형성된 C3 전환효소는 C3를 C3a와 C3b로 분해함으로써 이후의 공통 경로를 활성화시킨다.

세 가지 활성화 경로를 통해 생성된 C3b는 보체 활성화의 최종 단계인 공통 경로를 개시하는 핵심 분자이다. C3b는 C5 전환효소를 형성하여 C5 단백질을 강력한 염증 유발 물질인 아나필라톡신 C5a와 세포 파괴 기능을 담당하는 C5b로 절단한다. C5b는 C6, C7, C8, 그리고 여러 개의 C9 분자들과 순차적으로 결합하여 최종적으로 세포막 공격 복합체(MAC)라는 거대 분자 구조체를 형성한다. MAC은 병원체의 세포막 또는 외피의 지질 이중층에 삽입되어 소수성 채널을 형성하고, 이는 세포막의 투과성을 증가시켜 세포 내외의 이온 및 수분 균형을 파괴하여 세포 용해를 유도하고 궁극적으로 병원체를 사멸시킨다.

한편, C3a와 C5a는 강력한 아나필라톡신으로 작용하여 비만 세포와 호염기구의 탈과립을 유도하여 히스타민과 같은 염증 매개 물질의 방출을 촉진하고, 혈관 확장 및 혈관 투과성 증가를 유발하며, 백혈구의 화학 주성을 유도하여 감염 부위로 면역 세포를 유인하는 등 급성 염증 반응에 중요한 역할을 수행한다. 또한, C3b는 병원체 표면에 부착되어 식세포 표면의 CR1, CR3, CR4와 같은 보체 수용체와 결합함으로써 식세포가 병원체를 더욱 효율적으로 인식하고 탐식하는 식작용(phagocytosis)을 촉진하는 옵소닌으로 작용하여 병원체 제거에 기여한다.

임상적으로 보체 시스템의 기능 이상은 다양한 질환의 발병 및 진행에 중요한 영향을 미친다. 예를 들어, 보체 조절 단백질의 결핍이나 이상으로 인한 보체 시스템의 과도한 활성화는 자가항원에 대한 비정상적인 면역 반응을 유발하여 전신성 홍반성 낭창(SLE),

류마티스 관절염, 신장 질환 등 다양한 자가면역 질환의 발병 및 조직 손상을 초래할 수 있으며, 혈관 부종과 같은 심각한 알레르기 반응을 유발하는 원인이 되기도 한다. 반대로, 특정 보체 성분의 유전적 결핍은 면역 결핍 상태를 유발하여 특히 피막을 가진 세균(예: 수막구균, 폐렴구균)에 대한 감수성을 현저히 증가시키고 반복적인 심각한 감염의 위험을 높일 수 있다.

따라서 보체 시스템의 활성화 및 조절 메커니즘에 대한 심층적인 연구는 다양한 질병의 진단 바이오마커 개발 및 새로운 치료 전략 개발에 중요한 의미를 가진다. 예를 들어, 보체 활성화를 특정 단계에서 억제하는 보체 억제제는 과도한 염증 반응을 조절하고 자가면역 질환, 이식 거부 반응, 패혈증 등의 치료에 활용될 수 있으며, 특정 보체 성분을 활성화하거나 보체 매개 병원체 제거 기능을 강화하는 물질은 감염병 치료에 새로운 가능성을 제시할 수 있다. 결론적으로, 보체 시스템은 선천성 면역의 핵심적인 방어 메커니즘으로서 병원체 제거, 염증 반응 조절, 그리고 면역 세포 기능 증진 등 다면적인 역할을 수행하며, 면역학적 이해와 임상 응용 모두에서 핵심적인 위치를 차지하며 인간의 건강을 유지하는 데 필수적인 시스템이다.

2. 고전 경로(Classical Pathway)

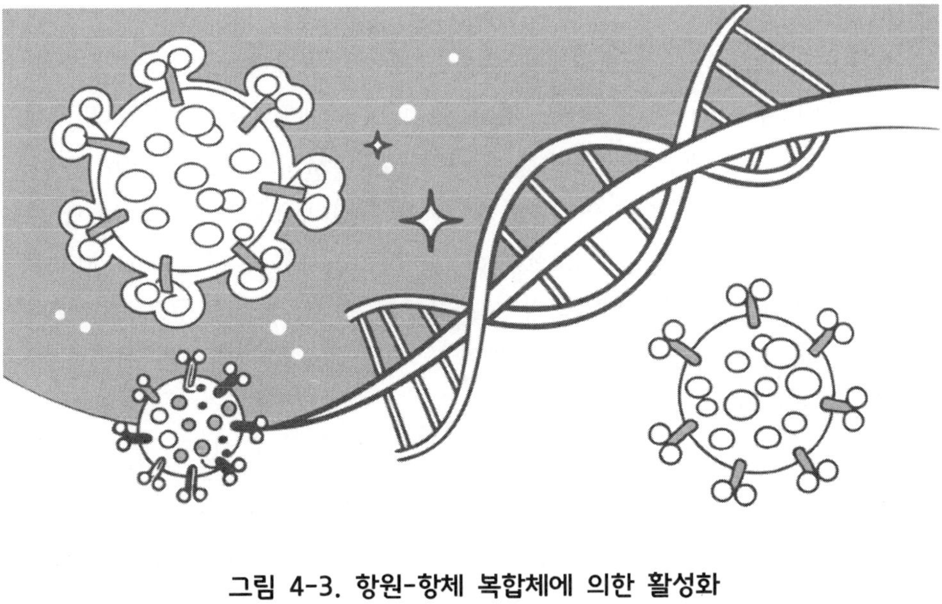

그림 4-3. 항원-항체 복합체에 의한 활성화

보체 시스템의 세 가지 주요 활성화 경로 중 하나인 렉틴 경로(lectin pathway)는 항원-항체 복합체에 의존하는 고전 경로와는 달리, 혈장 내에 존재하는 특정 당 결합 단백질(렉틴)이 병원체 표면에 특징적으로 발현되는 특정 탄수화물 구조를 인식하고 결합함으로써 활성화되는 독특한 메커니즘을 특징으로 한다. 이러한 당 패턴 인식 메커니즘은 렉틴 경로가 선천성 면역의 중요한 초기 방어선 역할을 수행하도록 하며, 특히 세균, 바이러스, 곰팡이와 같은 다양한 병원체에 대한 신속한 반응을 유도하여 감염 확산을 억제하고 후천성 면역 반응이 효과적으로 작동할 수 있는 시간적 여유를 제공한다(그림 4-3).

렉틴 경로는 고전 경로와 유사한 하위 단계들을 공유하며, 최종적으로 병원체 파괴 및 염증 유발과 같은 중요한 면역학적 결과를 초래한다. 따라서 렉틴 경로의 작동 원리와 그 임상적 중요성을 심층적으로 이해하는 것은 선천성 면역의 핵심 원리를 파악하는 데 필수적이며, 감염병의 초기 방어 메커니즘, 특정 감염에 대한 감수성, 그리고 보체 시스템 관련 질환의 이해 및 치료 전략 개발에 중요한 통찰력을 제공한다.

렉틴 경로의 활성화는 혈장 내에 존재하는 주요 당 결합 단백질인 MBL(mannose-binding lectin)과 ficolin이 병원체 표면에 특징적으로 발현되는 특정 탄수화물 잔기에 결합함으로써 개시된다. MBL은 C형 렉틴 패밀리에 속하는 단백질로서, 세균, 바이러스, 곰팡이, 기생충 등 다양한 병원체 표면에 풍부하게 존재하는 만노즈(mannose), 푸코즈(fucose), N-아세틸글루코사민(GlcNAc)과 같은 특정 당 잔기에 높은 친화력을 가지고 결합한다. Ficolin은 피브리노겐 유사 도메인을 함유하는 렉틴 패밀리에 속하는 단백질로서, MBL과는 다른 당 구조, 예를 들어 N-아세틸글루코사민과 리포테이코산(lipoteichoic acid)에 결합하는 것으로 알려져 있다. MBL 또는 ficolin 분자가 병원체 표면에 있는 해당 당 구조에 여러 개 결합하게 되면, MBL 또는 ficolin과 복합체를 형성하고 있는 MASP(MBL-associated serine protease)-1, MASP-2, MASP-3라는 세린 프로테아제들이 활성화된다. 특히 MASP-2는 렉틴 경로의 주요 효소로서, 고전 경로의 C1s와 유사한 기능을 수행하여 하위 단계의 보체 단백질들을 절단하고 활성화시키는 역할을 담당한다.

활성화된 MASP-2는 고전 경로와 마찬가지로 C4 단백질을 작은 C4a 단편과 더 큰 C4b 단편으로 분해한다. C4b는 불안정한 활성 부위를 가지고 있어 병원체 표면의 아미노기나 하이드록실기에 공유 결합하며, 이는 렉틴 경로의 활성화가 MBL 또는 ficolin이 결합한 특정 병원체 표면에서 국소적으로 진행되도록 하는 중요한 메커니즘이다. C4a는 C3a 및 C5a와 마찬가지로 강력한 아나필라톡신으로 작용하여 염증 반응을 유도하고 혈관 투과성을 증가시키는 역할을 수행한다. C4b가 병원체 표면에 부착되면, 혈장 내에 존재하는 C2 단백질이 C4b에 결합한다.

C4b에 결합한 C2는 활성화된 MASP-2에 의해 다시 C2a와 C2b라는 두 개의 단편으로 절단된다. C2a는 C4b와 안정적인 복합체를 형성하여 렉틴 경로의 핵심 효소인 C3 전환효소(C4b2a)를 구성하며, C2b는 아직 명확하게 밝혀진 기능은 없지만 염증 반응에 미미하게 기여할 수 있는 것으로 알려져 있다. C3 전환효소(C4b2a)는 보체 시스템의 중심적인 역할을 담당하는 C3 단백질을 C3a와 C3b로 절단하며, 이는 보체 활성화의 주요 단계를 진행시킨다.

생성된 C3b는 병원체 표면에 더욱 많이 부착되어 이후의 보체 활성화를 증폭시키는 역할을 수행하며, 식세포 표면의 보체 수용체(예: CR1)와 결합하여 병원체에 대한 식작용(phagocytosis)을 촉진하는 옵소닌(opsonin)으로 작용한다. 한편, C3a는 강력한 아나필라톡신으로서 비만 세포와 호염기구의 탈과립을 유도하여 히스타민과 같은 염증 매개 물질의 방출을 촉진하고, 혈관 확장 및 혈관 투과성 증가를 유발하며, 백혈구의 화학 주성을 유도하여 감염 부위로 면역 세포를 유인하는 등 급성 염증 반응에 중요한 역할을 수행한다.

C3 전환효소(C4b2a)에 의해 생성된 C3b는 고전 경로와 대안 경로, 렉틴 경로가 수렴하는 공통 경로(common pathway)의 시작을 알리는 중요한 분자이다. 병원체 표면에 부착된 C3b는 C5 전환효소를 형성하는 데 필수적인 구성 요소로 작용한다. 렉틴 경로에서 C3b는 이미 병원체 표면에 결합된 C4b2a 복합체에 다시 결합하여 C4b2a3b라는 C5 전환효소 복합체를 형성한다. C5 전환효소는 보체의 최종 Effector 기능을 수행하는 C5 단백질을 강력한 염증 유발 물질인 아나필라톡신 C5a와 세포 용해 활성을 갖는 C5b로 절단한다.

C5b는 C6, C7, C8, 그리고 여러 개의 C9 분자들과 순차적으로 결합하여 최종적으로 세포막 공격 복합체(MAC)라는 거대 분자 구조체를 형성한다. MAC은 병원체의 세포막 지질 이중층에 삽입되어 소수성 채널을 형성하고, 이는 세포막의 투과성을 급격하게 증가시켜 세포 내외의 이온 및 수분 균형을 파괴하여 세포 용해를 유도하고 궁극적으로 병원체를 사멸시킨다. 한편, C5a는 C3a와 마찬가지로 강력한 아나필라톡신으로서 염증 매개 물질의 방출을 유도하고, 백혈구의 화학 주성을 유도하여 감염 부위로 면역 세포를 유인하는 역할을 수행하며, C3a보다 더 강력한 염증 유발 활성을 나타내는 것으로 알려져 있다.

렉틴 경로는 항체 의존적인 활성화 메커니즘을 가지는 고전 경로와는 달리, 병원체 표면의 특정 당 구조를 직접 인식하여 활성화되므로 감염 초기 단계에서, 즉 특이적인 항체가 아직 충분히 생성되지 않은 시점에서도 신속하게 작동하여 숙주를 보호하는 데 매우 중요한 역할을 수행한다. 특히, 신생아의 경우 후천성 면역 시스템이 아직 완전히 발달하지 않았기 때문에 렉틴 경로는 초기 감염 방어에 중요한 역할을 담당한다. 또한, 렉틴 경로는 일부 바이러스나 진균 감염에 대한 초기 방어에도 중요한 역할을 수행하는 것으로 알려져 있다.

임상적으로 렉틴 경로의 구성 요소에 유전적 다형성이나 결핍이 발생할 경우 다양한 질환에 대한 감수성에 영향을 미칠 수 있다. 예를 들어, MBL 유전자의 다형성은 혈중 MBL 농도에 큰 변이를 유발하며, 낮은 MBL 농도를 가진 개인은 수막구균 감염과 같은 특정 감염에 대한 감수성이 증가하는 것으로 보고되었다. 또한, MBL 결핍은 자가면역 질환의 발병 위험 증가와도 관련이 있다는 연구 결과도 있다. 따라서 렉틴 경로의 활성화 및 조절 메커니즘에 대한 심층적인 이해는 특정 감염에 대한 개인의 감수성을 예측하고, 보체 시스템 관련 질환의 진단 및 치료 전략을 개발하는 데 중요한 정보를 제공할 수 있다.

렉틴 경로의 특정 단계를 억제하는 보체 억제제 개발은 과도한 보체 활성화로 인한 조직 손상을 줄이고 염증성 질환을 치료하는 데 유망한 접근 방식으로 연구되고 있으며, 반대로 특정 상황에서는 렉틴 경로의 활성화를 촉진하여 병원체 제거 효율을 높이는 전략 또한 연구되고 있다. 결론적으로, 렉틴 경로는 당 패턴 인식을 통해 항체 독립적으로 작동하는 선천성 면역의 핵심적인 방어 메커니즘으로서 다양한 병원체에 대한 신속한 초기 방어를 제공하며, 그 이해는 면역학적 원리를 습득하고 이를 실제 임상 현장에서 다양한 질병의 진단 및 치료에 효과적으로 활용하는 데 필수적이다.

3. 대안 경로(Alternative Pathway)

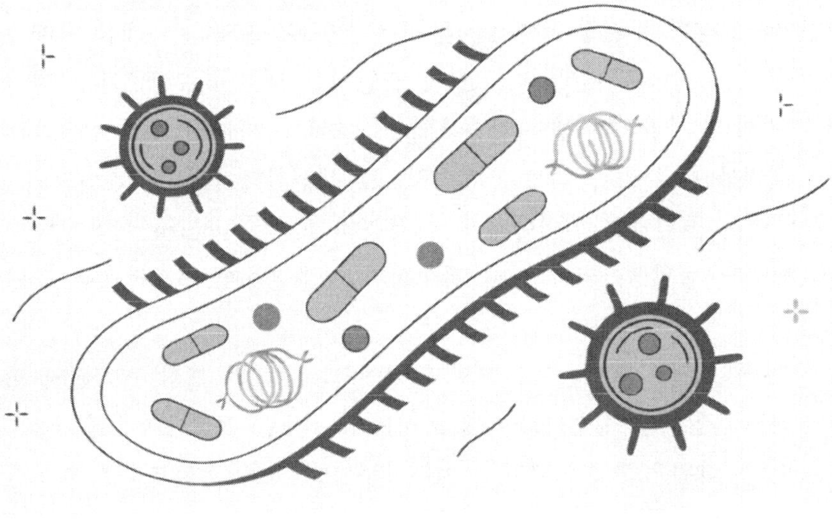

그림 4-4. 병원체 표면에서의 직접적인 활성화

보체 시스템의 세 가지 주요 활성화 경로 중 하나인 대안 경로(alternative pathway)는 후천성 면역 반응의 산물인 항원-항체 복합체의 인식에 의존하는 고전 경로 및 렉틴 경로와는 근본적으로 다른 방식으로 활성화되는 독특한 메커니즘을 특징으로 한다(그림 4-4).

대안 경로는 외부 침입자인 병원체 표면의 특정한 미생물 특이적 분자 패턴(Microbe-Associated Molecular Patterns, MAMPs) 또는 손상된 자가 세포에서 유래하는 손상 관련 분자 패턴(Damage-Associated Molecular Patterns, DAMPs)과 같은 비자기(non-self) 또는 위험 신호를 직접적으로 감지하여 활성화된다. 이러한 항체 독립적인 활성화 방식은 대안 경로가 감염 초기 단계에서, 즉 특이적인 항체가 아직 충분히 생성되지 않은 시점에서도 신속하게 작동하여 침입한 병원체의 확산을 억제하고 숙주 방어의 최전선 역할을 수행하도록 한다.

더욱이, 대안 경로는 정상적인 자가 세포 표면에서는 활성화가 엄격하게 조절되는 정교한 균형을 유지함으로써 불필요한 자가 손상을 방지하는 중요한 특징을 지니고 있어, 효율적인 병원체 제거와 자가 관용 유지라는 두 가지 중요한 면역학적 목표를 동시에 달성하는 데 기여한다. 따라서 대안 경로의 작동 원리와 그 광범위한 임상적 의미를 심층적으로 이해하는 것은 선천성 면역의 핵심 원리를 파악하는 데 필수적이며, 감염병의 초기 방어 메커니즘, 자가면역 질환의 발병 기전, 그리고 다양한 보체 시스템 관련 질환의 진단 및 치료 전략 개발에 중요한 통찰력을 제공한다.

대안 경로의 활성화는 혈장 내에 항상 낮은 농도로 존재하는 핵심 보체 성분인 C3 단백질의 독특한 특징에서 비롯된다. C3는 불안정한 내부 티오에스테르 결합을 가지고 있어, 물 분자와의 자발적인 반응(가수분해)을 통해 C3(H_2O) 또는 iC3라는 활성화된 형태의 C3 분자를 매우 느린 속도로 지속적으로 생성한다. 이러한 자연적인 C3 가수분해는 혈장 내에서 끊임없이 일어나지만, 대부분의 iC3는 Factor H와 같은 조절 단백질에 의해 빠르게 불활성화되어 보체 활성화가 무분별하게 전신적으로 확산되는 것을 방지한다.

그러나 병원체 표면과 같이 특정 미세 환경에서는 iC3가 혈장 단백질인 Factor B와 결합하여 iC3B 복합체를 형성하고, Factor D라는 세린 프로테아제에 의해 Factor B가 Bb라는 활성 단편으로 절단되어 iC3Bb라는 초기 C3 전환효소를 형성한다. 이 초기 C3 전환효소는 주변의 더 많은 C3 분자를 C3a와 C3b로 분해하여 활성화된 C3b 분자를 병원체 표면에 축적시키고, 이렇게 병원체 표면에 부착된 C3b는 다시 Factor B와 결합하여 C3bB 복합체를 형성한 후 Factor D에 의해 Bb로 절단되어 C3bBb라는 안정적인 대안 경로 C3 전환효소를 형성한다. Properdin이라는 혈장 단백질은 C3bBb 복합체에 결합하여 이를 안정화시키고 효소의 활성 지속 시간을 연장함으로써 보체 활성화 반응을 국소적으로 효율적으로 증폭시키는 중요한 역할을 수행한다.

대안 경로의 핵심 효소인 C3 전환효소(C3bBb)에 의해 생성된 C3b 분자는 고전 경로 및 렉틴 경로와 마찬가지로 보체 활성화의 최종 단계인 공통 경로를 활성화하는 데 필수적인 역할을 수행한다. 병원체 표면에 다량으로 부착된 C3b 분자는 C5 전환효소를 형성하는 데 필요한 주요 구성 요소로 작용한다. 대안 경로에서 C3b는 이미 병원체 표면에 결합된 C3bBb 복합체에 다시 결합하여 C3bBbC3b라는 C5 전환효소 복합체를 형성한다.

이 C5 전환효소는 보체의 최종 Effector 기능을 수행하는 C5 단백질을 강력한 염증 유발 물질인 아나필라톡신 C5a와 세포 용해 활성을 갖는 C5b로 절단한다. 생성된 C5b 분자는 C6, C7, C8, 그리고 여러 개의 C9 분자들과 순차적으로 결합하여 최종적으로 세포막 공격 복합체(Membrane Attack Complex, MAC)라는 거대 분자 구조체를 형성한다.

MAC은 병원체의 세포막 지질 이중층에 삽입되어 소수성 채널을 형성하고, 이는 세포막의 투과성을 급격하게 증가시켜 세포 내외의 이온 및 수분 균형을 파괴하여 세포 용해를 유도하고 궁극적으로 병원체를 사멸시킨다. 한편, C3a와 C5a는 강력한 아나필라톡신으로서 비만 세포와 호염기구의 표면에 있는 특정 수용체에 결합하여 이들 세포의 탈과립을 유도하고 히스타민과 같은 다양한 염증 매개 물질의 방출을 촉진하며, 혈관 확장 및 혈관 투과성 증가를 유발하고, 백혈구의 화학 주성을 유도하여 감염 부위로 면역 세포를 유인하는 등 급성 염증 반응에 중요한 역할을 수행한다. 또한, 병원체 표면에 다량으로 부착된 C3b 분자는 식세포 표면에 발현된 CR1, CR3 (Mac-1), CR4와 같은 보체 수용체와 결합함으로써 식세포가 병원체를 더욱 효과적으로 인식하고 탐식하는 식작용(phagocytosis)을 촉진하는 옵소닌으로 작용하여 병원체 제거에 중요한 기여를 한다.

대안 경로는 항체 의존적인 활성화 메커니즘을 가지는 고전 경로 및 렉틴 경로와는 달리, 병원체 표면의 특정 구조를 직접 인식하여 활성화되므로 감염 초기 단계에서, 즉 특이적인 항체가 아직 충분히 생성되지 않은 시점에서도 신속하게 작동하여 숙주를 보호하는 데 매우 중요한 역할을 수행한다. 특히, 새로운 병원체에 감염되었을 경우 특이적인 항체가 생성되기까지는 수일에서 수주가 소요되므로, 이 초기 방어 단계에서 대안 경로는 침입한 병원체의 확산을 억제하고 다른 면역 반응이 작동할 시간을 벌어주는 핵심적인 역할을 담당한다. 또한, 대안 경로는 손상된 자가 세포나 종양 세포의 특정 표면 변화, 예를 들어 보호막 단백질의 소실 등을 인식하여 활성화될 수 있으며, 이를 통해 비정상적인 세포를 제거하고 면역 항상성을 유지하는 데에도 기여할 수 있다.

임상적으로 대안 경로의 구성 요소에 유전적 결핍이 발생하거나, 활성 조절에 이상이 생길 경우 다양한 질환과 관련될 수 있다. 예를 들어, 대안 경로의 활성화를 음성적으로 조절하는 주요 조절 단백질인 Factor H나 Factor I의 기능 이상은 보체 활성화의 억제 부족으로 이어져 신장, 혈액, 눈 등 다양한 장기에서 비정상적인 보체 활성화를 유발하고, 이는 비정형 용혈성 요독 증후군(atypical Hemolytic Uremic Syndrome, aHUS)이나 연령 관련 황반 변성(Age-related Macular Degeneration, AMD)과 같은 심각한 질환의 발병 및 진행에 중요한 역할을 하는 것으로 알려져 있다.

반대로, 특정 대안 경로 성분의 결핍, 예를 들어 Factor B나 Properdin 결핍은 보체 활성화가 제대로 이루어지지 않아 수막구균 감염과 같은 특정 세균 감염에 대한 감수성을 증가시킬 수 있다. 따라서 대안 경로의 활성화 및 조절 메커니즘에 대한 심층적인 이해는 이러한 질환의 발병 기전을 밝히고, 새로운 진단 및 치료 전략을 개발하는 데 필수적인 토대를 제공한다. 대안 경로의 특정 단계를 선택적으로 억제하는 보체 억제제 개발은 비정상적인 대안 경로 활성화로 인한 다양한 질환의 치료에 유망한 접근 방식으로 활발히 연구되고 있으며, 반대로 특정 상황에서는 대안 경로의 활성화를 촉진하여 감염된 세포나 암세포를 효과적으로 제거하는 전략 또한 연구되고 있다.

결론적으로, 대안 경로는 항체 독립적으로 작동하는 선천성 면역의 핵심적인 방어 메커니즘으로서 감염 초기 단계에서 신속하게 병원체를 인식하고 제거하며, 염증 반응 조절 및 비정상 세포 제거에도 기여하는 다재다능한 면역 방어 시스템이며, 그 이해는 면역학적 원리를 습득하고 이를 실제 임상 현장에서 다양한 질병의 진단 및 치료에 효과적으로 활용하는 데 필수적이다.

4. 렉틴 경로(Lectin Pathway)

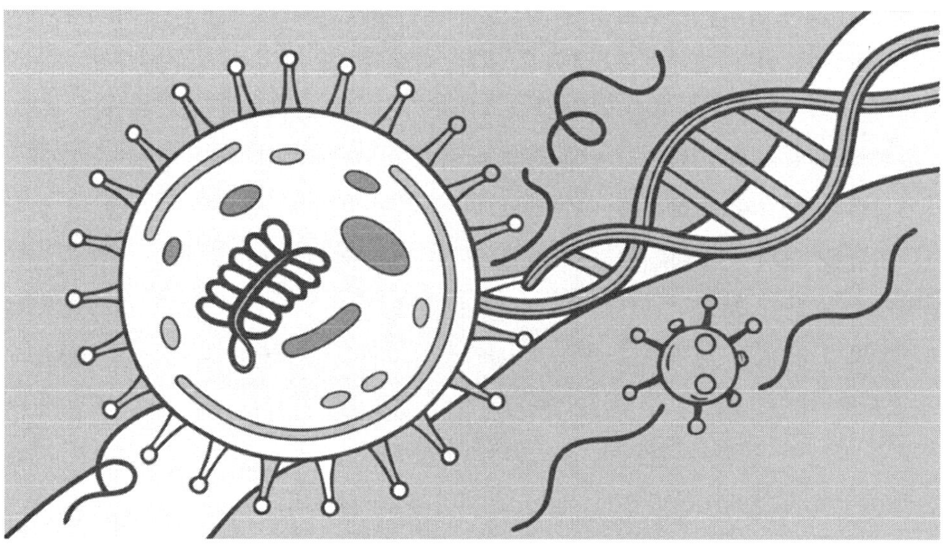

그림 4-5. 패턴 인식 수용체(MBL)

보체 시스템의 세 가지 주요 활성화 경로인 고전 경로, 대안 경로, 그리고 렉틴 경로는 각각 고유한 인식 메커니즘을 통해 활성화되지만, 궁극적으로 동일한 최종 Effector 메커니즘을 공유하는 공통 경로(common pathway)로 수렴하여 병원체를 직접적으로 파괴하고 강력한 염증 반응을 유도함으로써 숙주 방어의 핵심적인 역할을 수행한다(그림 4-5).

공통 경로는 C3 전환효소에 의해 생성된 C3b 분자가 C5 전환효소를 형성하고, 이

효소에 의해 C5가 절단되어 생성된 C5b가 C6, C7, C8, 그리고 다수의 C9 분자들과 순차적으로 결합하여 세포막 공격 복합체(Membrane Attack Complex, MAC)라는 거대 분자 구조체를 형성하는 일련의 단백질-단백질 상호작용을 특징으로 한다.

또한, C5 절단 시 생성되는 C5a는 강력한 아나필라톡신으로서 염증 반응을 더욱 증폭시키고 면역 세포의 활성화를 유도하는 중요한 역할을 수행한다. 따라서 보체 시스템의 공통 경로의 작동 메커니즘과 그 임상적 중요성을 심층적으로 이해하는 것은 면역학의 핵심 원리를 파악하는 데 필수적이며, 감염병의 병태생리, 자가면역 질환 및 염증성 질환의 발병 기전, 그리고 보체 시스템 관련 질환의 진단 및 치료 전략 개발에 중요한 통찰력을 제공한다.

공통 경로의 시작은 C3 전환효소에 의해 생성된 C3b 분자가 C5 전환효소를 형성하는 단계부터이다. 고전 경로에서는 C4b2a가 C3 전환효소로 작용하며, 이 효소 복합체에 C3b 분자가 결합하면 C4b2a3b 형태의 C5 전환효소가 형성된다. 대안 경로에서는 C3bBb가 C3 전환효소로 작용하며, 이 효소 복합체에 C3b 분자가 결합하면 C3bBbC3b 형태의 C5 전환효소가 형성된다. 렉틴 경로 역시 C4b2a를 C3 전환효소로 사용하며, C3b 결합을 통해 C4b2a3b 형태의 C5 전환효소를 형성한다. 이처럼 세 가지 활성화 경로는 서로 다른 C3 전환효소를 사용하지만, C3b 분자가 추가적으로 결합하여 C5 전환효소를 형성한다는 공통적인 특징을 가진다.

형성된 C5 전환효소는 보체의 최종 Effector 기능을 수행하는 C5 단백질을 작은 C5a 단편과 더 큰 C5b 단편으로 절단한다. C5a는 C3a와 함께 강력한 아나필라톡신으로 작용하여 비만 세포와 호염기구의 탈과립을 유도하여 히스타민과 같은 다양한 염증 매개 물질의 방출을 촉진하고, 혈관 확장 및 혈관 투과성 증가를 유발하며, 백혈구의 화학 주성을 유도하여 감염 부위로 면역 세포를 유인하는 등 급성 염증 반응에 중요한 역할을 수행한다. 특히 C5a는 C3a보다 더 강력한 염증 유발 활성을 나타내는 것으로 알려져 있으며, 호중구와 대식세포의 활성화를 직접적으로 유도하여 식작용 및 산화적 살균 작용을 증진시키는 기능도 가지고 있다.

C5 전환효소에 의해 생성된 C5b 분자는 세포 용해 활성을 나타내는 세포막 공격 복합체(MAC)의 형성을 개시하는 핵심적인 역할을 수행한다. C5b는 불안정한 구조를 가지고 있어 즉시 혈장 단백질인 C6와 결합하여 C5bC6 복합체를 형성한다. 이 복합체는 다시 C7 단백질과 결합하여 C5bC6C7 복합체를 형성하며, 이 복합체는 소수성 부위를 노출시켜 병원체의 지질 이중층에 삽입될 수 있는 능력을 획득한다. 그러나 아직까지는 세포막에 안정적으로 삽입되어 기능적인 채널을 형성하기에는 불충분하다.

이후 C8 단백질이 C5bC6C7 복합체에 결합하면 C5bC6C7C8 복합체를 형성하며, C8은 세포막에 더 깊숙이 삽입되어 작은 구멍을 형성하기 시작한다. 마지막으로, C9 단백질이 다량으로 중합화되어 C5bC6C7C8 복합체에 결합하면 C5bC6C7C8(C9)n 형태의 완성된 MAC이 형성된다. MAC은 병원체의 세포막에 지름 약 10 nm의 큰 구멍을 형성하고, 이는 세포막의 투과성을 급격하게 증가시켜 세포 내외의 이온 및 수분 균형을 파괴하고 세포 내용물을 누출시켜 궁극적으로 병원체를 용해시켜 사멸시킨다. MAC의 형성 메커니즘은 그람 음성 세균과 같이 외막을 가진 병원체에 특히 효과적인 직접적인 살균 작용을 제공한다.

공통 경로는 보체 시스템 활성화의 최종 단계로서 병원체를 직접적으로 제거하는 가장 강력한 Effector 메커니즘을 제공할 뿐만 아니라, C3a와 C5a라는 강력한 염증 매개 물질을 생성하여 염증 반응을 증폭시키고 다른 면역 세포들의 기능을 활성화시키는 중요한 역할을 수행한다. 이러한 염증 반응은 감염 부위로 더 많은 면역 세포를 유인하고 활성화시켜 병원체 제거 효율을 높이는 데 기여하지만, 과도하게 조절되지 않을 경우 숙주 조직 손상을 유발할 수도 있다.

따라서 보체 시스템의 활성화는 엄격한 조절 메커니즘에 의해 제어되어야 하며, 공통 경로 역시 다양한 조절 단백질에 의해 그 활성이 정밀하게 조절된다. 예를 들어, 혈장 내의 S 단백질(비트로넥틴)은 C5bC6C7 복합체와 결합하여 세포막에 삽입되는 것을 방지하고, 세포막에 존재하는 CD59(프로텍틴)는 C8과 C9의 결합을 억제하여 MAC 형성을 막음으로써 자가 세포를 보체 매개 용해로부터 보호하는 중요한 역할을 수행한다.

임상적으로 보체 시스템의 공통 경로의 구성 요소에 유전적 결핍이 발생하거나, 활성 조절에 이상이 생길 경우 다양한 질환과 관련될 수 있다. 예를 들어, MAC 형성 성분(C5, C6, C7, C8, C9)의 결핍은 특히 수막구균과 같은 나이세리아(Neisseria) 속 세균에 대한 감수성을 현저히 증가시키는 것으로 알려져 있다. 이는 MAC이 이들 세균을 효과적으로 제거하는 데 필수적인 역할을 수행하기 때문이다. 반대로, 보체 활성 조절 단백질(예: CD59)의 결핍은 자가 세포가 보체 매개 용해에 취약해져 발작성 야간 혈색소뇨증(Paroxysmal Nocturnal Hemoglobinuria, PNH)과 같은 질환을 유발할 수 있다.

또한, 다양한 자가면역 질환 및 염증성 질환에서 보체 시스템의 과도한 활성화, 특히 C5a와 MAC 형성은 질병의 병태생리에 중요한 역할을 하는 것으로 밝혀지고 있으며, 이에 따라 C5a 또는 MAC 형성을 억제하는 치료 전략이 활발히 연구되고 있다. 예를 들어, C5a 수용체 길항제는 특정 염증성 질환 치료에 효과를 보이고 있으며, MAC 형성을 억제하는 약물 개발도 진행 중이다.

결론적으로, 보체 시스템의 공통 경로는 세 가지 활성화 경로의 최종 관문으로서 병원체를 직접적으로 파괴하는 MAC 형성 및 강력한 염증 반응을 유도하는 C5a 생성을 통해 숙주 방어에 결정적인 역할을 수행하며, 그 기능 이상은 다양한 질환과 관련될 수 있으므로, 공통 경로의 작동 메커니즘에 대한 심층적인 이해는 면역학적 원리를 습득하고 이를 실제 임상 현장에서 다양한 질병의 진단 및 치료에 효과적으로 활용하는 데 필수적이다.

5. 보체 결핍과 질병

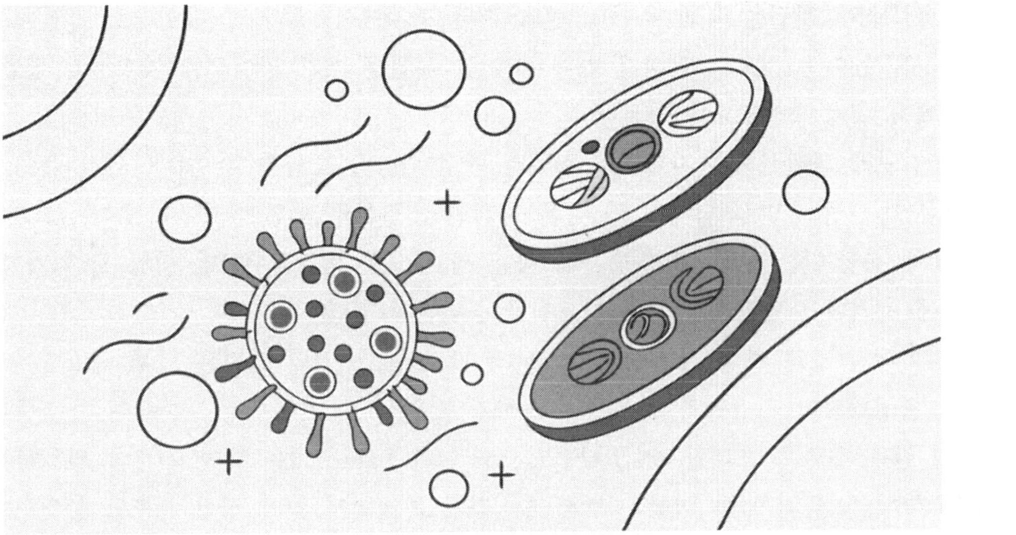

그림 4-6. 보체 이상이 초래하는 면역 결핍 및 자가면역 질환

보체 시스템은 선천성 면역과 적응 면역의 연결고리로 병원체를 신속히 제거하고 염증 반응을 조절하는 중요한 역할을 한다. 그러나 보체 단백질의 결핍이나 기능 이상은 면역 결핍과 자가면역 질환 같은 다양한 질병을 초래할 수 있다. 보체 결핍은 특정 경로(고전 경로, 대안 경로, 렉틴 경로) 또는 공통 경로에서 발생할 수 있으며 그 영향은 감염 위험 증가, 과도한 염증 반응, 그리고 자가항원에 대한 면역 반응으로 나타날 수 있다(그림 4-6).

보체 결핍은 주로 선천성 면역의 약화를 초래하며 특히 세균 및 바이러스 감염에 대한 방어 능력을 저하시킨다. 예를 들어 C3 결핍은 보체 시스템의 핵심 단계인 C3 전환효소 형성에 필수적이기 때문에 매우 심각한 면역 결핍 상태를 유발한다. C3는 고전 경로, 대안 경로, 렉틴 경로 모두에서 공통적으로 작용하므로 C3 결핍은 모든 경로의 활성화가 중단되어 병원체 제거 능력이 크게 저하된다.

이로 인해 환자는 폐렴구균, 수막구균 등 캡슐화된 세균 감염에 취약해진다. 대안 경로 관련 단백질(예: Factor B, Factor D, Properdin)의 결핍도 면역 결핍을 일으킬 수 있다. 특히 Properdin 결핍은 대안 경로의 안정성을 저하시켜 감염 위험을 증가시키며 수막염과 같은 침습적 감염에 걸릴 가능성이 높아진다.

렉틴 경로 관련 단백질인 MBL(mannose-binding lectin)의 결핍 역시 면역 결핍과 밀접한 연관이 있다. MBL은 병원체 표면의 당 구조를 인식하여 보체 시스템을 활성화하는데, MBL 결핍은 특히 소아나 면역 저하 환자에서 세균 및 바이러스 감염에 대한 취약성을 높이는 것으로 알려져 있다. 이러한 결핍은 초기 방어선을 약화시켜 병원체가 체내에서 쉽게 확산되도록 만든다.

반면 보체 과활성화는 자가면역 질환과 만성 염증을 초래할 수 있다. 예를 들어 C1q 결핍은 전신성 홍반성 낭창(SLE) 같은 자가면역 질환의 원인이 될 수 있다. C1q는 항원-항체 복합체를 인식하고 이를 제거하는 데 중요한 역할을 하며, 결핍 시 자가항원이 체내에 축적되어 면역계가 자신의 조직을 공격하게 된다.

또한 대안 경로 조절 단백질(예: Factor H, Factor I)의 결핍은 보체 시스템이 과도하게 활성화되어 자가면역 반응을 유발하거나 신장 손상(예: 밀러-하크쉬 스프링어 증후군) 같은 질환을 초래할 수 있다. Factor H와 Factor I는 대안 경로를 억제하는 역할을 하며, 이들의 기능 이상은 보체 활성화가 통제되지 않아 정상 세포를 공격하게 만든다.

뿐만 아니라 보체 시스템의 조절 부족은 과도한 염증 반응을 유발할 수 있다. 예를 들어 C5a와 같은 아나필라톡신이 과도하게 생성되면 염증 매개물질이 방출되고 면역세포가 지나치게 활성화되어 조직 손상을 초래할 수 있다. 이러한 현상은 패혈증(sepsis)이나 급성 호흡곤란 증후군(ARDS) 같은 심각한 염증성 질환과 연관될 수 있다.

임상적으로 보체 결핍과 이상은 다양한 면역 관련 질환의 진단과 치료에 중요한 시사점을 제공한다. 보체 결핍 환자는 특정 감염에 대한 위험이 높으므로 예방적 항생제나 백신 접종이 필요할 수 있다. 한편 보체 과활성화를 억제하기 위한 치료법(예: 보체 억제제)은 자가면역 질환과 만성 염증 질환 관리에 새로운 가능성을 열고 있다. 보체 연구는 인간 건강을 지키고 면역 관련 질환을 이해하는 데 중요한 기여를 하며 앞으로도 의학 발전에 핵심적인 역할을 할 것이다.

Chapter 5

B림프구 발달

Contents

5장. B림프구 발달

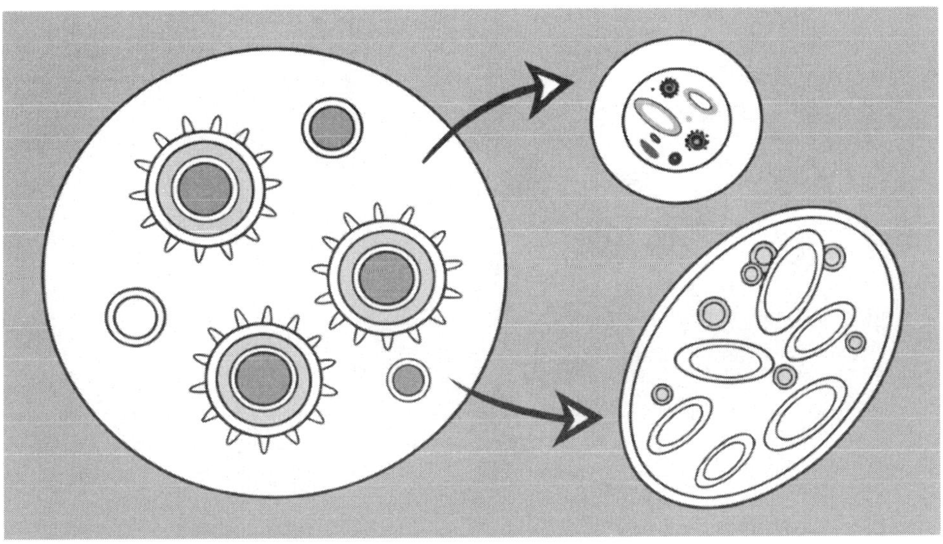

그림 5-1. B림프구 발달과정

B림프구 발달은 골수에서 시작되어 항체를 생성하는 B세포가 성숙하고 기능적 능력을 획득하는 복잡한 과정이다. 조혈모세포에서 B세포로 분화된 초기 세포는 항체의 가변 부위를 형성하는 유전자 세그먼트(V, D, J)의 무작위 재배열을 거친다. 이 과정에서 항원 수용체인 BCR(B-cell receptor)이 발현되기 시작하며, 성공적인 유전자 재배열과 BCR 발현은 다음 단계 진행의 필수 조건이다.

미성숙 B세포 단계에서는 발현된 BCR이 자가 항원에 반응하는지 검사하는 음성 선택이 이루어진다. 자가 반응성을 보이는 B세포는 제거되거나 불활성화되어 자가면역 반응을 방지한다. 이 선택 과정을 통과한 B세포는 골수를 떠나 말초 림프기관으로 이동하여 성숙 B세포가 된다.

말초 림프기관에서 성숙 B세포는 항원 자극을 받으면 활성화되어 증식하고 분화합니다. 일부는 항체를 대량 생산하는 형질세포로 분화하여 즉각적인 면역 반응을 수행하고, 다른 일부는 기억 B세포로 남아 재침입 시 신속한 이차 면역 반응을 유도한다. B림프구 발달 과정의 이상은 면역 결핍이나 자가면역 질환과 같은 다양한 질병을 유발할 수 있으며, 이 과정에 대한 이해는 면역학 연구 및 임상적 적용에 중요하다.

1. B림프구의 기원과 분화

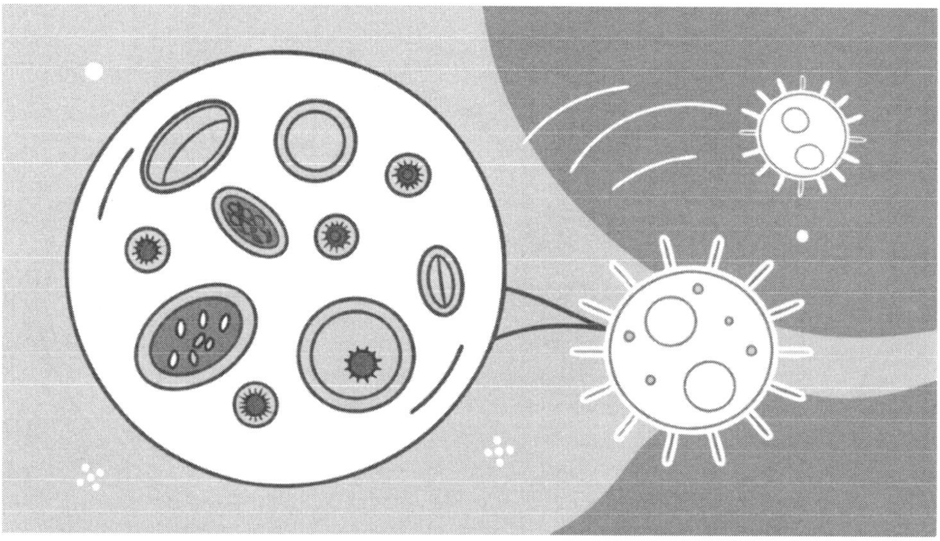

그림 5-2. 골수에서의 초기 발달 과정

B림프구의 기원과 골수 내 초기 발달은 면역 체계의 핵심 구성 요소인 항체를 생성하는 B세포가 형성되고 성숙하는 복잡하고 정교한 과정으로, 주로 골수(bone marrow)라는 특수한 미세 환경에서 진행된다(그림 5-2).

이 다단계 발달 과정은 모든 혈액 세포의 근원 세포인 조혈모세포(hematopoietic stem cell, HSC)로부터 시작되어, 엄격한 유전자 재배열, 세포 표면 수용체 발현, 그리고 자가 반응성 제거를 위한 선택 과정을 거쳐 기능적인 B림프구를 생성하는 것을 목표로 한다. 골수에서의 이러한 초기 발달 과정은 후천성 면역의 핵심 특징인 광범위하고 특이적인 항원 인식 능력을 갖는 항체를 생성할 수 있도록 B세포 수용체(B-cell receptor, BCR)의 다양성을 확보하고, 자신의 정상적인 조직에 반응하는 자가 반응성

B세포를 제거하여 자가 면역 질환의 발생을 방지하는 면역 관용(tolerance)을 확립하는 데 필수적인 토대를 마련한다.

따라서 B림프구의 기원과 골수 내 초기 발달 과정을 깊이 있게 이해하는 것은 면역학의 기본 원리를 파악하는 데 필수적이며, 다양한 면역 결핍 질환, 자가 면역 질환, 그리고 B세포 악성 종양의 발병 기전을 이해하고 새로운 진단 및 치료 전략을 개발하는 데 중요한 통찰력을 제공한다.

B림프구의 여정은 모든 혈액 세포의 씨앗이라고 할 수 있는 골수 내 조혈모세포(HSC)로부터 시작된다. HSC는 자가 복제 능력을 가지며, 다양한 혈액 세포 계통으로 분화할 수 있는 다능성을 지닌다. B림프구로의 운명을 결정받은 HSC는 먼저 다능성 전구세포(multipotent progenitor cell, MPP)로 분화하고, 이후 공통 림프구 전구세포(common lymphoid progenitor, CLP)라는 특정 림프구 계통의 전구세포로 발달한다.

CLP는 T림프구, B림프구, 그리고 자연 살해 세포(Natural Killer cell, NK cell)로 분화할 수 있는 잠재력을 가진 세포로, 골수 내 특정 미세 환경과 다양한 사이토카인 신호에 반응하여 B림프구로의 분화를 시작하게 된다. 특히 IL-7(Interleukin-7)과 같은 사이토카인은 CLP가 B림프구 계통으로 분화하고 생존하며 증식하는 데 필수적인 신호들을 제공하며, B세포 발달에 필요한 다양한 유전자 발현을 유도하는 데 중요한 역할을 수행한다.

CLP가 B림프구 계통으로 분화를 시작하면, 골수 내에서 특징적인 단계들을 거치며 초기 발달을 진행한다. 이 초기 발달 과정은 일반적으로 전구 B세포(pro-B cell), 전-B 세포(pre-B cell), 미성숙 B세포(immature B cell), 그리고 성숙 B세포(mature B cell)의 네 가지 주요 단계로 분류할 수 있다. 가장 초기 단계인 전구 B세포 단계에서는 B세포의 특징적인 표면 마커들이 발현되기 시작하며, 무엇보다 중요한 사건은 항체의 무거운 사슬(heavy chain) 유전자의 재배열(V(D)J recombination)이 개시되는 것이다. V(D)J 재배열은 항체의 항원 결합 부위를 형성하는 가변 영역(variable region)을 암호화하는 V(variable), D(diversity), J(joining) 유전자 세그먼트들을 무작위로 조합하는 유전체 재조합 과정이다. 이 복잡한 재배열 과정은 RAG1(Recombination-activating gene 1)과 RAG2라는 두 가지 특이적인 효소 복합체에 의해 촉진되며, 이 효소들은 DNA를 절단하고 재결합시키는 역할을 수행한다.

V, D, J 세그먼트의 무작위적인 조합은 생성되는 항체의 가변 영역의 엄청난 다양성을 확보하는 주요 메커니즘 중 하나이다. 그러나 V(D)J 재배열 과정에서 프레임 이동

(frameshift)이나 비생산적인 재배열이 발생하면 기능적인 항체 단백질을 생성할 수 없게 되고, 이러한 세포들은 세포자살(apoptosis)이라는 프로그램된 세포 사멸 과정을 통해 제거된다. 성공적으로 기능적인 무거운 사슬 단백질을 생성한 전구 B세포는 다음 단계인 전-B세포로 발달한다.

전-B세포 단계에서는 이미 재배열된 무거운 사슬 단백질이 Igα와 Igβ라는 신호 전달 분자들과 함께 세포 표면에 발현되어 전-B세포 수용체(pre-B cell receptor, pre-BCR)라는 복합체를 형성한다. pre-BCR은 기능적인 무거운 사슬이 성공적으로 생성되었음을 확인하는 일종의 검문소(checkpoint) 역할을 수행하며, 하위 신호 전달 경로를 활성화하여 세포의 생존과 증식을 촉진하고, 가벼운 사슬(light chain) 유전자 재배열을 개시하도록 유도한다.

가벼운 사슬 유전자 역시 V와 J 세그먼트의 재배열을 통해 다양한 가변 영역을 형성하며, 이 과정 또한 RAG 효소에 의해 매개된다. 가벼운 사슬 유전자 재배열은 κ(kappa) 사슬 유전자좌에서 먼저 시작되며, 성공적인 재배열이 이루어지지 않으면 λ(lambda) 사슬 유전자좌에서 재배열이 시도된다. 기능적인 무거운 사슬과 가벼운 사슬 단백질이 모두 성공적으로 발현되면 전-B세포는 다음 단계인 미성숙 B세포로 분화한다.

미성숙 B세포 단계에서는 기능적인 무거운 사슬과 가벼운 사슬 단백질이 함께 세포 표면에 발현되어 최초의 완전한 형태의 B세포 수용체(B-cell receptor, BCR)를 형성한다. 이 BCR은 세포 표면에 막 결합형 면역글로불린(membrane-bound immunoglobulin, mIg) 형태로 존재하며, 이는 성숙 B세포가 특정 항원을 인식하는 데 사용하는 수용체의 전구체에 해당한다.

미성숙 B세포는 골수 내에서 자신의 신체 성분, 즉 자가 항원(self-antigen)에 반응성을 보이는지 여부를 검사받는 엄격한 음성 선택(negative selection) 과정을 거친다. 만약 미성숙 B세포가 높은 친화력으로 자가 항원에 결합하면, 이는 잠재적으로 자가 면역 질환을 유발할 수 있는 위험한 세포로 간주되어 다양한 메커니즘을 통해 제거되거나 그 기능이 억제된다.

자가 반응성 B세포는 세포자살(apoptosis)이라는 프로그램된 세포 사멸 과정을 통해 직접 제거되거나, 리셉터 편집(receptor editing)이라는 과정을 통해 가벼운 사슬 유전자 재배열을 다시 시도하여 자가 반응성을 소실한 새로운 BCR을 발현하도록 유도된다.

일부 자가 반응성 B세포는 무반응성(anergy)이라는 상태로 진입하여 더 이상 외부 항원에 효과적으로 반응하지 못하게 되거나, 골수 내 특정 부위로 이동하여 면역 반응에 참여하지 못하도록 격리되기도 한다. 이러한 다단계의 면역 관용(tolerance) 형성 메커니즘은 면역 체계가 자신의 정상적인 조직을 공격하는 자가 면역 질환의 발생을 예방하는 데 필수적인 역할을 수행한다.

음성 선택 과정을 성공적으로 통과하여 자가 반응성을 나타내지 않는 미성숙 B세포는 최종 단계인 성숙 B세포로 발달하며, 골수를 떠나 말초 림프 기관(림프절, 비장 등)과 같은 이차 림프 조직으로 이동한다. 말초 림프 기관에서 성숙 B세포는 외부 항원에 노출될 때 활성화되고 증식하여 클론 선택(clonal selection)을 거치게 되며, 항원 특이적인 면역 반응을 수행할 준비를 갖춘다. 활성화된 B세포는 항체를 대량으로 생산하고 분비하는 형질세포(plasma cell)로 분화하여 즉각적인 체액성 면역 반응을 수행하거나, 동일한 항원에 대한 재침입 시 신속하고 강력한 이차 면역 반응을 유도할 수 있는 기억 B세포(memory B cell)로 분화한다.

B림프구의 골수 내 초기 발달 과정은 항체 다양성 확보와 자가 관용 형성을 위한 복잡하고 정교한 메커니즘을 포함하며, 이 과정에 이상이 발생하면 다양한 면역 관련 질환이 초래될 수 있다. 예를 들어, RAG 유전자 결함으로 인한 V(D)J 재배열 과정의 실패는 B세포가 기능적인 BCR을 발현하지 못하여 항체를 생성할 수 없는 심각한 선천성 면역 결핍증(예: X-연관 무감마글로불린혈증)을 유발할 수 있다. 반대로, 음성 선택 과정의 결함으로 인해 자가 반응성 B세포가 제대로 제거되지 못하고 말초로 유출되면 전신성 홍반성 낭창(SLE)과 같은 다양한 자가 면역 질환의 발생 위험이 크게 증가한다.
따라서 B림프구의 골수 내 초기 발달 과정을 정확히 이해하는 것은 면역학의 핵심 원리를 습득하고, 다양한 면역 질환의 발병 기전을 밝히며, 효과적인 진단 및 치료 전략을 개발하는 데 필수적인 토대를 제공한다. 골수에서의 B림프구 발달에 대한 지속적인 연구는 인간 건강을 지키고 다양한 면역 관련 질환을 치료하는 데 중요한 기여를 할 것이다.

2. B세포 수용체(BCR) 형성

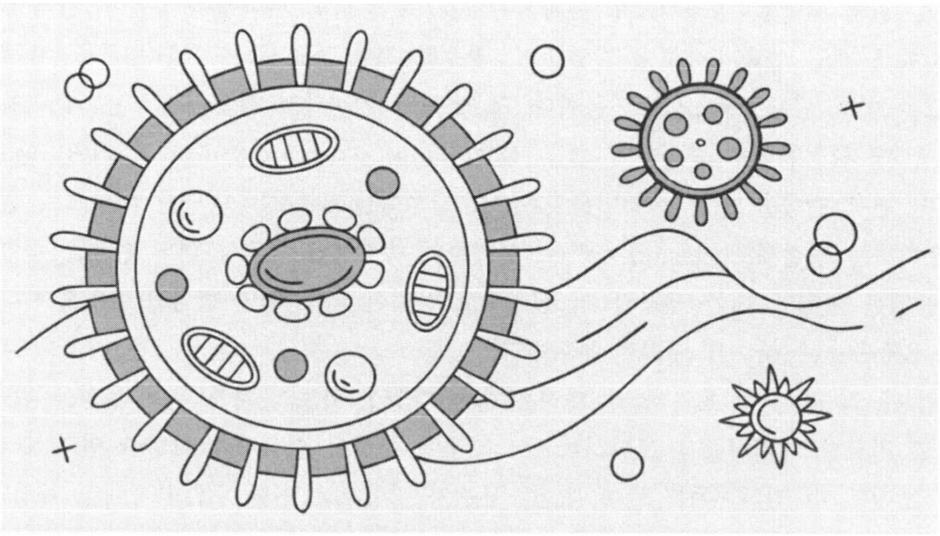

그림 5-3. V(D)J 재배열과 BCR의 역할

B세포 수용체(B-cell receptor, BCR)는 B림프구의 세포막 표면에 발현되는 특수한 항원 인식 분자로서, 외부에서 침입한 다양한 항원을 특이적으로 인지하고 결합함으로써 후천성 면역 반응의 핵심적인 첫 단계를 촉발하는 데 필수적인 역할을 수행한다. BCR은 기본적으로 항체 분자의 막 결합형 형태로 존재하며, 그 독특한 항원 특이성은 B세포 발달 초기 단계에 골수 내에서 일어나는 V(D)J 재배열이라는 정교한 유전자 재조합 메커니즘을 통해 형성된다(그림 5-3).

V(D)J 재배열은 B세포가 거의 무한에 가까운 종류의 항원에 대응할 수 있는 다양성을 획득하는 근본적인 과정으로, 항체의 항원 결합 부위를 구성하는 가변 영역을 암호화하는 유전자 세그먼트들을 무작위로 조합함으로써 가능해진다. 따라서 BCR의 구조와 형성 과정, 그리고 항원 인식 및 신호 전달 메커니즘을 깊이 있게 이해하는 것은 후천성 면역의 작동 원리를 파악하는 데 필수적이며, 다양한 면역 관련 질환의 발병 기전을 이해하고 새로운 진단 및 치료 전략을 개발하는 데 중요한 통찰력을 제공한다.

BCR의 핵심적인 항원 결합 부위는 항체 분자의 N-말단에 위치하는 가변 영역으로, 무거운 사슬(heavy chain)의 가변 영역(VH)과 가벼운 사슬(light chain)의 가변 영역

(VL)이 서로 상호작용하여 형성된다. VH 영역은 V(variable), D(diversity), J(joining) 유전자 세그먼트들의 무작위적인 조합을 통해 생성되는 반면, VL 영역은 V와 J 세그먼트의 조합을 통해 형성된다. 이러한 V(D)J 재배열 과정은 RAG1(Recombination-activating gene 1)과 RAG2라는 두 가지 특이적인 효소 복합체에 의해 정밀하게 조절되며 진행된다.

RAG 효소는 특정 염기서열 인식 부위를 인지하여 DNA를 절단하고, 무작위적으로 선택된 V, D, J 세그먼트들을 다시 연결하는 역할을 수행한다. 이 과정에서 DNA 절단 및 재결합 부위에 뉴클레오타이드가 무작위로 삽입되거나 제거되는 N-뉴클레오타이드 첨가(N-nucleotide addition)와 같은 추가적인 변이 메커니즘이 작동하여 항체의 가변 영역 서열의 다양성을 더욱 증폭시킨다. 이러한 복잡하고 정교한 유전자 재조합 과정은 B세포 클론마다 고유한 항원 특이성을 갖는 BCR을 발현하도록 하며, 결과적으로 면역 체계가 이론적으로 거의 무한한 종류의 항원에 대응할 수 있는 놀라운 다양성을 확보하게 된다.

V(D)J 재배열은 주로 골수 내에서 B세포 발달의 초기 단계인 전구 B세포(pro-B cell)와 전-B세포(pre-B cell) 단계에서 엄격한 조절 하에 진행된다. 먼저 무거운 사슬 유전자가 V(D)J 재배열을 통해 기능적인 VH 영역을 암호화하는 유전자를 성공적으로 형성하면, 세포는 다음 단계로 진행하여 가벼운 사슬 유전자(κ 또는 λ)의 V-J 재배열을 시작한다. 만약 V(D)J 또는 V-J 재배열 과정이 제대로 이루어지지 않거나, 재배열 결과 생성된 유전자 서열에 프레임 이동(frameshift)과 같은 오류가 발생하여 기능적인 항체 단백질을 생산할 수 없는 경우, 해당 B세포는 세포자살(apoptosis)이라는 프로그램된 세포 사멸 과정을 통해 제거된다.

성공적으로 기능적인 무거운 사슬과 가벼운 사슬을 모두 재배열하고 발현하는 B세포는 미성숙 B세포 단계에서 최초로 완전한 형태의 BCR을 세포 표면에 발현하게 된다. 이 시점에서 미성숙 B세포는 자신의 신체 성분, 즉 자가 항원(self-antigen)에 대한 반응성을 검사받는 중요한 음성 선택(negative selection) 과정을 거친다.

만약 BCR이 높은 친화력으로 자가 항원에 결합하는 경우, 이는 잠재적으로 자가 면역 질환을 유발할 수 있는 위험한 B세포로 간주되어 클론 삭제(clonal deletion), 수용체 편집(receptor editing), 또는 무반응성(anergy) 유도와 같은 다양한 메커니즘을 통해 제거되거나 기능이 억제된다. 이러한 엄격한 선택 과정은 면역 체계가 자신의 정상적인 조직을 공격하는 자가면역 반응을 방지하고 면역 관용(tolerance)을 유지하는 데 결정적인 역할을 수행한다.

BCR의 주요 역할은 외부에서 침입한 특정 항원을 인식하고 결합하여 B세포를 활성화시키고 후천성 면역 반응을 개시하는 것이다. 각 BCR은 V(D)J 재배열을 통해 형성된 고유한 가변 영역을 가지고 있어 특정 항원 결정기(epitope)에 대해 매우 높은 특이성을 나타내며, 이를 통해 병원체를 정확하게 표적화하고 효과적으로 제거할 수 있도록 한다. BCR이 표적 항원과 결합하게 되면, BCR을 구성하는 막 결합형 면역글로불린 분자와 긴밀하게 연합된 Igα와 Igβ라는 신호 전달 분자들을 통해 세포 내부로 신호가 전달된다. 이러한 BCR 매개 신호 전달은 B세포를 활성화시켜 세포의 증식(clonal expansion)과 분화를 유도한다.

활성화된 B세포의 일부는 항체를 대량으로 생산하고 분비하는 형질세포(plasma cell)로 분화하여 즉각적인 체액성 면역 반응을 수행하고, 다른 일부는 동일한 항원에 대한 재침입 시 신속하고 강력한 이차 면역 반응을 유도할 수 있는 장기 기억 세포인 기억 B세포(memory B cell)로 분화한다. 이러한 BCR을 매개로 하는 B세포의 활성화 및 분화 과정은 후천성 면역의 핵심적인 메커니즘으로, 외부 병원체에 대한 효과적인 방어와 장기적인 면역 기억 형성에 필수적인 역할을 수행한다.

V(D)J 재배열 또는 BCR의 형성 및 기능 과정에 이상이 발생하면 다양한 면역 관련 질환이 초래될 수 있다. 예를 들어, RAG 효소의 유전적 결함과 같은 V(D)J 재배열 과정의 근본적인 결함은 B세포가 기능적인 BCR을 발현하지 못하여 항체를 효과적으로 생성할 수 없는 심각한 선천성 면역 결핍증(예: 중증 복합 면역 결핍증의 일부 형태, X-연관 무감마글로불린혈증)을 유발할 수 있다.

반대로, 음성 선택 과정의 결함으로 인해 자가 반응성을 갖는 B세포가 제대로 제거되지 않고 말초로 유출되면 자신의 정상적인 조직을 공격하는 자가 항체를 생산하여 전신성 홍반성 낭창(SLE), 류마티스 관절염과 같은 다양한 자가 면역 질환의 발병 위험을 크게 증가시킬 수 있다. 따라서 V(D)J 재배열과 BCR의 형성 메커니즘 및 항원 인식과 신호 전달 기능을 정확히 이해하는 것은 면역학의 기본적인 원리를 습득하고 이를 다양한 임상 현장에서 발생하는 면역 관련 질환을 진단하고 치료하는 데 필수적인 지식 기반을 제공한다. 더 나아가, V(D)J 재배열 과정에 대한 심층적인 연구는 특정 항원에 특이적인 항체를 효과적으로 유도하는 백신 개발과 암세포와 같은 특정 표적을 인식하는 항체를 기반으로 하는 면역 요법의 개발에 중요한 토대를 제공하며, 궁극적으로 인간의 건강을 증진시키는 데 중요한 기여를 할 것이다.

3. 중심 관용(Central Tolerance)

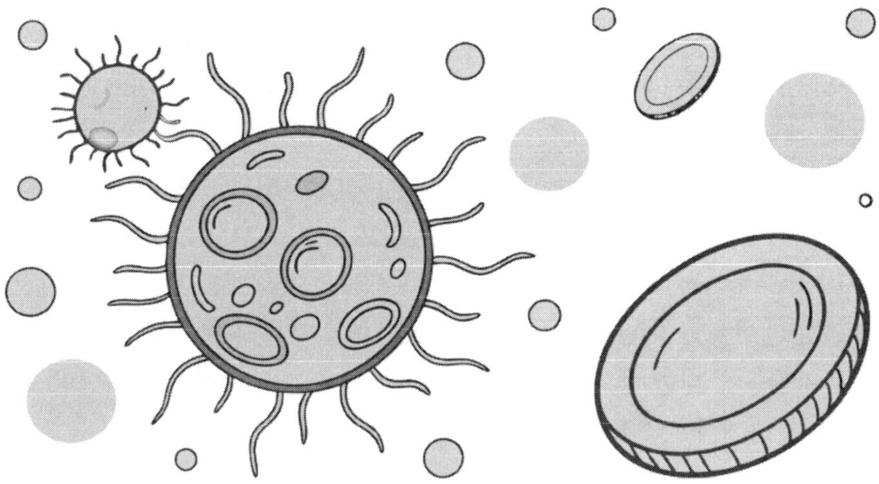

그림 5-4. 자가반응성 B세포의 제거 메커니즘

중심 관용(central tolerance)은 면역 체계가 자신의 정상적인 성분인 자가항원에 반응하는 잠재적으로 위험한 자가 반응성 B세포를 인식하고 제거하거나 기능적으로 무력화시켜 자가면역 질환의 발생을 효과적으로 예방하는 필수적인 메커니즘이다(그림 5-4).

이 중요한 과정은 주로 B림프구의 초기 발달이 일어나는 골수라는 특수한 환경 내에서 진행되며, 발달 단계에 있는 B세포가 발현하는 B세포 수용체(B-cell receptor, BCR)가 자가항원과 상호작용하는지 여부를 엄격하게 검사하고, 자가 반응성을 나타내는 세포에 대해서는 특정한 억제 메커니즘을 작동시킴으로써 면역 체계가 자기(self)와 비자기(non-self)를 정확하게 구분하고 외부 침입자에 대해서만 적절한 면역 반응을 유도할 수 있도록 핵심적인 기반을 마련한다. 자가 반응성 B세포를 제거하거나 무해화하는 중심 관용의 주요 메커니즘으로는 음성 선택(negative selection), 리셉터 편집(receptor editing), 그리고 아네르지(anergy)라는 세 가지 상호 보완적인 과정이 존재하며, 이들은 각기 다른 방식으로 자가 반응성 B세포의 위험성을 효과적으로 제어하는 데 기여한다.

음성 선택은 골수 내 B림프구 발달 단계 중 미성숙 B세포 단계에서 수행되는 가장 핵심적인 중심 관용 메커니즘 중 하나이다. 이 단계에서 B세포는 V(D)J 재배열을 통해 새롭게 형성된 고유한 항원 특이성을 갖는 B세포 수용체(BCR)를 세포 표면에 최초로 발현하게 된다. 미성숙 B세포는 골수 내에 존재하는 다양한 자가항원과의 상호작용 여부를 면밀히 검사받게 되는데, 만약 BCR이 높은 친화력으로 특정 자가항원에 강력하게 결합하는 경우, 해당 B세포는 자가 반응성을 가진 위험한 세포로 인식되어 음성 선택 과정을 통해 제거된다.

이러한 제거는 주로 세포자살(apoptosis)이라는 프로그램된 세포 사멸 메커니즘을 통해 이루어지며, 자가 반응성을 가진 B세포가 말초 림프 기관으로 이동하여 잠재적으로 자신의 조직을 공격하는 자가항체를 생산하는 것을 효과적으로 차단한다. 음성 선택은 자가면역 질환의 발생을 예방하는 데 절대적으로 필수적인 과정이며, 이 과정에 결함이 발생하면 자가항원에 대한 부적절한 면역 반응이 유발되어 다양한 자가면역 질환의 발병 위험이 크게 증가하게 된다.

리셉터 편집은 자가 반응성을 나타내는 B세포가 음성 선택을 통해 완전히 제거되는 대신, 오히려 그 세포 표면에 발현된 항원 수용체(BCR)의 항원 결합 특이성을 수정하여 자가 반응성을 잃도록 유도하는 흥미로운 중심 관용 메커니즘이다. 이 과정은 미성숙 B세포 단계에서 RAG1(Recombination-activating gene 1)과 RAG2 효소가 다시 일시적으로 활성화되면서 항체의 가벼운 사슬(light chain) 유전자에서 추가적인 V-J 유전자 재배열이 무작위적으로 일어나기 때문에 가능하다.

새로운 가벼운 사슬이 형성되어 기존의 무거운 사슬과 조합되면, 결과적으로 세포 표면에 발현되는 BCR의 항원 결합 부위 구조가 변경되어 원래 인식했던 자가항원에 대한 결합 능력이 상실될 수 있다. 리셉터 편집은 자가 반응성을 가진 B세포를 완전히 제거하지 않고 보존하면서도 면역 체계의 항원 인식 다양성을 유지하는 데 중요한 역할을 수행한다. 그러나 리셉터 편집 과정이 성공적으로 자가 반응성을 제거하지 못하는 경우에는 해당 세포는 결국 음성 선택 메커니즘을 통해 세포 사멸을 유도받게 된다.

아네르지는 자가 반응성을 나타내는 B세포를 물리적으로 제거하거나 수용체를 변경하는 대신, 기능적으로 무해한 상태 또는 반응 불능 상태로 만드는 또 다른 중심 관용 메커니즘이다. 만약 미성숙 B세포가 골수 내 자가항원에 비교적 낮은 친화력으로 약하게 결합하는 경우에는 세포 사멸이나 리셉터 편집의 강력한 신호가 유도되지 않을 수 있지만, 이러한 세포는 말초 림프 기관으로 이동하더라도 정상적인 항원 자극에 대한 반응 능력이 억제된 상태로 남게 된다.

아네르지 상태의 B세포는 BCR을 통해 항원과 결합하더라도 세포 내부로 효과적인 활성화 신호를 전달하지 못하며, 결과적으로 항체 생산과 같은 정상적인 B세포 기능을 수행할 수 없게 된다. 아네르지는 자가항원에 대한 잠재적인 반응성을 효과적으로 차단하면서도, 필요한 경우 특정 조건 하에서 다시 활성화될 수 있는 가능성을 열어두는 유연한 조절 메커니즘으로 작용할 수 있다.

결론적으로, 중심 관용은 면역 체계가 자신의 정상적인 조직을 공격하는 자가면역 질환의 발생을 예방하는 데 필수적인 다층적인 과정이다. 음성 선택, 리셉터 편집, 그리고 아네르지는 각각 고유한 방식으로 작동하지만, 궁극적으로 모두 골수 내에서 발달하는 자가 반응성 B세포를 제거하거나 기능적으로 무력화시켜 면역 체계의 안정성과 자기 관용을 유지하는 데 중요한 역할을 수행한다. 이러한 중심 관용 메커니즘에 이상이 발생하면 자가 반응성 B세포가 말초로 유출되어 다양한 자가면역 질환(예: 전신성 홍반성 낭창, 류마티스 관절염 등)의 발병을 초래하거나, 면역 체계의 전반적인 기능 저하를 유발하여 면역 결핍 상태를 초래할 수도 있다.

따라서 중심 관용의 복잡하고 정교한 작동 메커니즘을 깊이 있게 이해하는 것은 면역학적 원리를 습득하고 이를 다양한 임상 현장에서 발생하는 면역 관련 질환을 진단하고 치료하는 데 매우 중요한 토대를 제공한다. 더 나아가, 중심 관용의 이상으로 발생하는 자가면역 질환의 치료 및 예방을 위한 새로운 면역 조절 전략 개발에 중심 관용 연구는 핵심적인 기여를 할 것이며, 궁극적으로 인간의 건강을 증진시키는 데 중요한 역할을 수행할 것이다.

4. 말초 관용(Peripheral Tolerance)

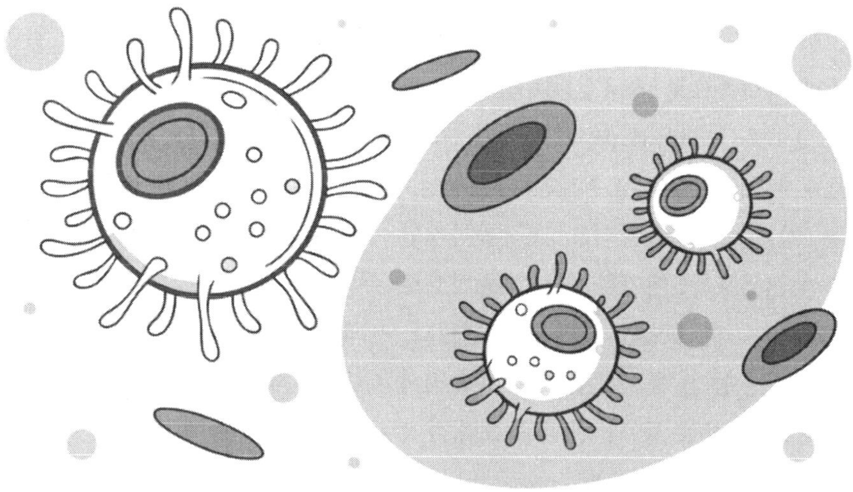

그림 5-5. 말초 조직에서의 B세포 조절

말초 관용은 골수라는 중심 기관에서 발생 및 초기 성숙 단계를 거친 B세포가 말초 림프 기관(림프절, 비장 등)으로 이동한 이후에도 잠재적인 자가면역 반응을 억제하고 면역 항상성을 유지하는 데 필수적인 일련의 복잡하고 다층적인 메커니즘을 의미한다(그림 5-5).

중심 관용이 골수 내에서 강력한 자가 반응성을 나타내는 B세포 클론을 제거하거나 수용체 편집(receptor editing)과 같은 과정을 통해 기능적으로 무력화하는 초기 단계의 중요한 필터링 시스템이라면, 말초 관용은 이러한 중심 관용을 성공적으로 통과한 B세포들 중에서도 여전히 잠재적인 자가 반응성을 지닌 세포들이 말초 조직 환경에서 자가항원에 대해 부적절한 면역 반응을 유발하는 것을 방지하고 조절하는 추가적인 안전장치로서 기능한다.

말초 조직에서의 B세포 활성 및 기능을 정교하게 조절하는 주요 메커니즘으로는 아네르기(anergy), 조절 T세포(regulatory T cell, Treg)에 의한 활성 억제, 그리고 자가 반응성 B세포의 세포 사멸(apoptosis) 유도 등이 있으며, 이들은 독립적으로 작용할 뿐만 아니라 서로 긴밀하게 협력적으로 작용하여 면역 체계의 자기-비자기 인식을 더욱 확고히 하고, 궁극적으로 자가면역 질환의 발병을 효과적으로 억제하는 데 매우 중요한 기여를 한다.

아네르기는 말초 관용의 핵심적인 메커니즘 중 하나로, 비교적 낮은 친화력으로 자가 항원에 결합하는 B세포가 지속적인 항원 자극에도 불구하고 기능적으로 비활성화되어 면역 반응을 일으키지 못하는 반응 불능 상태에 놓이는 현상을 의미한다. 이러한 아네르기 상태의 B세포는 B세포 수용체(B-cell receptor, BCR)를 통해 자가항원과 결합하더라도 세포 내부로 효과적인 활성화 신호를 제대로 전달하지 못하며, 그 결과 항체 생산이나 사이토카인 분비와 같은 정상적인 B세포 기능을 제대로 수행할 수 없게 된다.

아네르기 상태에 놓인 B세포는 물리적으로 완전히 제거되는 것은 아니며, 특정 상황이나 추가적인 자극 조건 하에서는 다시 활성화될 수 있는 잠재력을 내포하고 있지만, 일반적인 생체 환경에서는 자가항원에 대한 부적절하고 과도한 면역 반응을 효과적으로 차단함으로써 전신성 자가면역 질환의 발생을 예방하는 데 중요한 역할을 수행한다.

조절 T세포(Treg)는 말초 관용을 유지하는 데 중추적인 조절자 역할을 수행하며, 다양한 메커니즘을 통해 자가 반응성 B세포의 활성화를 억제하는 데 필수적인 기여를 한다. Treg 세포는 IL-10(Interleukin-10)과 TGF-β(Transforming Growth Factor-beta)와 같은 면역 억제성 사이토카인을 분비하여 자가 반응성 B세포의 증식, 분화, 그리고 자가항체 생산을 직접적으로 억제할 수 있다. IL-10은 B세포의 활성화 및 항체 생산을 억제하는 효과를 나타내며, TGF-β는 B세포의 IgA로의 동형 전환을 촉진하는 동시에 염증 반응을 억제하는 다면적인 기능을 수행한다.

또한, Treg 세포는 CTLA-4(Cytotoxic T-lymphocyte-associated protein 4)와 같은 억제성 수용체를 세포 표면에 발현시켜 B세포 표면에 발현된 공동 자극 분자(예: CD80/CD86)와 상호작용함으로써 B세포 활성화에 필요한 보조 신호를 물리적으로 차단하는 직접적인 세포-세포 접촉 기반의 억제 메커니즘을 활용하기도 한다. 더 나아가, Treg 세포는 항원 제시 세포(Antigen-Presenting Cell, APC)의 기능을 조절하여 자가항원이 과도하게 제시되어 자가 반응성 B세포가 불필요하게 활성화되는 것을 간접적으로 방지하는 조절 역할도 수행한다. 이러한 조절 T세포의 다각적인 활성은 면역 체계의 항상성을 유지하고, 자가면역 반응이 병리적인 수준으로 증폭되어 심각한 조직 손상과 질병을 유발하는 것을 효과적으로 억제하는 데 필수적인 역할을 수행한다.

세포 사멸(apoptosis)은 말초 관용을 유지하는 또 다른 중요한 메커니즘으로, 골수에서의 중심 관용 과정을 성공적으로 회피하고 말초 림프 기관으로 이동한 잠재적인 자가 반응성 B세포 클론을 제거하는 데 중요한 역할을 한다. 특히 B세포가 T세포의 도움 신호(T cell help) 없이 자가항원에 단독으로 강하게 반응하는 경우에는 필요한 생존 신호를 충분히 받지 못하여 세포 사멸 경로가 활성화되어 제거된다.

이러한 T세포 의존적인 세포 사멸 메커니즘은 자가항원에 대한 부적절한 B세포 활성화를 효과적으로 차단하고, 잠재적인 자가면역 반응을 조기에 종결시켜 불필요한 조직 손상을 예방하는 데 중요한 역할을 수행한다. 또한, 말초 관용에는 Fas(First apoptosis signal)와 Fas 리간드(FasL)의 상호작용과 같은 프로그램된 세포 사멸 메커니즘도 중요한 역할을 한다. Fas는 일부 면역 세포 표면에 발현되는 세포 사멸 수용체이며, FasL는 Fas에 특이적으로 결합하여 세포 내 세포 사멸 신호 전달 경로를 활성화시키는 막 단백질이다.

자가항원에 의해 과도하게 활성화된 자가 반응성 B세포는 Fas 발현이 증가하게 되고, 주변의 FasL를 발현하는 다른 면역 세포(예: 활성화된 T세포)와의 상호작용을 통해 Fas 매개 세포 사멸 경로가 활성화되어 자가 반응성 B세포가 선택적으로 제거될 수 있다. 이러한 Fas-FasL 매개 세포 사멸 메커니즘은 면역 체계가 과도하고 지속적인 자가면역 반응을 효과적으로 억제하고, 전반적인 면역 항상성을 유지하는 데 중요한 역할을 한다.

결론적으로, 말초 관용은 이미 중심 관용이라는 초기 필터링 과정을 거친 성숙한 B세포들이 말초 조직 환경에서 자가항원에 대해 부적절한 면역 반응을 일으키지 않도록 정교하게 조절하는 다층적인 안전 장치로서 기능한다. 아네르기 유도, 조절 T세포에 의한 활성 억제, 그리고 자가 반응성 B세포의 세포 사멸 유도는 각각 고유한 방식으로 작용하지만, 궁극적으로는 모두 자가면역 반응을 억제하고 면역 체계의 안정성과 정확한 자기-비자기 인식을 확립하는 데 필수적인 역할을 수행한다. 만약 이러한 복잡하고 정교한 말초 관용 메커니즘에 유전적 또는 환경적인 요인으로 인해 결함이 발생하거나 제대로 작동하지 못하게 되면, 자가 반응성 B세포들이 억제 없이 활성화되어 병적인 수준의 자가항체를 생산하고, 결과적으로 자신의 정상적인 조직과 장기를 공격함으로써 전신성 홍반성 낭창(SLE), 류마티스 관절염(RA)과 같은 다양한 심각한 자가면역 질환이나 만성적인 염증 상태가 초래될 수 있다.

따라서 말초 관용의 복잡하고 다양한 작동 메커니즘을 깊이 있게 이해하는 것은 정상적인 면역 반응의 핵심 원리를 습득하고, 이를 다양한 임상 현장에서 발생하는 자가면역 질환을 정확하게 진단하고 효과적으로 치료하는 데 매우 중요한 토대를 제공한다. 더 나아가, 말초 관용의 실패로 발생하는 다양한 자가면역 질환의 치료 및 예방을 위한 혁신적인 새로운 면역 조절 전략 개발에 말초 관용 연구는 핵심적인 기여를 할 것이며, 궁극적으로 인류의 건강을 증진시키는 데 중요한 역할을 수행할 것이다.

5. 기억 B세포와 백신 효과

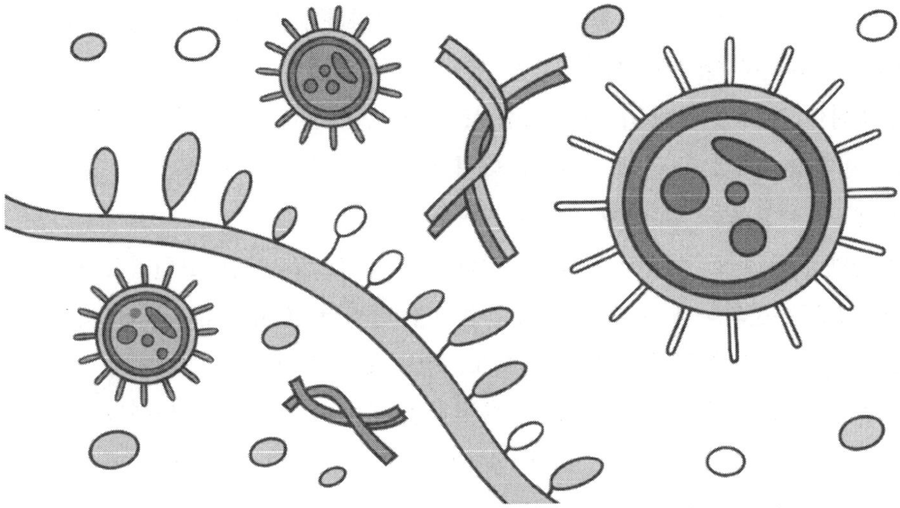

그림 5-6. 면역 기억 형성과 백신의 작동 원리

기억 B세포는 적응 면역 체계의 중추적인 구성 요소로서, 개체가 이전에 특정 병원체와 접촉한 경험을 장기적으로 기억하여 동일한 병원체의 재침입 시 훨씬 더 신속하고 강력한 이차 면역 반응을 유도하는 데 결정적인 역할을 수행한다(그림 5-6).

이러한 면역 기억의 형성과 유지는 백신의 작동 원리를 이해하는 데 필수적인 기반을 제공하며, 백신은 인위적으로 면역 체계를 자극하여 실제 병원체에 노출되기 전에 특이적인 기억 B세포를 생성하고 유지함으로써 효과적인 질병 예방 기능을 수행한다. 면역 기억 형성은 실제 감염 또는 백신 접종 후 활성화된 B세포가 일련의 복잡한 과정을 거쳐 증식하고 분화하면서 비로소 시작된다.

항원에 처음 노출된 초기 B세포는 림프절이나 비장의 B세포 영역 내에 형성되는 생발 중심(germinal center)이라는 특수한 미세 구조에서 성숙 과정을 겪게 된다. 생발 중심은 B세포가 급격하게 증식하는 활발한 환경으로서, 이 곳에서 B세포는 친화도 성숙(affinity maturation)과 클래스 전환(class switch recombination)이라는 두 가지 중요한 변화를 겪으며 그 기능과 특이성을 더욱 발전시킨다. 친화도 성숙은 V(D)J 재배열이라는 유전자 재조합 과정을 통해 초기적으로 형성된 항체 가변 영역에 추가적인 체세포 과돌연변이(somatic hypermutation)가 무작위적으로 발생하여 항원에 대한 결합 친화도를 더욱 향상시키는 정교한 선택 과정이다.

생발 중심 내에서 항원을 제시하는 여포 수지상 세포(follicular dendritic cell, FDC)와의 경쟁적인 결합을 통해 높은 친화도를 가진 B세포만이 생존 신호를 받고 선택적으로 증식하며, 낮은 친화도를 가진 B세포는 사멸하게 된다. 동시에, B세포는 클래스 전환이라는 유전자 재조합 메커니즘을 통해 항체의 불변 영역(constant region) 유전자를 변경하여 IgM에서 IgG, IgA, IgE 등 특정 면역 반응에 가장 적합한 항체 종류(클래스)로 전환할 수 있게 된다. 이러한 클래스 전환은 항체의 Effector 기능을 다양화시켜 병원체 제거 효율을 극대화하는 데 기여한다.

생발 중심에서 친화도 성숙과 클래스 전환을 성공적으로 거친 고친화도 B세포는 두 가지 주요 경로로 분화하게 된다. 일부는 장수명 형질세포(long-lived plasma cell)로 분화하여 골수와 같은 특정 부위에 정착하고, 항원에 지속적으로 노출되지 않은 상태에서도 수개월에서 수년 동안 높은 수준의 특이적인 항체를 꾸준히 생산하여 즉각적인 방어 기능을 제공한다. 다른 일부는 휴지 상태의 기억 B세포(memory B cell)로 분화하여 말초 림프 조직에 남아 장기적인 면역 기억을 형성하게 된다.

기억 B세포는 1차 면역 반응에서 활성화된 B세포와는 다른 특징을 가지는데, 세포 표면에 높은 친화도의 BCR을 발현하고, 활성화에 필요한 역치가 낮으며, 재감염 시 항원 제시 세포의 도움 없이도 신속하게 활성화되어 강력한 이차 면역 반응을 유도할 수 있는 능력을 지닌다. 이러한 기억 B세포는 항원에 다시 노출되지 않은 상태에서도 수년에서 수십 년 동안 생존하며, 재감염 시 1차 면역 반응보다 훨씬 신속하고 강력하게 증식하고 형질세포로 분화하여 다량의 항체를 생산함으로써 병원체가 체내에서 효과적으로 확산되기 전에 이를 신속하게 제거할 수 있게 된다.

백신은 이러한 면역 체계의 기억 형성 능력을 인위적으로 활용하여 개체를 실제 병원체에 노출시키지 않고도 기억 B세포와 항체를 미리 형성하도록 설계된 예방 도구이다. 백신은 약화된 생백신(live-attenuated vaccine), 불활성화된 사백신(inactivated vaccine), 병원체의 특정 단백질이나 다당류 성분(subunit vaccine), 또는 mRNA와 같은 유전 물질(mRNA vaccine) 등 다양한 형태로 개발될 수 있다.

이러한 백신 구성 물질은 실제 병원체의 주요 항원 결정기(epitope)를 모방하거나 발현하여 면역 체계가 이를 외부 침입자로 인식하고 반응하도록 유도한다. 백신 접종 후, 백신에 포함된 항원은 수지상 세포와 같은 항원 제시 세포(APC)에 의해 포획되고 처리되어 MHC 분자를 통해 T세포에 제시되며, 동시에 B세포에 의해 직접 인식되어 활성화 과정을 거치게 된다. 활성화된 B세포는 T세포의 도움 신호를 받아 생발 중심을 형성하고, 친화도 성숙과 클래스 전환을 거쳐 고친화도의 항체를 생산하는 형질세포와 장기적인 면역 기억을 담당하는 기억 B세포로 분화하게 된다.

이렇게 형성된 기억 B세포는 백신이 제공한 특정 항원에 대한 정보를 장기간 동안 저장하고 있다가, 실제 병원체가 체내에 침입했을 때 이를 신속하게 인식하고 활성화되어 1차 면역 반응보다 훨씬 빠르고 강력한 이차 면역 반응을 유도함으로써 감염병의 발병 또는 중증 진행을 효과적으로 예방할 수 있게 된다. 예를 들어, 홍역, 디프테리아, 파상풍 등의 백신은 강력한 기억 B세포와 장수명 형질세포를 유도하여 거의 완벽한 수준의 장기적인 면역을 제공하는 것으로 알려져 있다.

면역 기억의 지속 시간은 병원체의 종류, 백신의 종류 및 특성, 그리고 개개인의 면역 체계 반응 강도 등 다양한 요인에 따라 달라질 수 있다. 일부 백신은 한 번의 접종으로 평생에 가까운 면역을 제공하는 반면, 인플루엔자 백신과 같이 병원체의 변이가 잦은 경우에는 매년 새로운 백신 접종이 필요하기도 하다. 이는 병원체의 유전적 변이 가능성이 면역 반응의 지속성과 기억 B세포의 유지 기간에 영향을 미치기 때문이다. 최근 개발된 mRNA 백신은 기존의 백신 플랫폼에 비해 높은 친화도와 특이성을 가진 항체와 기억 B세포를 효과적으로 생성하는 것으로 나타났으며, 추가적인 부스터 샷 접종을 통해 이미 형성된 면역 기억을 더욱 강화하고 그 지속 기간을 연장할 수 있다는 장점을 가진다.

기억 B세포와 면역 기억에 대한 심층적인 연구는 감염병 예방을 위한 백신 개발뿐만 아니라, 다양한 면역 관련 질환의 치료 및 예방 전략 개발에도 중요한 기여를 하고 있다. 예를 들어, 자가면역 질환 치료에서는 자가항원에 특이적인 기억 B세포를 표적으로 하여 선택적으로 제거하거나 그 기능을 억제하는 약물 개발이 진행되고 있으며, 암 치료 분야에서는 암 특이적인 기억 T세포와 더불어 기억 B세포를 활성화하거나 암세포를 특이적으로 인식하는 항체를 생산하도록 유도하는 면역 요법이 활발하게 연구되고 있다.

특히 전 세계적인 팬데믹 상황에서 백신의 신속한 개발과 광범위한 보급은 기억 B세포를 기반으로 한 강력하고 지속적인 면역 반응을 유도하여 전 세계적인 감염 확산을 억제하고 공중 보건 위기를 극복하는 데 결정적인 역할을 수행하였다. 결론적으로, 기억 B세포는 면역 체계가 과거의 감염 경험을 바탕으로 미래의 감염에 대해 효과적으로 방어할 수 있도록 하는 데 필수적인 존재이며, 백신은 이러한 기억 B세포의 생성과 유지를 인위적으로 유도함으로써 인류를 다양한 감염병으로부터 보호하는 데 지대한 공헌을 하고 있다. 따라서 기억 B세포와 면역 기억에 대한 지속적인 연구는 인간의 건강을 증진시키고 감염병을 효과적으로 통제하는 데 핵심적인 역할을 수행할 것이다.

Chapter 6

T림프구 발달

Contents

6장. T림프구 발달

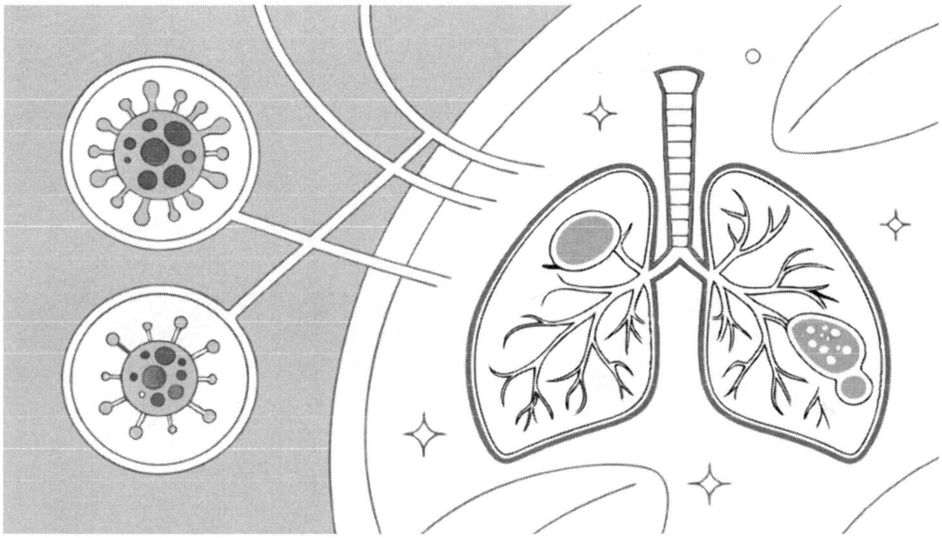

그림 6-1. T림프구 발달

T림프구 발달은 골수 유래 조혈모세포가 흉선으로 이동하며 시작된다. 흉선에서 전구 및 전-T세포 단계를 거치며, T세포 수용체(TCR) 유전자 재배열이 V(D)J 재조합을 통해 일어나 다양한 항원 인식 능력을 확보한다.

흉선 내에서 T세포는 양성 및 음성 선택을 거친다. 양성 선택은 MHC 분자 인식 능력을 부여하여 항원 제시 세포와의 상호작용을 가능하게 한다. 음성 선택은 자가항원 반응성 T세포를 제거하거나 무해화하여 자가면역 질환을 예방하고 자기-비자기 인식을 확립한다.

선택 과정을 통과한 T세포는 CD4+ Helper T세포와 CD8+ Cytotoxic T세포로 분화한다. CD4+ T세포는 면역 세포 활성화 및 조절을, CD8+ T세포는 감염 세포 파괴를 담당한다. 성숙 T세포는 흉선을 떠나 말초 림프기관으로 이동하여 항원과의 접촉을 기다린다.

T림프구 발달 이상은 면역 결핍이나 자가면역 질환을 유발할 수 있다. TCR 유전자 재배열 결함은 항원 인식 불능을, 음성 선택 실패는 자가 반응성 T세포 생존으로 이어져 질병 발생 위험을 높인다. 따라서 T림프구 발달 이해는 면역학적 원리 습득 및 임상 활용에 중요하다.

1. T림프구의 기원과 분화

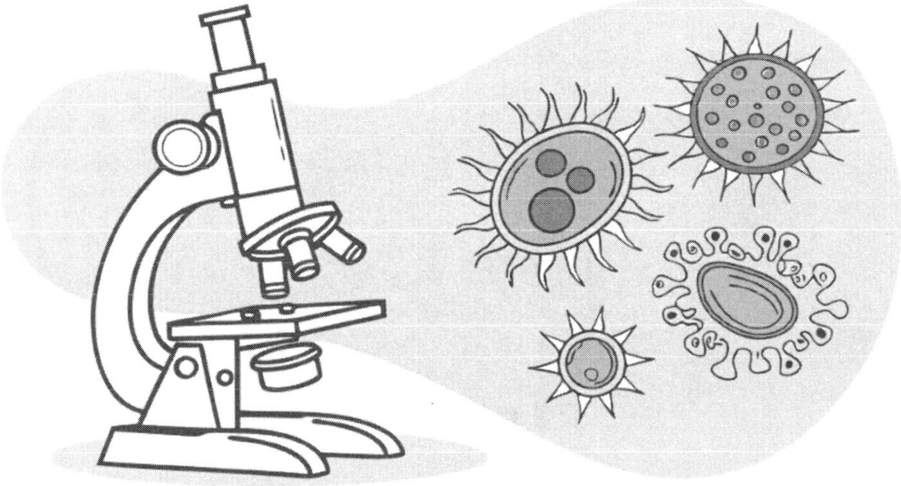

그림 6-2. 흉선에서의 T세포 발달 과정

T림프구는 면역 체계에서 중추적인 역할을 수행하는 세포로서, 외부에서 침입한 다양한 항원을 특이적으로 인식하고, 다른 면역 세포의 활성을 조절하거나 감염된 세포를 직접적으로 제거하는 핵심적인 기능을 담당한다. 이러한 T림프구의 기원은 골수 내에 존재하는 조혈모세포(hematopoietic stem cell)로부터 시작된다(그림 6-2).

조혈모세포는 스스로를 복제할 수 있는 능력을 가지며, 다양한 종류의 혈액 세포로 분화할 수 있는 다능성을 지닌다. T림프구로의 운명을 결정받은 조혈모세포는 먼저 다능성 전구세포(multipotent progenitor cell)로 분화하고, 이후 공통 림프구 전구세포(common lymphoid progenitor, CLP)라는 특정 림프구 계통의 전구세포로 발달한다. 이 CLP 세포는 골수 내의 특정 신호에 반응하여 T림프구로 분화하도록 유도되며, 혈류를 통해 골수를 떠나 T세포 발달의 주요 장소인 흉선(thymus)으로 이동하여 복잡하고 엄격한 발달 과정을 시작하게 된다.

흉선은 T세포 발달에 특화된 미세 환경을 제공하는 중요한 기관으로서, 골수에서 유래한 미성숙한 T세포 전구세포들이 다양한 단계를 거쳐 기능적인 성숙 T세포로 발달하도록 지원하며, 동시에 자신의 정상적인 성분인 자가항원에 반응하는 잠재적으로 위험한 자가 반응성 T세포를 제거하거나 무해화하는 중요한 메커니즘을 제공함으로써 자가면역 질환의 발생을 예방하는 데 핵심적인 역할을 수행한다.

흉선에서의 T세포 발달은 여러 단계로 순차적으로 진행되는데, 가장 첫 번째 단계는 전-T세포(pro-T cell) 단계이다. 이 단계에서는 T세포의 특징적인 표면 분자들이 발현되기 시작하며, 무엇보다 중요한 사건은 T세포가 항원을 인식하는 데 필수적인 T세포 수용체(T-cell receptor, TCR) 유전자 재배열이 개시되는 것이다. TCR 유전자 재배열은 B세포 수용체(BCR)의 다양성 형성과 유사한 V(D)J 재배열 메커니즘을 통해 이루어진다. TCR의 항원 결합 부위를 형성하는 α 사슬과 β 사슬의 가변 영역을 암호화하는 V(variable), D(diversity), J(joining) 유전자 세그먼트들이 무작위적으로 조합되며, 이 과정은 RAG1(Recombination-activating gene 1)과 RAG2라는 두 가지 특이적인 효소 복합체에 의해 촉진된다.

RAG 효소는 특정 염기서열 인식 부위를 인지하여 DNA를 절단하고 무작위로 선택된 V, D, J 세그먼트들을 다시 연결하는 역할을 수행한다. 또한, DNA 절단 및 재결합 부위에 뉴클레오타이드가 무작위로 삽입되거나 제거되는 N-뉴클레오타이드 첨가(N-nucleotide addition)와 같은 추가적인 변이 메커니즘이 작동하여 T세포가 인식할 수 있는 항원의 다양성을 더욱 증폭시킨다.

다음으로 이어지는 전-T세포(pre-T cell) 단계에서는 먼저 TCR β 사슬 유전자가 V(D)J 재배열을 통해 기능적인 β 사슬 단백질을 성공적으로 발현하게 되면, 이 β 사슬은 불변 사슬인 pre-Tα 사슬과 일시적으로 결합하여 세포 표면에 사전 T세포 수용체(pre-TCR)라는 복합체를 형성한다. pre-TCR은 기능적인 β 사슬이 성공적으로 생성되었음을 확인하는 일종의 검문소(checkpoint) 역할을 수행하며, 하위 신호 전달 경로를 활성화하여 T세포의 증식과 생존을 촉진하고, TCR α 사슬 유전자의 V-J 재배열을 개시하도록 유도한다.

TCR α 사슬 유전자 역시 V와 J 세그먼트의 재배열을 통해 다양한 가변 영역을 형성하며, 이 과정 또한 RAG 효소에 의해 매개된다. TCR α 사슬의 성공적인 재배열과 β 사슬과의 결합을 통해 기능적인 TCR $\alpha\beta$ 이형이량체(heterodimer)가 세포 표면에 발현되면, T세포는 미성숙 T세포(immature T cell)로 발달하며 최초로 완전한 TCR을 세포 표면에 나타내게 된다.

미성숙 T세포는 흉선 내에서 양성 선택(positive selection)과 음성 선택(negative selection)이라는 두 가지 매우 중요하고 엄격한 선택 과정을 거치게 된다. 양성 선택은 미성숙 T세포가 자신의 MHC(Major Histocompatibility Complex) 분자를 적절히 인식할 수 있는 능력을 갖추도록 하는 과정이다. 흉선 피질 상피 세포(thymic cortical epithelial cell, cTEC) 표면에 발현된 MHC class I 분자를 인식하는 T세포는 세포 표면에 CD8 보조 수용체를 발현하는 CD8+ T세포로 분화하도록 운명이 결정되고, MHC class II 분자를 인식하는 T세포는 CD4 보조 수용체를 발현하는 CD4+ T세포로 분화하도록 결정된다. 자신의 MHC 분자를 전혀 인식하지 못하는 T세포는 생존 신호를 받지 못하여 세포자살(apoptosis)이라는 프로그램된 세포 사멸 과정을 통해 제거된다. 이러한 양성 선택 과정을 통해 T세포는 자신의 MHC 분자에 의해서만 제시되는 항원 조각을 인식할 수 있는 능력을 획득하게 된다.

다음으로 이어지는 음성 선택은 흉선 수질 상피 세포(thymic medullary epithelial cell, mTEC)와 수지상 세포(dendritic cell)를 포함한 다양한 항원 제시 세포(APC) 표면에 발현된 자신의 정상적인 성분인 자가항원(self-antigen)에 대해 T세포 수용체가 너무 강하게 반응하는 자가 반응성 T세포를 제거하거나 무해화하여 자가면역 질환의 발생을 예방하는 중요한 과정이다. 흉선 수질 세포는 AIRE(Autoimmune Regulator)라는 특수한 전사 인자를 발현하여 신체 전반에 걸쳐 발현되는 다양한 자가항원을 MHC 분자에 탑재하여 발달 중인 T세포에 제시한다.

만약 T세포가 제시된 자가항원을 높은 친화력으로 강력하게 인식하는 경우, 이는 잠재적으로 자신의 조직을 공격할 수 있는 위험한 자가 반응성 T세포로 간주되어 세포자살(apoptosis)을 통해 제거된다. 일부 자가 반응성 T세포는 리셉터 편집(receptor editing)이라는 메커니즘을 통해 TCR α 사슬 유전자 재배열을 다시 시도하여 자가 반응성을 소실한 새로운 TCR을 발현하도록 유도되거나, 아네르지(anergy)라는 기능적 무반응 상태로 유도되어 말초에서 활성화되지 못하도록 조절될 수 있다. 이러한 엄격한 양성 및 음성 선택 과정을 통해 흉선을 떠나는 성숙 T세포는 외부 비자기 항원에 대해서는 효과적으로 반응하면서도 자신의 정상적인 성분에 대해서는 반응하지 않는 자기-

비자기 인식(self/non-self recognition) 능력을 획득하게 된다.

음성 선택 과정을 성공적으로 통과한 T세포는 최종적으로 성숙 T세포로 발달하며, 세포 표면에 CD4 또는 CD8 보조 수용체를 발현하는 CD4+ T세포(Helper T세포) 또는 CD8+ T세포(Cytotoxic T세포)의 두 가지 주요 아형으로 분화하게 된다. CD4+ T세포는 주로 다른 면역 세포(B세포, 대식세포 등)를 활성화시키고 면역 반응을 조절하는 Helper 역할을 수행하며, CD8+ T세포는 바이러스에 감염된 세포나 암세포와 같이 비정상적인 세포를 직접적으로 인식하고 파괴하는 세포 독성 기능을 담당한다. 이러한 성숙한 T세포는 흉선을 떠나 혈액을 통해 말초 림프 기관(림프절, 비장 등)으로 이동하여 외부 항원에 노출될 때까지 순환하며 면역 감시 활동을 수행한다. 항원에 노출된 T세포는 항원 제시 세포로부터 적절한 자극 신호를 받으면 활성화되어 클론 증식을 통해 수를 늘리고, Effector 기능을 수행하여 면역 반응을 조절하거나 병원체를 직접 제거하는 역할을 수행하게 된다.

T림프구의 흉선 내 발달 과정은 항원 인식 다양성 확보와 자가 관용 형성을 위한 매우 정교하고 엄격한 메커니즘을 포함하며, 이 과정에 이상이 발생하면 심각한 면역 관련 질환이 초래될 수 있다. 예를 들어, RAG 유전자 결함과 같은 TCR 유전자 재배열 과정의 근본적인 결함은 T세포가 기능적인 TCR을 발현하지 못하여 항원을 효과적으로 인식하고 반응할 수 없는 심각한 선천성 면역 결핍증을 유발할 수 있다.

또한, 흉선에서의 음성 선택 과정에 결함이 발생하여 자가 반응성 T세포가 제대로 제거되지 못하고 말초로 유출되면 자신의 정상적인 조직을 공격하는 자가 반응성 T세포가 활성화되어 제1형 당뇨병, 다발성 경화증과 같은 다양한 자가면역 질환의 발생 위험을 크게 증가시킬 수 있다. 따라서 T림프구의 흉선 내 발달 과정을 정확히 이해하는 것은 면역학의 핵심 원리를 습득하고, 다양한 면역 질환의 발병 기전을 밝히며, 효과적인 진단 및 치료 전략을 개발하는 데 필수적인 토대를 제공한다.

더 나아가, T림프구 발달 및 기능에 대한 지속적인 연구는 감염병 예방을 위한 백신 개발과 암, 자가면역 질환과 같은 다양한 질병에 대한 혁신적인 면역 요법 개발에 중요한 기여를 하며, 궁극적으로 인간의 건강을 증진시키는 데 핵심적인 역할을 수행할 것이다.

2. T세포 수용체(TCR) 형성

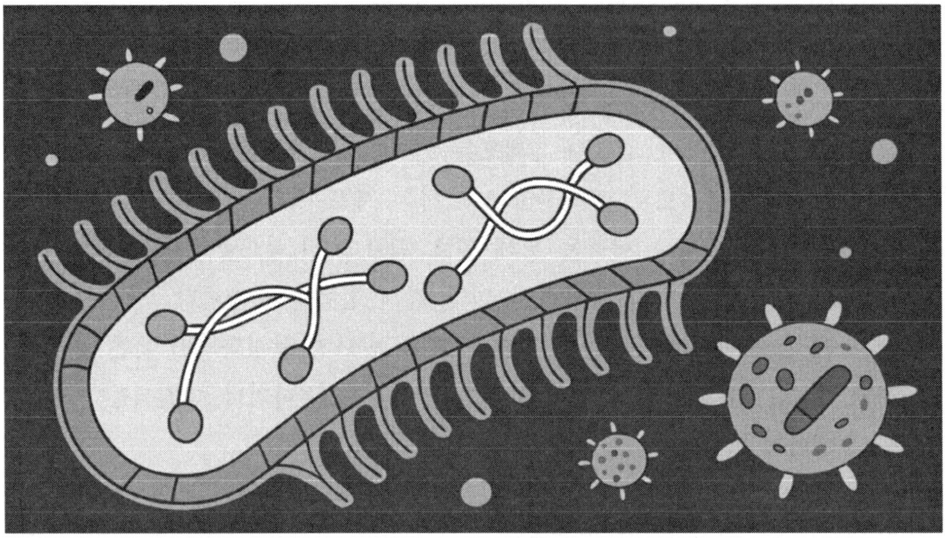

그림 6-3. TCR 다양성의 생성과 MHC 제한성

T 세포 수용체(TCR) 형성은 우리 몸의 적응 면역 반응에서 중심적인 역할을 수행하는 매우 정교한 과정이다. TCR은 T 림프구 세포막 표면에 발현되는 독특한 단백질 복합체로서, 외부에서 침입한 광범위한 종류의 병원체에서 유래된 다양한 항원 조각들을 특이적으로 인식하여 T 세포를 활성화시키는 핵심적인 기능을 담당한다(그림 6-3).

활성화된 T 세포는 감염된 체내 세포를 직접적으로 제거하거나, 다른 중요한 면역 세포들의 기능을 정밀하게 조절함으로써 우리 몸을 외부의 위협으로부터 효과적으로 보호하는 데 필수적인 역할을 수행한다. TCR이 이처럼 놀라울 정도로 다양한 항원들을 인식하고 효율적으로 작용하기 위해서는 두 가지 핵심적인 특징이 반드시 필요하다. 바로 TCR 다양성의 생성과 MHC 제한성이라는 독특한 성질이다.

TCR은 알파(α) 사슬과 베타(β) 사슬이라는 두 개의 서로 다른 단백질 사슬로 구성된 이종 이량체 구조를 가지고 있다. 각 단백질 사슬의 N-말단 부위에는 가변(V) 영역이라고 불리는 특수한 부위가 존재하는데, 이 가변 영역이 외부에서 유래한 항원 펩타이드와 우리 몸의 주요 조직적합성 복합체(MHC) 분자가 서로 결합하여 형성된 복합체에 매우 특이적으로 결합함으로써, 어떤 특정 항원을 인식할지를 결정하는 핵심적인 역할을 수행한다. 우리 몸의 유전체에는 제한된 수의 유전자 조각들만이 존재하지만, V(D)J

재조합이라고 명명된 매우 독특하고 정교한 유전자 재배열 메커니즘을 통해 상상을 초월할 정도로 엄청난 다양성을 지닌 수많은 종류의 TCR을 만들어낼 수 있는 놀라운 능력을 가지고 있다.

V(D)J 재조합이라는 복잡한 유전자 재배열 과정은 T 세포가 아직 완전히 성숙하기 이전 단계, 즉 흉선이라고 불리는 중요한 면역 기관 내에서 일어나는 일련의 정밀한 단계를 포함한다. 알파 사슬 유전자 좌위에는 다양한 종류의 V 유전자 세그먼트와 J 유전자 세그먼트가 존재하며, 베타 사슬 유전자 좌위에는 V, D, 그리고 J 유전자 세그먼트들이 존재한다. 재조합 과정 중에 각 사슬마다 하나의 V 유전자 세그먼트, (베타 사슬의 경우 하나의 D 유전자 세그먼트 포함), 그리고 하나의 J 유전자 세그먼트가 무작위적으로 선택되어 서로 정밀하게 연결된다.

더욱이, 이처럼 유전자 세그먼트들이 연결되는 부위에서는 무작위적인 염기쌍들이 새롭게 삽입되거나 기존의 염기쌍들이 제거되는 현상이 발생하는데, 이를 N 영역 다양성이라고 명명한다. 이러한 무작위적인 유전자 세그먼트 조합과 연결 부위에서의 무작위적인 염기쌍 변화는 결과적으로 TCR의 가변 영역에 엄청난 수준의 다양성을 부여하게 되고, 이는 TCR이 인식할 수 있는 항원의 종류를 기하급수적으로 증가시키는 핵심적인 요인이 된다.

T 세포는 B 세포와는 근본적으로 다른 방식으로 항원을 인식하는데, 자유롭게 용해된 형태의 온전한 항원 분자를 직접적으로 인식하는 것이 아니라, 항원 제시 세포(APC)라고 불리는 특수한 기능을 수행하는 세포들의 표면에 있는 주요 조직적합성 복합체(MHC) 분자에 결합된 작은 펩타이드 형태의 항원 조각만을 인식할 수 있는 매우 독특한 특징을 가지고 있다. 이러한 현상을 MHC 제한성이라고 명명한다. MHC 분자에는 클래스 I과 클래스 II라는 두 가지 주요 종류가 존재하는데, 각각 다른 종류의 T 세포에게 특정한 종류의 항원을 제시하는 중요한 역할을 수행한다.

MHC 클래스 I 분자는 주로 세포 내부에서 합성된 단백질 조각, 예를 들어 바이러스에 감염된 세포 내에서 생성되는 바이러스 단백질 조각과 같은 것들을 제시한다. 이 MHC 클래스 I-펩타이드 복합체는 CD8 양성 T 세포, 즉 세포 독성 T 세포라고 불리는 특정 종류의 T 세포에 의해 특이적으로 인식된다. 세포 독성 T 세포는 이러한 복합체를 인식하게 되면, 감염된 세포를 직접적으로 파괴하는 강력한 세포 사멸 기능을 활성화시킨다.

반면에 MHC 클래스 II 분자는 외부 환경에서 유래한 단백질 항원, 예를 들어 세균에서 유래한 단백질과 같은 것들을 항원 제시 세포가 세포 내부에서 처리하여 생성한 작은 펩타이드 조각들을 제시한다. 이 MHC 클래스 II-펩타이드 복합체는 CD4 양성 T 세포, 즉 헬퍼 T 세포라고 불리는 또 다른 중요한 종류의 T 세포에 의해 특이적으로 인식된다. 헬퍼 T 세포는 이러한 복합체를 인식하게 되면, 사이토카인이라고 불리는 다양한 종류의 신호 단백질들을 분비하여 다른 면역 세포들, 예를 들어 B 세포나 대식세포와 같은 세포들의 기능을 활성화시키거나 정밀하게 조절하는 매우 중요한 역할을 수행한다.

MHC 제한성이라는 특징 덕분에 T 세포는 우리 몸의 정상적인 세포가 아니라 외부에서 침입한 병원체에 감염된 세포나 외부 항원만을 매우 정확하게 인식하고 효과적으로 제거할 수 있게 된다. T 세포가 흉선 내에서 성숙하는 복잡한 발달 과정 중에는 양성 선택이라는 매우 중요한 단계가 포함되어 있는데, 이 과정을 통해서 T 세포는 자기 자신의 MHC 분자를 적절한 수준의 친화력으로 인식하는 능력, 즉 자기 MHC 제한성을 획득하게 된다.

결론적으로, TCR 형성은 V(D)J 재조합이라는 정교한 유전자 재배열 메커니즘을 통해 상상 이상의 다양성을 확보하고, MHC 분자에 제시된 특정 펩타이드 항원만을 인식하는 MHC 제한성이라는 핵심적인 특징을 가진다. 이 두 가지 특징이 서로 긴밀하게 상호작용하면서 우리 몸이 예측 불가능할 정도로 다양한 종류의 병원체에 대해 매우 효과적이고 특이적인 적응 면역 반응을 일으킬 수 있도록 하는 근본적이고 필수적인 기반을 제공하는 것이라고 명확하게 이해할 수 있다. 이는 생명체의 놀라운 적응 능력과 정교한 조절 메커니즘을 보여주는 대표적인 사례라고 할 수 있다.

3. 양성 선택과 음성 선택

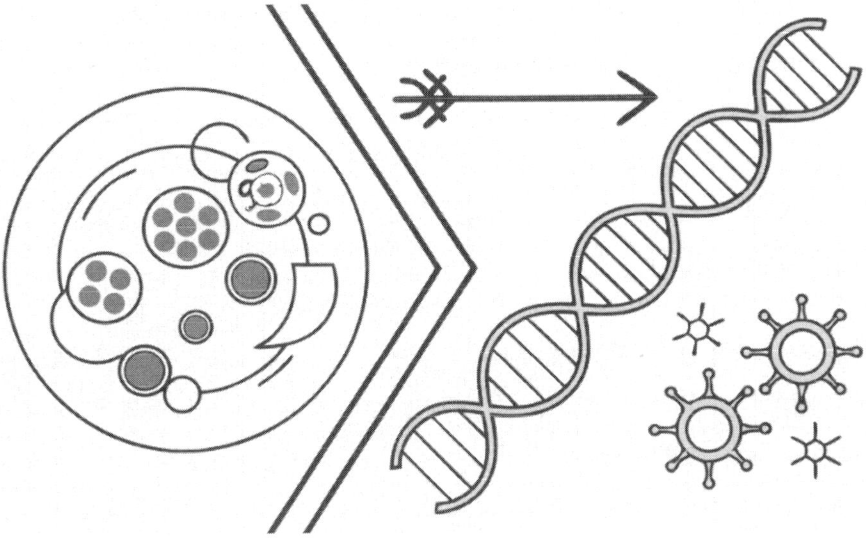

그림 6-4. T세포의 관용 형성 과정

T 세포는 골수에서 기원하여 흉선에서 성숙하는 과정을 거치며, 이 과정은 효과적인 면역 반응과 자기 관용 확립에 필수적이다. 흉선에서의 T 세포 발달은 외부 병원체에 대한 방어 능력을 갖춘 T 세포를 선별하는 동시에, 자신의 정상 세포를 공격하는 자가 반응성 T 세포를 제거하여 자가 면역 질환을 예방하는 데 중요한 역할을 한다. 이러한 기능을 수행하는 핵심 단계가 바로 양성 선택과 음성 선택이다(그림 6-4).

흉선으로 이동한 초기 T 세포는 아직 T 세포 수용체(TCR)를 발현하지 않은 상태에서 TCR 유전자 재배열을 통해 다양한 TCR을 발현한다. 이 무작위적인 재조합은 다양한 TCR을 생성하지만, 일부는 기능적이지 않거나 자가 항원에 반응성을 가질 수 있다. 따라서 흉선에서는 기능적인 TCR을 가진 T 세포를 선별하고, 자가 반응성 T 세포를 제거하는 두 가지 주요 선택 과정이 진행된다.

양성 선택은 주로 흉선 피질에서 일어나며, 새로 생성된 T 세포가 자신의 주요 조직적합성 복합체(MHC) 분자를 인식할 수 있는지를 확인하는 단계이다. MHC 분자는 항원 제시 세포 표면에 발현되어 펩타이드 항원을 T 세포에게 제시하며, T 세포는 TCR을 통해 MHC 분자와 결합된 펩타이드를 인식한다. 효과적인 면역 반응을 위해서는 T 세포가 외부 항원 펩타이드와 함께 자신의 MHC 분자를 적절한 친화력으로 인식해야 한다.

흉선 피질 상피 세포는 MHC 클래스 I 및 II 분자를 발현하고 자가 펩타이드를 제시한다. TCR을 통해 MHC-자가 펩타이드 복합체와 상호작용하는 T 세포 중 MHC 분자를 적절히 인식하는 세포만 생존 신호를 받아 다음 단계로 진행한다. 또한, 양성 선택은 T 세포가 인식하는 MHC 종류에 따라 CD4 또는 CD8 양성 T 세포로 분화하는 운명을 결정한다. MHC 클래스 II 인식은 CD4 발현을, MHC 클래스 I 인식은 CD8 발현을 유도한다. 양성 선택을 통과한 T 세포는 자신의 MHC 분자에 제한되어 외부 항원을 인식하고 반응할 수 있게 된다.

양성 선택을 거친 T 세포는 흉선 수질로 이동하여 음성 선택을 받는다. 음성 선택은 흉선 내 다양한 자가 항원에 대해 너무 강한 반응성을 보이는 T 세포를 제거하는 과정이다. 자가 반응성 T 세포가 말초로 유출되면 자가 면역 질환을 유발할 수 있다. 흉선 수질에는 흉선 상피 세포, 수지상 세포, 대식 세포 등 다양한 항원 제시 세포가 존재하며, 이들은 다양한 자가 항원을 MHC 분자를 통해 T 세포에게 제시한다.

제시된 MHC-자가 항원 복합체를 높은 친화력으로 인식하는 T 세포는 자가 반응성으로 판단되어 세포 사멸(클론 삭제)된다. 흉선 내 모든 자가 항원이 발현되는 것은 아니므로, 조직 특이적 자가 항원에 반응하는 T 세포가 말초로 유출되는 것을 방지하기 위해 말초 관용 메커니즘이 존재한다. 음성 선택을 통과한 T 세포는 자가 항원에 대한 강한 반응성이 없어 말초 조직으로 이동하여 외부 병원체에 대한 면역 감시 및 방어 기능을 수행하는 성숙한 T 세포로 활동한다.

양성 선택과 음성 선택은 T 세포가 외부 침입자에 효과적으로 반응하면서도 자신의 정상적인 성분에는 반응하지 않는 관용 상태를 확립하는 데 필수적인 상호 보완적인 과정이다. 양성 선택은 MHC 제한성을 부여하여 면역 반응의 기본 틀을 형성하고, 음성 선택은 잠재적으로 위험한 자가 반응성 T 세포를 제거하여 자가 면역 질환 발생 위험을 최소화한다. 흉선에서의 T 세포 선택 과정은 효율적이지만 완벽하지 않아 일부 자가 반응성 T 세포가 말초로 유출될 수 있으며, 이러한 세포들은 말초 관용 메커니즘에 의해 억제되거나 제거된다.

하지만 이러한 메커니즘이 실패하면 자가 면역 질환이 발생할 수 있다. 결론적으로, 흉선에서의 양성 선택과 음성 선택은 효과적인 면역 반응과 자기 관용이라는 두 가지 중요한 목표를 동시에 달성하는 데 필수적인 정교한 과정이다. 이 과정을 통해 우리 몸은 외부 위협으로부터 스스로를 보호하고, 자신의 건강한 조직을 보존하는 정밀한 면역 체계를 유지할 수 있다.

4. CD4+와 CD8+ T세포의 역할

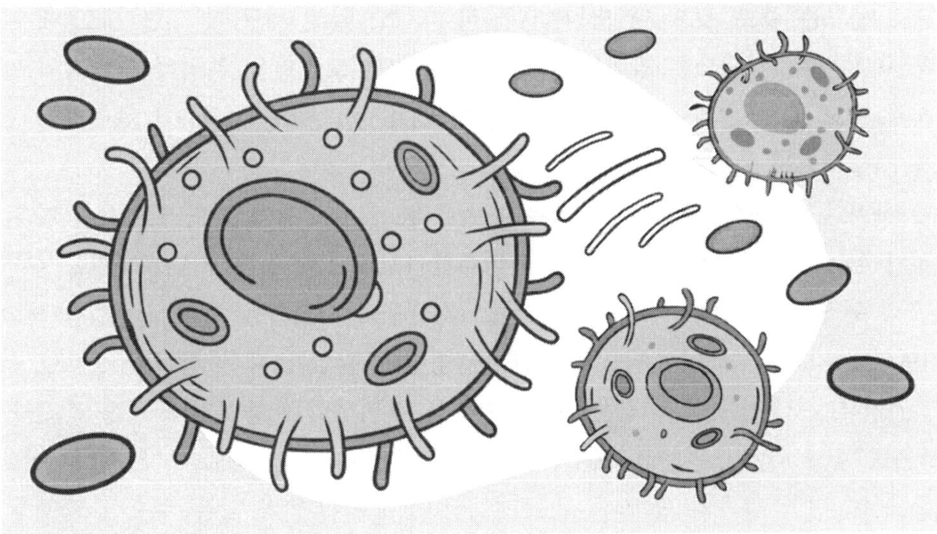

그림 6-5. CD4+와 CD8+ T세포

CD4+ T 세포와 CD8+ T 세포는 적응 면역 체계의 핵심 구성 요소로서, 외부 침입자에 대한 특이적인 방어 반응을 수행하는 데 필수적인 역할을 담당한다. 이 두 종류의 T 세포는 세포 표면에 발현하는 특정 단백질 표지자인 CD 분자를 통해 구별되며, 각각 Helper T 세포와 Cytotoxic T 세포라는 기능적 명칭으로 널리 알려져 있다. 이들은 인식하는 항원의 종류, 상호작용하는 MHC 분자, 그리고 궁극적으로 수행하는 면역학적 기능에서 뚜렷한 차이를 보인다(그림 6-5).

CD4+ T 세포, 즉 Helper T 세포는 세포 표면에 CD4라는 보조 수용체 단백질을 발현하는 T 세포의 한 종류이다. 이들은 항원 제시 세포(APC)인 수지상 세포, 대식세포, B 세포 등이 제시하는 외래 항원 펩타이드를 주요 조직적합성 복합체(MHC) 클래스 II 분자를 통해 인식한다. MHC 클래스 II 분자는 주로 세포 외부에서 유입된 항원, 예를 들어 세균, 바이러스, 곰팡이, 기생충 등의 단백질 조각들을 제시한다. CD4+ T 세포가 자신의 T 세포 수용체(TCR)를 통해 특이적인 항원을 인식하고 활성화되면, 다양한 종류의 사이토카인이라는 용해성 신호 분자를 분비하여 광범위한 면역 반응을 조절하고 증폭시키는 핵심적인 역할을 수행한다.

Helper T 세포는 분비하는 사이토카인의 종류와 그에 따른 기능적 특성에 따라 다양한 아형으로 세분화될 수 있다. 대표적인 아형으로는 Th1, Th2, Th17 세포 등이 있다. Th1 세포는 주로 세포 내 병원체(예: 바이러스, 일부 세균)에 대한 세포 매개 면역 반응을 촉진하며, 인터페론-감마(IFN-γ)와 같은 사이토카인을 분비하여 대식세포를 활성화시켜 세포 내 병원체를 제거하도록 돕고, CD8+ T 세포의 기능을 증진시켜 감염된 세포를 사멸시키는 능력을 강화한다.

Th2 세포는 기생충 감염이나 알레르기 반응과 관련된 체액성 면역 반응을 촉진하며, 인터류킨-4(IL-4), 인터류킨-5(IL-5), 인터류킨-13(IL-13) 등의 사이토카인을 분비하여 B 세포의 활성화 및 항체 생성을 유도하고, 호산구의 활성화를 통해 기생충을 제거하는 데 기여한다. Th17 세포는 세포외 세균 및 곰팡이 감염에 대한 방어에 중요한 역할을 하며, 인터류킨-17(IL-17)과 같은 사이토카인을 분비하여 호중구의 동원을 촉진하고 염증 반응을 유도하여 병원체를 제거한다. 이처럼 Helper T 세포는 다양한 사이토카인 분비를 통해 면역 반응의 방향과 강도를 결정하는 '지휘자'와 같은 중요한 역할을 수행하며, B 세포가 항체를 생산하도록 돕는 기능을 통해 체액성 면역 반응에도 기여한다.

CD8+ T 세포, 즉 Cytotoxic T 세포는 세포 표면에 CD8이라는 또 다른 보조 수용체 단백질을 발현하는 T 세포의 한 종류이다. 이들은 바이러스에 감염된 세포나 종양 세포와 같이 세포 내부에 비정상적인 항원을 발현하는 세포들이 제시하는 내인성 항원 펩타이드를 MHC 클래스 I 분자를 통해 인식한다. MHC 클래스 I 분자는 우리 몸의 모든 핵을 가진 세포 표면에 발현되며, 세포 내부에서 정상적으로 또는 비정상적으로 생성된 단백질 조각들을 제시한다. CD8+ T 세포가 자신의 TCR을 통해 특이적인 항원을 인식하고 활성화되면, 퍼포린과 그랜자임과 같은 강력한 세포 독성 물질을 분비하여 표적 세포를 직접적으로 파괴하는 '실행자' 역할을 수행한다.

퍼포린은 표적 세포의 세포막에 구멍을 형성하여 세포의 투과성을 증가시키고, 그랜자임은 이 구멍을 통해 세포 내부로 침투하여 세포 사멸(apoptosis)을 유도하는 효소이다. 또한, 활성화된 CD8+ T 세포는 Fas 리간드(FasL)라는 표면 단백질을 발현하여 표적 세포 표면의 Fas 수용체와 결합함으로써 세포 사멸 신호를 직접적으로 전달하기도 한다.

이러한 다양한 메커니즘을 통해 Cytotoxic T 세포는 바이러스에 감염된 세포나 암세포와 같이 우리 몸에 위협이 되는 비정상적인 세포들을 선택적으로 제거하여 감염 확산 및 종양 성장을 효과적으로 억제하는 데 매우 중요한 역할을 수행한다. 흥미롭게도, CD8+ T 세포의 완전한 활성화에는 일반적으로 Helper T 세포가 분비하는 사이토카인, 특히 인터류킨-2(IL-2)의 도움이 필요한 경우가 많다.

요약하자면, CD4+ Helper T 세포와 CD8+ Cytotoxic T 세포는 모두 적응 면역 반응에 필수적인 역할을 수행하지만, 그 기능과 작용 메커니즘에는 뚜렷한 차이가 있다. Helper T 세포는 주로 MHC 클래스 II 분자를 통해 외부 항원을 인식하고 사이토카인을 분비하여 면역 반응을 조절하고 지휘하는 역할을 수행하는 반면, Cytotoxic T 세포는 MHC 클래스 I 분자를 통해 세포 내부의 비정상적인 항원을 인식하고 세포 독성 물질을 분비하여 표적 세포를 직접적으로 파괴하는 역할을 수행한다. 이 두 종류의 T 세포는 서로 협력적으로 작용하여 우리 몸을 다양한 종류의 병원체와 비정상적인 세포로부터 효과적으로 보호하는 복잡하고 정교한 면역 체계를 구성한다.

5. T세포 활성화와 증식

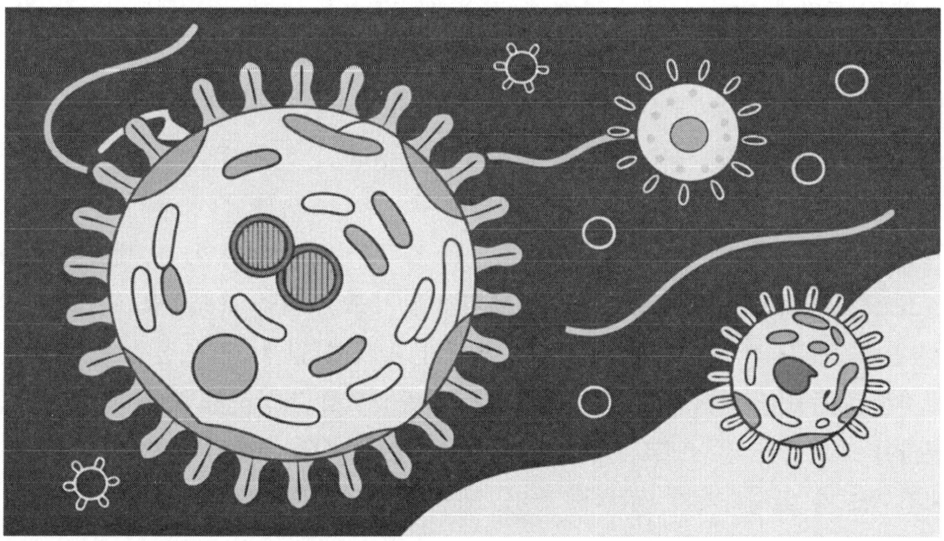

그림 6-6. 공동 자극 신호와 사이토카인

T 세포 활성화와 증식은 적응 면역 반응의 시작과 확장에 필수적인 과정이며, 단순히 T 세포 수용체(TCR)가 항원-주조직적합성 복합체(MHC) 분자 복합체를 인식하는 것만으로는 충분하지 않다. 완전한 T 세포 활성화와 그에 따른 증식 및 기능 발휘를 위해서는 TCR 신호 외에 추가적인 신호, 즉 공동 자극 신호와 다양한 사이토카인 신호가 반드시 필요하다. 이러한 다단계의 활성화 메커니즘은 T 세포가 불필요하게 활성화

되어 자가 면역 질환을 유발하는 것을 방지하고, 실제 병원체 침입 상황에서만 강력하고 효과적인 면역 반응을 유도하는 데 결정적인 역할을 수행한다(그림 6-6).

T 세포 활성화의 첫 번째 단계는 T 세포 표면에 발현된 TCR이 항원 제시 세포(APC) 표면의 MHC 분자에 제시된 특정 펩타이드 항원을 특이적으로 인식하는 것이다. CD4+ T 세포는 MHC 클래스 II 분자에 제시된 외래 항원을 인지하고, CD8+ T 세포는 MHC 클래스 I 분자에 제시된 내인성 항원을 인식한다. TCR이 항원-MHC 복합체와 결합하면 세포 내 신호 전달 경로가 활성화되어 T 세포 활성화의 초기 단계를 촉발한다. 그러나 이 첫 번째 신호만으로는 T 세포가 완전히 활성화되어 증식하고 기능적인 효과기 T 세포로 분화하기에는 부족하다.

T 세포의 완전한 활성화를 위해서는 첫 번째 TCR 신호와 동시에 두 번째 공동 자극 신호가 필수적으로 요구된다. 이 공동 자극 신호는 APC 표면에 발현된 공동 자극 분자와 T 세포 표면에 발현된 해당 수용체 간의 상호작용을 통해 전달된다. 가장 잘 알려진 공동 자극 분자-수용체 쌍은 APC의 B7 분자(B7-1 또는 CD80, B7-2 또는 CD86)와 T 세포의 CD28 분자이다. TCR이 항원-MHC 복합체와 결합하는 동안 CD28이 B7 분자와 결합하면 T 세포 내부로 추가적인 활성화 신호가 전달되어 T 세포의 완전한 활성화, 생존, 증식 및 사이토카인 생산을 촉진한다. 만약 TCR이 항원-MHC 복합체를 인식하는 첫 번째 신호만 존재하고 공동 자극 신호가 없다면, T 세포는 활성화되지 않고 오히려 무반응 상태(anergy)에 빠지거나 세포 사멸을 유도받을 수 있다.

이러한 공동 자극 신호의 필요성은 T 세포가 자가 항원에 대해 잘못 활성화되는 것을 방지하는 중요한 안전 장치 역할을 한다. 일반적으로 정상적인 체내 세포는 공동 자극 분자를 발현하지 않으므로, 자가 항원을 제시하는 체내 세포와의 TCR 상호작용만으로는 T 세포가 활성화되지 않는다. 반면, 병원체 감염 상황에서는 APC가 병원체 성분에 의해 활성화되어 MHC 분자와 함께 공동 자극 분자를 동시에 발현하므로, TCR 신호와 공동 자극 신호가 함께 전달되어 효과적인 T 세포 활성화를 유도할 수 있다.

TCR 신호와 공동 자극 신호 외에도 다양한 사이토카인들이 T 세포의 활성화, 증식, 분화 및 기능 발휘에 중요한 영향을 미친다. 활성화된 T 세포 스스로도 다양한 사이토카인을 생산하여 자가 자신 또는 주변의 다른 면역 세포들의 기능을 조절한다. 예를 들어, 인터류킨-2(IL-2)는 T 세포 활성화의 핵심적인 사이토카인 중 하나이다. TCR과 CD28을 통한 공동 자극을 받은 T 세포는 IL-2를 생산하고 동시에 IL-2 수용체를 발현한다.

분비된 IL-2는 동일한 T 세포(자가 분비) 또는 주변의 다른 T 세포(측분비)에 작용하여 강력한 증식 신호를 전달하고 생존을 촉진하며 효과기 T 세포로의 분화를 유도한다. 또한, 다른 사이토카인들은 T 세포가 특정 기능적 아형(예: Th1, Th2, Th17, Treg, Tc1)으로 분화하는 방향을 결정하는 데 중요한 역할을 한다. 예를 들어, 인터페론-감마(IFN-γ)와 인터류킨-12(IL-12)는 CD4+ T 세포를 Th1 세포로 분화시키는 데 기여하고, 인터류킨-4(IL-4)는 Th2 세포로의 분화를 유도하며, TGF-β와 IL-6는 Th17 세포 분화를 촉진한다. 뿐만 아니라, 외부 환경에서 생성되는 특정 사이토카인들도 T 세포 활성화 및 기능에 영향을 미칠 수 있다. 예를 들어, 선천 면역 세포가 감염 초기 단계에서 분비하는 사이토카인들은 주변 T 세포의 활성화 및 분화 방향을 결정하는 데 중요한 역할을 한다.

결론적으로, T 세포의 활성화와 증식은 TCR-항원/MHC 복합체 상호작용이라는 첫 번째 신호와 APC로부터 제공되는 공동 자극 신호라는 두 번째 신호의 통합적인 작용을 통해 정밀하게 조절된다. 공동 자극 신호는 T 세포가 불필요하게 활성화되는 것을 방지하고, 실제 병원체 침입 상황에서만 효과적인 면역 반응을 유도하는 데 필수적인 안전 장치 역할을 수행한다. 또한, 다양한 사이토카인들은 활성화된 T 세포의 증식, 생존, 분화 및 기능 발휘를 조절하는 데 중요한 역할을 하며, 면역 반응의 종류와 강도를 결정하는 데 기여한다. 이러한 다단계의 신호 전달 시스템은 T 세포가 외부 위협에 대해 효과적이고 정교한 면역 반응을 수행하는 데 필수적인 메커니즘이다.

Chapter 7

주조직적합복합체 및 T세포 수용체

Contents

7장. 주조직적합복합체 및 T세포 수용체

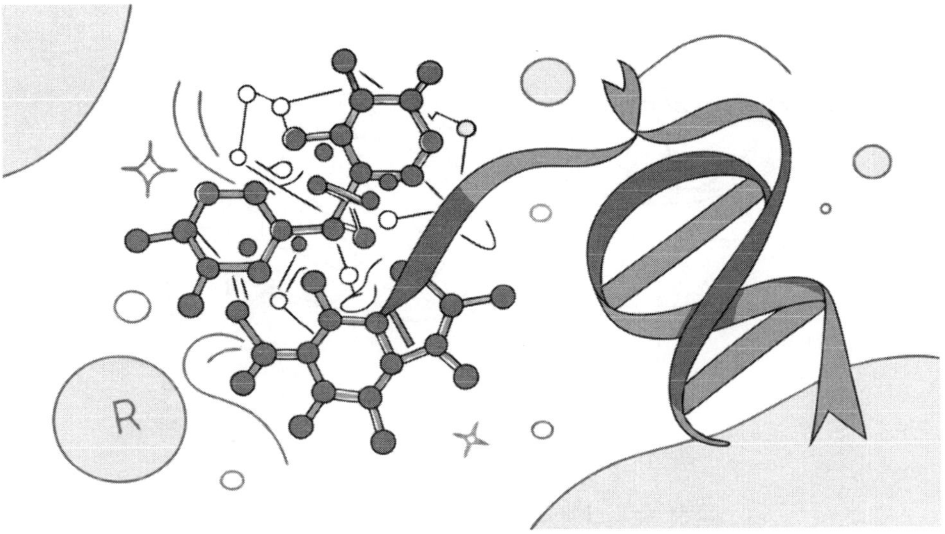

그림 7-1. 주조직적합복합체(MHC) 및 T세포 수용체

주조직적합복합체(MHC)와 T세포 수용체(TCR)는 적응 면역의 핵심 요소이다. MHC는 항원 제시 세포(APC) 표면에 발현되어 외부 유래 펩타이드를 T세포에 제시한다. MHC 클래스 I은 세포 내 펩타이드를 CD8+ T세포에, MHC 클래스 II는 외부 유래 펩타이드를 CD4+ T세포에 제시하며, 이는 T세포가 인식할 항원의 출처를 결정한다(그림 7-1).

TCR은 T세포 표면에 존재하는 단백질로, α 및 β 사슬의 가변 영역이 MHC-펩타이드 복합체를 특이적으로 인식한다. TCR 다양성은 V(D)J 재조합을 통해 생성되며, 무작위 조합과 변이로 다양한 항원을 인식할 수 있다.

MHC는 항원을 제시하고, TCR은 이를 인식하며, T세포는 TCR이 MHC-펩타이드 복합체와 결합해야 활성화된다. 이 과정은 MHC 제한성을 기반으로 하며, 흉선에서 선택된 T세포는 자가 반응성을 제거하고 말초에서 면역 감시를 수행한다. MHC와 TCR의 협력은 외부 침입 방어와 자기 관용 유지에 필수적이다.

1. MHC의 구조와 기능

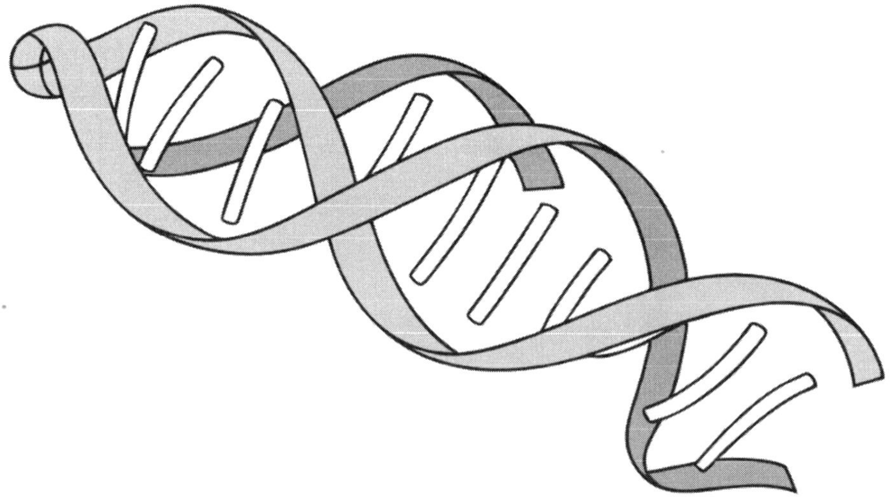

그림 7-2. MHC Class I과 Class II의 차이

주조직적합복합체(MHC)는 척추동물 면역 체계에서 아주 중요한 세포 표면 당단백질 집단으로서, 외부에서 왔거나 세포 내부에서 만들어진 항원 펩타이드를 T 세포에게 보여주는 핵심적인 역할을 수행한다. MHC 분자는 T 세포가 '나'와 '남'을 구별하는 자기-비자기 인식의 핵심 분자이며, 외부 침입자인 비자기 항원에 대해서만 특이적인 면역 반응을 효과적으로 유도하는 데 필수적인 매개체 기능을 담당한다(그림 7-2).

MHC 분자는 그 구조적 특징과 기능적 역할에 따라 크게 MHC 클래스 I과 MHC 클래스 II라는 두 가지 주요 부류로 나뉘며, 이 두 종류의 MHC 분자는 발현되는 세포의 종류, 제시하는 항원의 기원, 그리고 상호작용하는 T 세포의 종류에서 뚜렷하고 중요한 차이점을 나타낸다. 이러한 차이점은 면역 체계가 다양한 종류의 위협에 대해 적절하고 특이적인 방어 반응을 수행하도록 정교하게 조절되는 기반을 제공한다.

MHC 클래스 I 분자는 우리 몸의 거의 모든 핵을 가진 세포의 세포막 표면에 광범위하게 발현된다. 이러한 광범위한 발현 양상은 바이러스에 감염된 세포나 암세포와 같이 세포 내부에서 비정상적인 단백질이 생성될 수 있는 모든 세포가 잠재적인 면역 감시의 대상이 되어야 하기 때문이다. MHC 클래스 I 분자는 하나의 긴 α 사슬(heavy chain)과 작은 β2-마이크로글로불린(β2-microglobulin, β2m)이라는 두 개의 폴리펩타이드 사슬로 구성된 이종 이량체 구조를 가진다. 긴 α 사슬은 세포막을 관통하는 부위와 세포 외부로 돌출된 세 개의 도메인(α1, α2, α3)을 가지고 있으며, 이 중 α1 및 α2 도메인은 펩타이드 결합 홈(peptide-binding groove)이라는 특수한 구조를 형성한다.
이 펩타이드 결합 홈에는 세포 내부에서 단백질 분해 효소인 프로테아좀(proteasome)에 의해 잘게 분해된 8개에서 11개의 아미노산으로 이루어진 비교적 짧은 펩타이드 조각이 결합된다. α3 도메인은 CD8+ T 세포의 보조 수용체인 CD8 분자와 특이적으로 상호작용하는 부위로서, MHC 클래스 I 분자와 CD8+ T 세포 간의 안정적인 결합을 매개하고 T 세포 활성화에 중요한 역할을 수행한다. MHC 클래스 I 분자의 주요 기능은 세포 내부에서 유래한 항원 펩타이드를 CD8+ T 세포, 즉 세포 독성 T 세포(cytotoxic T lymphocyte, CTL)에게 제시하는 것이다.

바이러스에 감염된 세포나 종양 세포는 정상적인 세포와는 다른 비정상적인 단백질을 생성하게 되는데, 이러한 비정상 단백질들이 세포 내에서 분해되어 MHC 클래스 I 분자에 탑재되어 세포 표면에 제시되면, 특이적인 TCR(T-cell receptor)을 가진 CD8+ T 세포가 이 MHC-펩타이드 복합체를 인식하고 활성화되어 감염된 세포나 암세포를 직접적으로 파괴하는 세포 독성 작용을 수행한다. 이러한 방식으로 MHC 클래스 I 분자는 세포 내 병원체 감염에 대한 효과적인 방어 메커니즘을 제공하고, 비정상적인 종양 세포를 제거하는 데 중요한 역할을 수행한다.

반면, MHC 클래스 II 분자는 수지상 세포(dendritic cell), 대식세포(macrophage), B 세포와 같은 전문적인 항원 제시 세포(Antigen-Presenting Cell, APC)의 세포막 표면에 특이적으로 발현된다. 이들 전문적인 APC는 외부 환경으로부터 다양한 항원(예: 세균, 바이러스, 독소 등)을 능동적으로 포획하여 세포 내부의 엔도솜(endosome) 및 리소좀(lysosome)에서 처리한 후, MHC 클래스 II 분자에 결합시켜 CD4+ T 세포에게 제시하는 기능을 전문적으로 수행한다. MHC 클래스 II 분자는 α 사슬과 β 사슬이라는 두 개의 유사한 크기의 폴리펩타이드 사슬로 구성된 이종 이량체 구조를 가진다. 각 사슬은 세포막을 관통하는 부위와 세포 외부로 돌출된 두 개의 도메인(α1, α2 및 β1, β2)을 가지고 있으며, 이 중 α1 및 β1 도메인은 펩타이드 결합 홈을 형성한다.

이 펩타이드 결합 홈에는 외부에서 유래한 단백질 항원이 APC 내부의 리소좀에서 분해되어 생성된 13개에서 25개의 아미노산으로 이루어진 비교적 긴 펩타이드 조각이 결합된다. β2 도메인은 CD4+ T 세포의 보조 수용체인 CD4 분자와 특이적으로 상호작용하는 부위로서, MHC 클래스 II 분자와 CD4+ T 세포 간의 안정적인 결합을 매개하고 T 세포 활성화에 중요한 역할을 수행한다. MHC 클래스 II 분자의 주요 기능은 세포 외부에서 유래한 항원 펩타이드를 CD4+ T 세포, 즉 Helper T 세포에게 제시하는 것이다. APC가 세균이나 바이러스와 같은 외부 병원체를 포획하여 처리하고, 그 결과 생성된 펩타이드를 MHC 클래스 II 분자에 탑재하여 세포 표면에 제시하면, 특이적인 TCR을 가진 CD4+ T 세포가 이 MHC-펩타이드 복합체를 인식하고 활성화된다.
활성화된 Helper T 세포는 다양한 사이토카인(cytokine)을 분비하여 다른 면역 세포(B 세포, CD8+ T 세포, 대식세포 등)의 기능을 조절하고 증폭시켜 전반적인 면역 반응을 효과적으로 유도하는 데 핵심적인 역할을 수행한다. 따라서 MHC 클래스 II 분자는 외부 병원체 감염에 대한 체액성 면역 반응(항체 생산) 및 세포성 면역 반응(세포 독성 T 세포 활성화)의 개시 및 조절에 필수적인 역할을 수행한다.

이처럼 MHC 클래스 I과 MHC 클래스 II 분자는 발현되는 세포의 종류, 제시하는 항원의 기원, 결합하는 펩타이드의 크기, 상호작용하는 T 세포의 종류, 그리고 궁극적으로 수행하는 주요 기능에서 뚜렷하고 중요한 차이점을 나타낸다. MHC 클래스 I은 우리 몸의 거의 모든 핵을 가진 세포에 발현되어 세포 내부에서 유래한 짧은 펩타이드를 CD8+ T 세포에게 제시함으로써 바이러스 감염 세포나 비정상적인 세포의 사멸을 유도하는 반면, MHC 클래스 II는 전문적인 항원 제시 세포에 특이적으로 발현되어 세포 외부에서 유래한 비교적 긴 펩타이드를 CD4+ T 세포에게 제시함으로써 다른 면역 세포를 활성화시키고 전반적인 면역 반응을 조절하는 기능을 수행한다.

구조적인 측면에서도 MHC 클래스 I은 긴 α 사슬과 작은 β2m으로 이루어진 반면, MHC 클래스 II는 유사한 크기의 α 사슬과 β 사슬로 이루어져 있다. 또한, 펩타이드 결합 홈의 구조 또한 MHC 클래스 I은 양쪽 끝이 닫혀 있는 형태인 반면, MHC 클래스 II는 양쪽 끝이 열려 있어 결합할 수 있는 펩타이드의 길이에 차이를 나타낸다. 이러한 구조적 및 기능적 차이는 MHC 분자가 면역 체계 내에서 서로 보완적인 역할을 수행하며, 세포 내부의 위협과 외부 침입자에 대한 효과적인 방어 메커니즘을 제공하는 데 필수적임을 시사한다.

결론적으로, MHC 클래스 I과 MHC 클래스 II 분자는 우리 몸의 복잡하고 정교한 면역 체계가 다양한 종류의 위협에 대해 적절하고 효과적인 방어 반응을 수행할 수 있도록 하는 데 없어서는 안 될 필수적인 역할을 수행하며, T 세포에게 항원을 제시하는 핵심적인 기능을 통해 적응 면역 반응의 정교한 조절과 효과적인 병원체 제거를 가능하게 하는 핵심 분자이다.

2. 항원 제시 과정

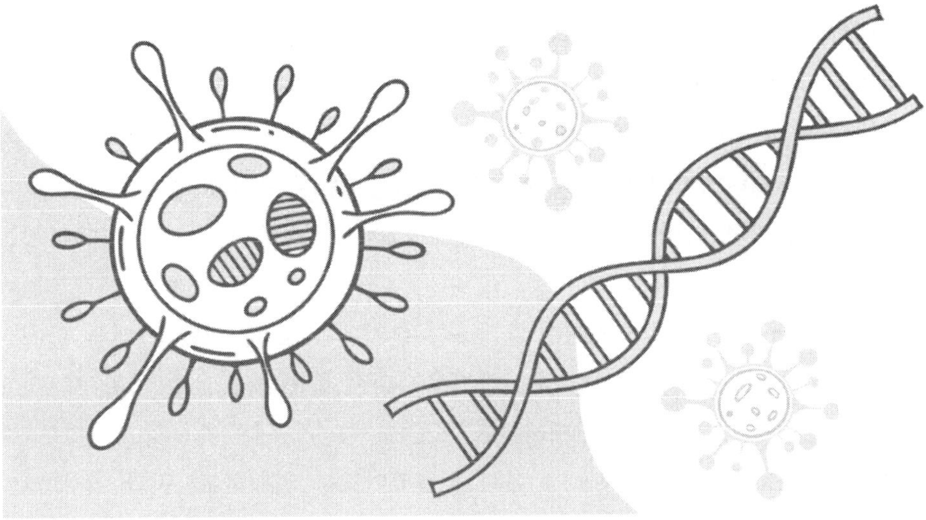

그림 7-3. T세포 활성화의 핵심 메커니즘

항원 제시는 적응 면역 반응의 시작과 진행에 있어 가장 핵심적인 단계 중 하나로서, T 림프구가 특정 항원을 인식하고 활성화될 수 있도록 항원 조각(펩타이드)을 주요 조직적합성 복합체(MHC) 분자에 결합시켜 세포 표면에 드러내는 복잡하고 정교한 과정을 의미한다(그림 7-3).

이 과정을 통해 면역 체계는 다양한 기원의 항원에 대해 특이적인 반응을 유도할 수 있으며, 효과적인 병원체 제거 및 면역 기억 형성을 위한 토대를 마련한다. 항원 제시는 항원의 기원에 따라 크게 내인성 항원 제시와 외인성 항원 제시의 두 가지 주요 경로로 나뉜다. 각 경로는 서로 다른 세포 내 기구를 활용하여 항원을 처리하고, MHC 분자의 다른 종류(클래스 I 또는 클래스 II)에 결합시켜 서로 다른 종류의 T 세포(CD8+ 또는 CD4+)에게 제시하는 특징을 가진다.

내인성 항원 제시는 세포 내부에서 생성된 단백질로부터 유래한 항원을 처리하고 제시하는 경로이다. 여기에는 정상적인 세포 대사 과정에서 끊임없이 생성되는 자가 단백질뿐만 아니라, 바이러스에 감염된 세포 내에서 합성되는 바이러스 단백질이나 암세포에서 비정상적으로 발현되는 종양 항원과 같은 비정상적인 단백질이 모두 포함된다. 이러한 내인성 단백질은 세포질 내에 존재하는 프로테아좀(proteasome)이라는 거대한 단백질 분해 복합체에 의해 일련의 단백질 분해 과정을 거쳐 작은 펩타이드 조각으로 분해된다.

분해된 펩타이드는 TAP (Transporter associated with antigen processing)이라는 특수한 막 횡단 수송 단백질 복합체를 통해 소포체(ER, endoplasmic reticulum) 내부로 능동 수송된다. TAP은 ATP 에너지를 사용하여 세포질의 펩타이드를 소포체 내강으로 선택적으로 수송하는 역할을 담당한다. 소포체 내에는 새롭게 합성된 MHC 클래스 I 분자가 존재하며, 이 분자는 펩타이드 결합 홈을 가지고 있다. 소포체 내에서 TAP을 통해 유입된 펩타이드는 MHC 클래스 I 분자의 펩타이드 결합 홈에 결합하게 된다.

펩타이드가 결합된 안정적인 MHC 클래스 I 분자는 소포체 내의 샤페론 단백질들의 도움을 받아 정확한 구조를 형성한 후, 골지체(Golgi apparatus)를 거쳐 세포 표면으로 이동하여 CD8+ T 세포에게 제시된다. CD8+ T 세포는 자신의 T 세포 수용체(TCR)를 통해 MHC 클래스 I 분자에 제시된 펩타이드를 인식하고, 만약 이 펩타이드가 바이러스 유래 단백질이나 종양 항원과 같은 비자기 항원이라면 T 세포는 활성화되어 해당 세포를 직접적으로 파괴하는 강력한 세포 독성 기능을 수행한다.

외인성 항원 제시는 세포 외부에서 유래한 단백질로부터 기인한 항원을 처리하고 제시하는 경로이다. 여기에는 세균, 바이러스, 곰팡이와 같은 다양한 병원체나 이들이 분비하는 독소, 또는 용해성 항원 등이 포함된다. 항원 제시 세포(APC), 즉 수지상 세포, 대식세포, B 세포와 같은 전문적인 면역 세포들은 식작용(phagocytosis) 또는 수용체 매개 엔도사이토시스(receptor-mediated endocytosis)와 같은 다양한 기전을 통해 외인성 항원을 세포 내부로 섭취한다. 세포 내부로 들어온 항원은 엔도솜(endosome)이라는 막으로 둘러싸인 소낭 내에 존재하게 되며, 이 엔도솜은 세포 내 이동 과정에서 점차 리소좀(lysosome)과 융합하여 엔도리소좀(endolysosome)을 형성한다.

리소좀 내부에는 다양한 산성 가수분해 효소들이 풍부하게 존재하며, 이 효소들은 섭취된 항원 단백질을 더 작은 펩타이드 조각으로 분해하는 역할을 수행한다. 한편, MHC 클래스 II 분자는 소포체에서 합성된 후 불변 사슬(invariant chain, Ii)이라는 단백질과 결합하여 엔도솜으로 이동한다. 불변 사슬은 MHC 클래스 II 분자의 펩타이드 결합 홈이 세포 내 다른 펩타이드와 부적절하게 결합하는 것을 공간적으로 차단하고 MHC 클래스 II 분자의 안정적인 이동을 돕는 중요한 역할을 한다.

엔도솜 내에서 불변 사슬은 다양한 단백질 분해 효소에 의해 점진적으로 분해되어 CLIP (Class II-associated invariant chain peptide)이라는 작은 펩타이드 조각만이 MHC 클래스 II 분자의 펩타이드 결합 홈에 남게 된다. 이후, HLA-DM이라는 MHC 유사 분자의 도움을 받아 CLIP이 제거되고, 항원 분해 효소에 의해 생성된 외인성 항원 펩타이드가 MHC 클래스 II 분자의 펩타이드 결합 홈에 결합하게 된다.

펩타이드가 결합된 안정적인 MHC 클래스 II 분자는 세포 표면으로 이동하여 CD4+ T 세포에게 제시된다. CD4+ T 세포는 자신의 TCR을 통해 MHC 클래스 II 분자에 제시된 펩타이드를 인식하고, 만약 이 펩타이드가 세균이나 바이러스와 같은 비자기 항원이라면 T 세포는 활성화되어 다양한 사이토카인(cytokine)을 분비하여 B 세포의 항체 생산, CD8+ T 세포의 세포 독성 활성 증진, 대식세포의 식작용 능력 강화 등 다른 면역 세포들을 활성화시키고 전반적인 면역 반응을 조절하는 Helper 기능을 수행한다.

결론적으로, 항원 제시는 세포 내부에서 유래한 내인성 항원의 처리 및 MHC 클래스 I 제시 경로와 세포 외부에서 유입된 외인성 항원의 처리 및 MHC 클래스 II 제시 경로라는 두 가지 뚜렷하고 상호 보완적인 경로를 통해 정교하게 이루어진다. 내인성 항원은 세포 내부에서 프로테아좀에 의해 분해되어 TAP을 통해 소포체로 이동한 후 MHC 클래스 I 분자에 결합하여 세포 표면에 제시되고 CD8+ T 세포를 활성화시켜 세포 독성 면역 반응을 유도하는 반면, 외인성 항원은 세포 외부에서 유입되어 APC 내부의 엔도리소좀에서 분해된 후 MHC 클래스 II 분자에 결합하여 세포 표면에 제시되고 CD4+ T 세포를 활성화시켜 Helper 기능을 통한 체액성 및 세포성 면역 반응 조절에 핵심적인 기여를 한다.

이러한 정교한 항원 제시 메커니즘은 우리 몸이 다양한 기원의 병원체에 대해 적절하고 효과적인 맞춤형 면역 반응을 수행할 수 있도록 하는 데 필수적인 과정이며, 적응 면역의 효율성과 특이성을 확보하는 데 중요한 역할을 담당한다.

3. TCRMHC 상호작용

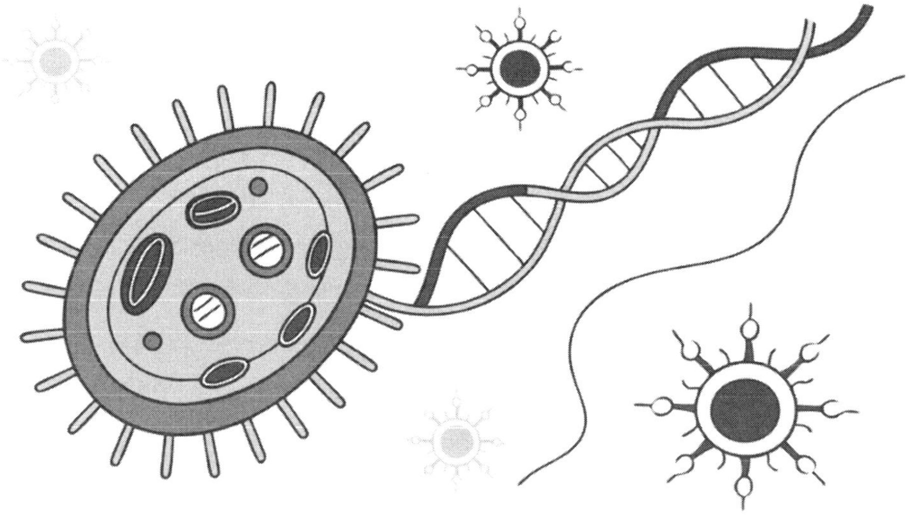

그림 7-4. T세포 활성화의 핵심 메커니즘

T세포 수용체(TCR)와 주조직적합복합체(MHC) 분자 간의 상호작용은 적응 면역 반응의 개시 및 진행에 있어 가장 핵심적인 메커니즘으로 작용한다. T 림프구는 자신의 TCR을 통해 항원 제시 세포(APC) 표면에 발현된 MHC 분자에 결합된 특정 펩타이드 항원을 인식함으로써 비로소 면역 반응의 작동을 시작할 수 있다(그림 7-4).

이 TCR-MHC 상호작용은 단순한 물리적인 결합을 넘어, T 세포 내부로 다양한 신호 전달 경로를 활성화시켜 T 세포의 운명과 기능을 결정하는 복잡하고 정교한 과정이다. T 세포의 활성화는 외부 침입자에 대한 효과적인 면역 반응을 유도하는 첫 번째 단계이자, 면역 체계가 특정 항원에 대한 기억을 형성하고 장기적인 면역력을 획득하는데 필수적인 전제 조건이 된다.

T세포는 외부에서 침입한 병원체나 체내에서 비정상적으로 발현되는 항원에 대해 신속하고 정확하게 반응하기 위해 매우 다양한 종류의 TCR을 발현한다. 이러한 TCR 다양성은 흉선에서의 T 세포 발달 과정 중 발생하는 V(D)J 재조합이라는 유전자 재배열 과정을 통해 생성되며, 각 TCR은 특정한 항원 펩타이드-MHC 복합체를 인식할 수 있는 고유한 가변 영역을 갖는다. 항원 제시 세포(APC)는 외부 병원체를 포획하여 세포

내부에서 처리하거나, 바이러스에 감염된 세포 내부의 비정상적인 단백질을 분해하여 얻은 펩타이드 조각들을 MHC 분자에 결합시켜 T 세포에게 제시하는 핵심적인 역할을 수행한다.

MHC 분자는 클래스 I과 클래스 II 두 가지 주요 형태로 존재하며, 각각 CD8+ T 세포와 CD4+ T 세포의 TCR과 특이적으로 상호작용한다. MHC 클래스 I 분자는 세포 내에서 유래한 펩타이드를 제시하며, 이는 주로 바이러스 감염 세포나 종양 세포에서 생성된 비정상적인 단백질 조각들이다. 반면, MHC 클래스 II 분자는 세균이나 바이러스 등 세포 외부에서 유래하여 APC 내부의 엔도솜 및 리소좀에서 처리된 펩타이드를 제시한다.

T세포가 활성화되기 위해서는 TCR이 APC 표면의 특정 항원-MHC 복합체와 결합하는 첫 번째 신호가 필수적이다. TCR의 가변 영역은 MHC 분자에 결합된 펩타이드 항원과 직접적으로 상호작용하며, CD4 또는 CD8 보조 수용체는 MHC 분자의 불변 부위와 상호작용하여 TCR-MHC 복합체의 안정성을 높이고 세포 내부로 신호 전달 효율을 증진시키는 역할을 돕는다. TCR-항원/MHC 복합체의 결합은 TCR을 구성하는 CD3 복합체 내의 ITAM (Immunoreceptor Tyrosine-based Activation Motif)이라는 특정 아미노산 서열을 인산화시키는 일련의 복잡한 세포 내 신호 전달 과정을 유발한다. 이러한 ITAM의 인산화는 Zap-70과 같은 다양한 하위 신호 전달 분자들을 활성화시켜 궁극적으로 T 세포의 핵으로 신호가 전달되어 특정 유전자 발현 변화를 유도하고 활성화를 향한 첫 번째 단계를 완료한다.

그러나 TCR-MHC 상호작용만으로는 T 세포가 완전히 활성화되어 증식하고 기능적인 효과기 T 세포로 분화하기에 충분하지 않다. T 세포의 완전한 활성화를 위해서는 항원 제시 세포(APC)로부터 제공되는 두 번째 활성화 신호, 즉 공동 자극 신호가 반드시 필요하다. 가장 잘 알려진 공동 자극 신호는 APC 표면의 B7 분자(CD80/CD86)와 T 세포 표면의 CD28 분자 간의 상호작용을 통해 전달된다.

TCR이 항원-MHC 복합체와 결합하는 동안 CD28이 B7 분자와 결합하면 T 세포 내로 추가적인 활성화 신호가 전달되어 T 세포의 활성화 역치를 낮추고, IL-2와 같은 사이토카인 생산을 강력하게 촉진하며, 세포 생존 및 증식에 필요한 PI3K/Akt와 같은 주요 신호 전달 경로를 활성화시킨다. 공동 자극 신호가 없는 TCR-MHC 상호작용은 T 세포를 활성화시키는 대신 기능적으로 무반응 상태(anergy)에 빠뜨리거나 프로그램된 세포 사멸(apoptosis)을 유도할 수 있다. 이는 T 세포가 자신의 정상적인 성분인 자가 항원에 대해 잘못 활성화되어 잠재적인 자가 면역 질환을 유발하는 것을 방지하는 중요한 안전 장치 역할을 수행한다.

활성화된 T 세포는 TCR-MHC 상호작용을 통해 인식한 특정 항원에 대한 면역 기억을 형성하고, 동일한 항원에 다시 노출될 경우 훨씬 더 빠르고 강력한 이차 면역 반응을 유도할 수 있는 놀라운 능력을 획득한다. 또한, T 세포는 TCR-MHC 상호작용의 강도와 지속 시간, 그리고 함께 제공되는 공동 자극 분자 및 다양한 사이토카인 신호의 종류에 따라 다양한 기능적 아형으로 분화할 수 있는 가소성을 보인다.

예를 들어, CD4+ T 세포는 Th1, Th2, Th17, Treg 세포 등 다양한 Helper T 세포 아형으로 분화하여 각각 세포 매개 면역, 체액성 면역, 염증 반응 조절, 면역 억제 등 서로 다른 특화된 기능을 수행한다. CD8+ T 세포는 주로 세포 독성 T 림프구(CTL)로 분화하여 MHC 클래스 I 분자에 제시된 특정 펩타이드를 인식하는 표적 세포, 즉 바이러스에 감염된 세포나 종양 세포를 직접적으로 찾아내어 파괴하는 핵심적인 기능을 수행한다.

결론적으로, TCR과 MHC 분자 간의 특이적인 상호작용은 T 세포 활성화의 첫 번째 필수적인 단계이며, 이는 적응 면역 반응의 개시를 알리는 가장 중요한 분자적 신호이다. 그러나 완전한 T 세포 활성화와 효과적인 면역 반응을 위해서는 공동 자극 신호와 다양한 사이토카인의 적절한 지원이 필수적이다. 이러한 다단계의 정교한 신호 전달 시스템은 T 세포가 외부 침입자에 대해 매우 특이적이고 효과적인 맞춤형 면역 반응을 수행하는 동시에, 자가 반응성 T 세포의 부적절한 활성화를 방지하여 잠재적인 자가 면역 질환의 발생 위험을 최소화하는 데 결정적인 역할을 수행한다. TCR-MHC 상호작용은 적응 면역 반응의 핵심 작동 원리로서, 우리 몸의 건강과 생존을 유지하는 데 없어서는 안 될 필수적인 과정이다.

4. MHC 다형성의 중요성

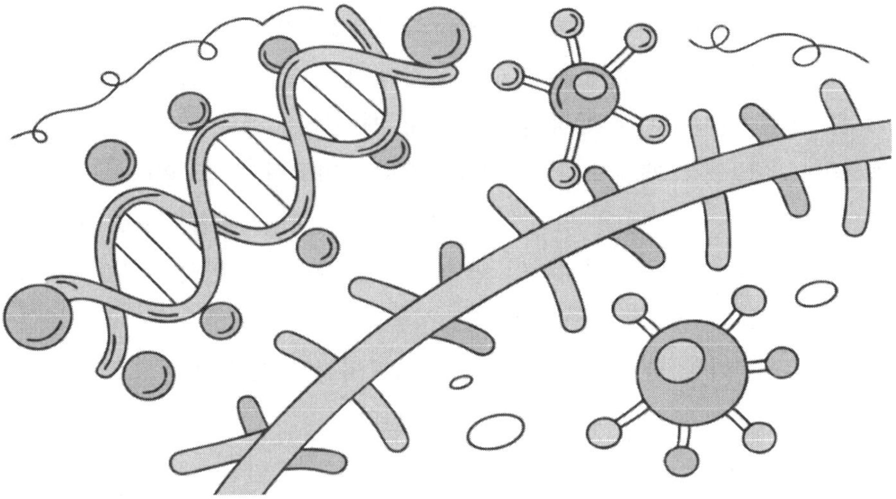

그림 7-5. 면역 반응의 다양성과 이식 거부 반응

주조직적합복합체(MHC) 다형성은 척추동물 면역 체계의 핵심 유전자 집단인 MHC 유전자좌에서 다양한 대립유전자(allele)가 집단 내에 공존하는 현상을 의미하며, 이는 적응 면역 반응의 다양성을 확보하고, 끊임없이 진화하는 병원체의 위협에 대한 숙주 집단의 생존 가능성을 극적으로 증진시키는 데 결정적인 역할을 수행한다. 그러나 동시에, 이러한 MHC 분자의 높은 개인 간 차이는 불가피하게 장기 이식 시 심각한 이식 거부 반응을 유발하는 주요 원인이 되기도 한다. 따라서 MHC 다형성은 면역학 연구의 중요한 초점 중 하나이다(그림 7-5).

MHC 유전자, 인간 백혈구 항원(Human Leukocyte Antigen, HLA) 시스템으로 널리 알려져 있으며, 면역 반응의 핵심 분자인 MHC 클래스 I과 클래스 II 분자를 코딩한다. 각 MHC 클래스 내에서도 여러 개의 유전자좌가 존재하며, 놀랍게도 각 유전자좌는 수백 가지에 달하는 다양한 대립유전자를 가질 수 있다. 이러한 극심한 수준의 다형성은 MHC 분자의 항원 펩타이드 결합 부위의 아미노산 서열과 구조적 차이를 초래하며, 이는 개개인마다 MHC 분자가 결합하여 T 세포에 제시할 수 있는 펩타이드의 종류가 현저히 다르다는 것을 의미한다. 이러한 개인 간 MHC 분자 다양성은 집단 전체의 면역 반응 스펙트럼을 넓히는 근본적인 원동력이 된다.

MHC 다형성의 가장 중요한 이점 중 하나는 면역 반응의 다양성을 획기적으로 증진시킨다는 점이다. 특정 병원체가 특정 MHC 대립유전자에 의해 제시되는 펩타이드에 대해서만 효과적인 T 세포 반응을 유도할 수 있다고 가정해보자. 만약 집단 내의 모든 개체가 유전적으로 동일하여 동일한 MHC 대립유전자를 가지고 있다면, 해당 병원체는 집단 전체에 걸쳐 심각한 피해를 입히고 심지어 종의 멸종을 초래할 수도 있다.

그러나 MHC 다형성이 존재하면, 집단 내 개체들은 서로 다른 MHC 대립유전자를 가지게 되고, 이는 각 개체가 서로 다른 범위의 병원체 유래 펩타이드를 T 세포에게 효과적으로 제시할 수 있음을 의미한다. 결과적으로, 집단 전체적으로 훨씬 더 넓은 범위의 다양한 병원체에 대한 효과적인 면역 반응을 유도할 수 있게 되어, 특정 병원체의 유행이 집단 전체의 멸종으로 이어질 가능성을 현저히 감소시킨다. 이는 숙주와 병원체 간의 끊임없는 진화적 군비 경쟁에서 숙주 집단의 생존에 결정적으로 유리한 조건으로 작용하며, 종의 유지에 필수적인 역할을 수행한다.

그러나 MHC 분자의 이러한 높은 다형성은 장기 이식이라는 특수한 임상 상황에서는 심각한 문제점을 야기한다. 이식된 장기의 MHC 분자는 유전적으로 다른 공여자의 것이기 때문에, 수혜자의 MHC 분자와 구조적으로 상이하다. 수혜자의 면역 체계는 이러한 이질적인 MHC 분자를 '비자기'로 인식하고 활성화되어 이식된 장기를 외부 침입자로 간주하여 강력한 이식 거부 반응을 일으킨다. MHC 분자는 각 개인이 고유하게 가지는 '조직형'을 결정하는 가장 주요한 항원이기 때문에, MHC 유전자형의 불일치는 매우 강력하고 신속한 면역 반응을 유발할 수 있다. 이식 거부 반응은 수혜자의 T 세포가 이식된 장기의 MHC 분자를 직접적으로 인식하는 직접 경로(direct pathway)를 통해 유도되거나, 수혜자의 항원 제시 세포(APC)가 이식된 장기의 항원을 처리하여 자신의 MHC 분자에 제시하는 간접 경로(indirect pathway)를 통해 유도될 수 있다.

CD4+ T 세포는 주로 MHC 클래스 II 불일치를 인식하여 다양한 사이토카인을 분비하고 강력한 염증 반응을 유도하며, CD8+ T 세포는 주로 MHC 클래스 I 불일치를 인식하여 이식된 장기의 세포를 직접적으로 파괴하는 세포 독성 작용을 수행한다. 또한, MHC 불일치는 B 세포를 활성화시켜 이식된 장기에 특이적인 항체를 다량으로 생성하게 하고, 이는 항체 매개 거부 반응을 유발하여 이식된 장기의 혈관 내피 세포를 손상시키고 혈관 폐쇄를 일으키는 등 다양한 방식으로 이식 거부 반응에 복합적으로 기여한다.

이러한 심각한 이식 거부 반응을 최소화하고 장기 이식의 성공률을 획기적으로 높이기 위해서는 공여자와 수혜자 간의 MHC 유전자형을 가능한 한 최대한 일치시키는 것이 임상적으로 매우 중요하다. HLA 타이핑이라는 정밀 검사를 통해 공여자와 수혜자의 MHC 대립유전자형을 정확하게 확인하고, 유전적으로 가장 적합한 조합을 신중하게 찾아 이식을 진행한다. 그러나 MHC 유전자의 극도로 높은 다형성으로 인해 완벽하게 일치하는 공여자를 찾는 것은 현실적으로 매우 어렵다.

따라서 대부분의 장기 이식 후에는 면역 억제제를 투여하여 수혜자의 면역 체계를 전반적으로 억제함으로써 이식 거부 반응을 효과적으로 관리한다. 하지만 장기적인 면역 억제는 감염 위험 증가, 신장 손상, 암 발생 위험 증가 등 심각한 부작용을 동반할 수 있으므로, MHC 적합성을 더욱 정확하게 예측하고 높이는 연구와 함께 보다 안전하고 효과적인 새로운 면역 억제 전략 개발이 지속적으로 활발하게 이루어지고 있다.

결론적으로, MHC 다형성은 병원체의 끊임없는 위협으로부터 숙주 집단 전체를 보호하는 데 필수적인 진화적 이점을 제공하지만, 유전적으로 다른 개체 간의 장기 이식 상황에서는 심각한 거부 반응을 유발하는 주요 원인이 된다. 따라서 면역학 연구는 MHC 다형성의 이처럼 복잡하고 상반되는 양면성을 깊이 있게 이해하고, 이러한 이해를 바탕으로 감염병에 대한 더욱 효과적인 방어 전략과 동시에 보다 안전하고 성공적인 장기 이식 방법을 개발하는 데 끊임없는 노력을 기울여야 할 것이다.

5. MHC 결핍과 질병

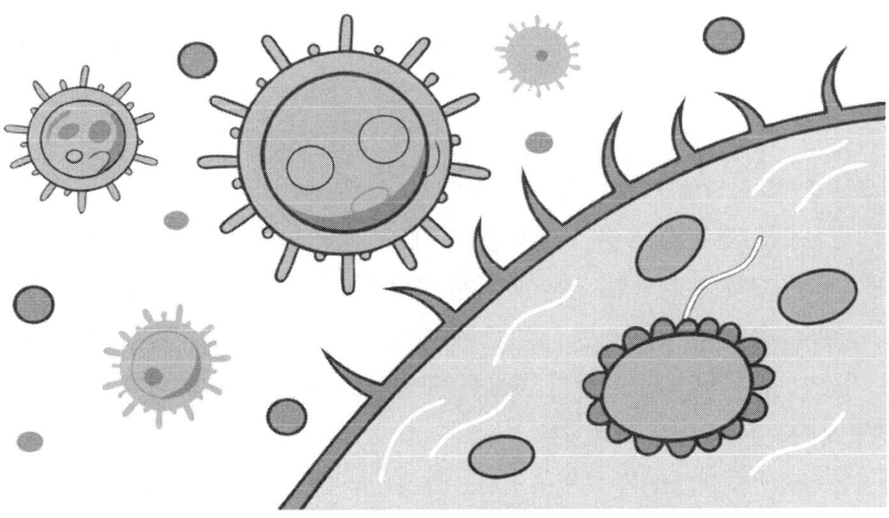

그림 7-6. MHC 관련 면역 결핍 및 자가면역 질환

MHC 분자는 적응 면역 반응의 핵심적인 역할을 수행하며, T 세포가 외부 침입자와 비정상적인 세포를 인식하고 효과적인 면역 반응을 개시하는 데 필수적인 발판을 제공한다. 따라서 MHC 유전자의 결핍이나 기능적인 이상은 심각한 면역 결핍 질환을 초래할 수 있으며, 역으로 특정 MHC 대립유전자는 면역 체계가 자신의 정상적인 조직을 공격하는 자가면역 질환의 발병 위험을 현저하게 증가시키기도 한다. 이처럼 MHC 분자는 면역 체계의 건강과 질병 발병에 걸쳐 복잡하고 중요한 역할을 수행한다(그림 7-6).

MHC 결핍은 MHC 클래스 I 또는 클래스 II 분자의 정상적인 발현이나 기능에 이상이 발생하는 드문 유전 질환의 일종이다. MHC 클래스 I 결핍증은 β2-마이크로글로불린 유전자나 TAP (Transporter associated with antigen processing) 유전자 등의 유전적 돌연변이로 인해 MHC 클래스 I 분자의 안정적인 세포 표면 발현이 현저하게 감소하거나 완전히 소실되는 질환이다. 이는 CD8+ T 세포의 정상적인 기능 수행에 심각한 장애를 초래하여 바이러스 감염에 대한 정상적인 방어 능력이 현저히 저하되고, 반복적인 호흡기 감염이나 만성적인 피부 병변과 같은 특징적인 증상을 유발할 수 있다.

반면, MHC 클래스 II 결핍증은 MHC 클래스 II 분자의 발현에 필수적인 특정 전사인자 유전자의 돌연변이로 인해 발생하며, MHC 클래스 II 분자의 세포 표면 발현이 거의 또는 완전히 이루어지지 않는다. 이는 CD4+ Helper T 세포의 발달과 기능에 심각한 결함을 초래하여 광범위하고 심각한 면역 결핍을 유발하며, 다양한 종류의 감염에 대한 극심한 취약성, 심각한 성장 부진, 만성적인 설사 등의 특징적인 증상을 나타낸다. MHC 클래스 II 결핍증 환자는 세균, 바이러스, 곰팡이, 원충 등 다양한 병원체에 대해 효과적인 T 세포 매개 면역 반응을 거의 일으키지 못하며, 종종 어린 나이에 심각한 감염으로 인해 사망에 이르는 경우가 많다.

이처럼 MHC 분자의 유전적 결핍은 T 세포 매개 면역 반응의 심각한 손상을 초래하여 생명을 위협하는 다양한 감염에 대한 극심한 취약성을 특징으로 하는 심각한 면역 결핍 질환을 유발한다. 이러한 질환들은 발생 빈도는 매우 낮지만, MHC 분자의 정상적인 기능이 효과적인 면역 방어 체계를 구축하고 유지하는 데 얼마나 필수적인지를 명확하게 보여주는 중요한 사례이다.

흥미롭게도, 특정 MHC 대립유전자, 즉 HLA (Human Leukocyte Antigen, 사람 백혈구 항원) 대립유전자는 면역 체계가 자신의 정상적인 조직과 세포를 외부 침입자로 오인하여 공격하는 자가면역 질환의 발병 위험을 강력하게 증가시키는 주요 유전적 요인으로 작용하기도 한다. 자가면역 질환은 신체의 다양한 기관과 조직에 만성적인 염증과 손상을 유발할 수 있으며, 그 종류와 심각도는 매우 다양하다. 여러 종류의 자가면역 질환에서 특정 HLA 대립유전자와의 매우 강한 연관성이 일관되게 관찰되고 있다. 대표적인 예로, HLA-B27은 강직성 척추염의 발병 위험을 현저하게 높이는 것으로 잘 알려져 있으며, HLA-DR3 및 HLA-DR4는 제1형 당뇨병, 류마티스 관절염, 전신 홍반루푸스 등 다양한 종류의 자가면역 질환과 높은 연관성을 보인다.

특정 MHC 대립유전자가 자가면역 질환의 발병 위험을 증가시키는 정확한 메커니즘은 아직 완전히 명확하게 밝혀지지 않았지만, 현재까지 몇 가지 유력한 가설들이 제시되고 있다. 첫째, 특정 MHC 분자는 자신의 정상적인 자가 항원 펩타이드를 T 세포에게 비정상적으로 더 효과적으로 제시하여, 결과적으로 자가 반응성 T 세포의 부적절한 활성화를 촉진할 수 있다. 둘째, MHC 분자의 특정한 구조적 특징이 흉선에서의 T 세포 발달 과정 중 자신의 항원에 반응하는 자가 반응성 T 세포를 제거하는 음성 선택 과정을 불완전하게 만들 수 있다. 셋째, 특정 MHC 분자는 특정 병원체 유래 펩타이드와 매우 유사한 구조를 가진 자가 펩타이드를 제시함으로써, 면역 체계가 병원체 항원에 반응하는 과정에서 자신의 정상적인 성분을 오인하여 공격하는 분자 모방(molecular mimicry)이라는 현상을 통해 자가 반응성 T 세포를 활성화시킬 수 있다.

결론적으로, MHC 분자는 정상적인 면역 반응을 수행하는 데 필수적인 역할을 담당하는 동시에, 그 기능 부전이나 특정 유전적 변이는 심각한 면역 결핍 질환을 유발하거나 자가면역 질환의 발병 위험을 증가시키는 양면적인 특성을 지닌다. MHC 유전자의 복잡한 유전적 다형성과 그 다양한 기능적 역할에 대한 깊이 있는 이해는 다양한 면역 관련 질환의 근본적인 발병 기전을 명확히 밝히고, 궁극적으로 보다 효과적인 진단 및 치료 전략을 개발하는 데 매우 중요한 토대가 된다.

Chapter 8

항원처리 및 제공

Contents

8장. 항원처리 및 제공

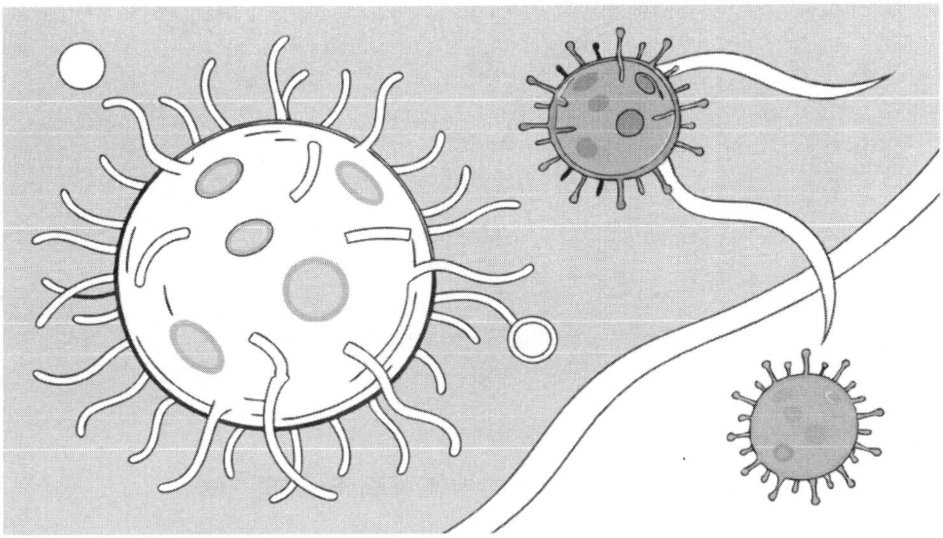

그림 8-1. 항원처리 및 제공

항원 처리 및 제시는 적응 면역 반응의 핵심 단계로, 항원 제시 세포(APC)가 항원을 펩타이드로 분해하여 MHC 분자에 결합 후 T 세포에 제시하는 과정이다. 항원 기원에 따라 내인성과 외인성 경로로 나뉜다(그림 8-1).

내인성 경로는 세포 내부 단백질이 프로테아좀에서 분해, TAP을 통해 소포체로 이동하여 MHC 클래스 I과 결합한다. 이 복합체는 세포 표면에서 CD8+ T 세포에 제시되어, 비자기 항원 인식 시 CD8+ T 세포는 세포를 파괴한다.

외인성 경로는 APC가 외부 항원을 섭취, 엔도리소좀에서 분해 후 MHC 클래스 II와 결합한다. 이 복합체는 세포 표면에서 CD4+ T 세포에 제시되어, 비자기 항원 인식 시 CD4+ T 세포는 사이토카인을 분비하여 다른 면역 세포를 활성화하고 면역 반응을 조절한다.

이처럼 내인성 및 외인성 항원은 다른 경로를 거쳐 MHC 클래스 I 또는 II에 제시되어 각각 CD8+ T 세포와 CD4+ T 세포를 활성화시키는 핵심 메커니즘이다.

1. 항원 제시 세포(APC)의 역할

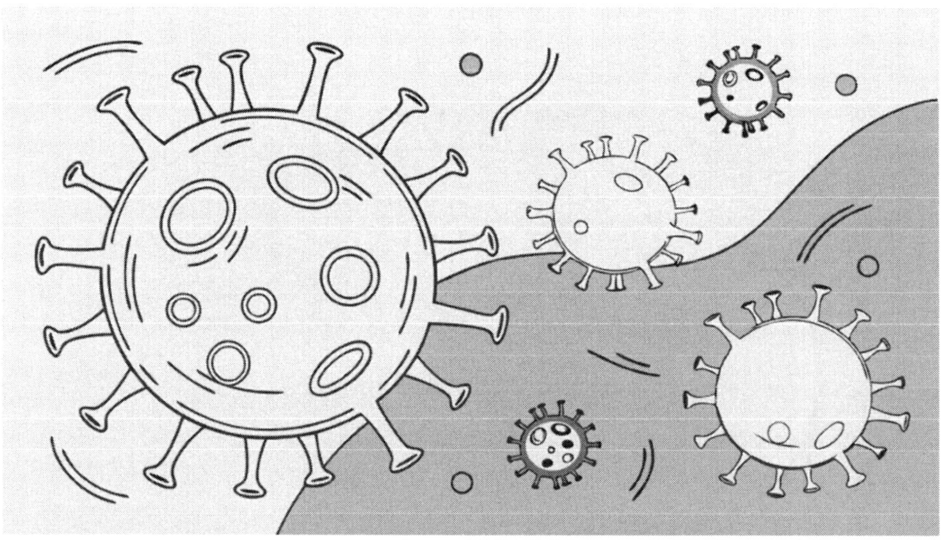

그림 8-2. 대식세포, 수지상 세포, B세포의 기능

항원 제시 세포(Antigen-Presenting Cell, APC)는 적응 면역 반응을 개시하고 정교하게 조절하는 데 필수적인 역할을 수행하는 다양한 종류의 면역 세포들을 총칭하는 용어이다(그림 8-2).

이들 세포는 외부에서 침입한 병원체나 체내에서 비정상적으로 생성된 항원들을 효과적으로 인식하고 포획하여, T 림프구가 인식할 수 있는 작은 펩타이드 조각으로 가공(항원 처리)한 후, 자신의 세포 표면에 주요 조직적합복합체(MHC) 분자와 함께 제시하는 독특하고 핵심적인 능력을 가지고 있다. 이러한 항원 제시 과정을 통해 APC는 선천 면역 체계와 후천 면역 체계를 연결하는 중요한 매개체 역할을 수행하며, 미경험(naive) T 세포를 활성화시켜 특정 항원에 대한 특이적인 면역 반응을 유도하는 핵심적인 기능을 담당한다. 주요 APC에는 대식세포, 수지상 세포, 그리고 B 세포가 있으며, 이들은 각기 다른 특징적인 기능과 발현 패턴을 통해 면역 감시 및 반응 유도에 상호 보완적으로 기여한다.

대식세포는 골수에서 유래한 단핵구가 혈액을 통해 다양한 조직으로 이동하여 성숙한 형태로 분화한 세포로서, 신체 조직 내에 광범위하게 분포하며 다양한 면역학적 기능을 수행하는 다재다능한 세포이다. 대식세포는 선천 면역의 중요한 구성 요소로서, 식세포 작용이라는 세포 내 포식 작용을 통해 세균, 바이러스, 곰팡이와 같은 다양한 병원체뿐만 아니라, 손상된 세포의 잔해나 불필요한 물질들을 효율적으로 탐식하고 제거하는 뛰어난 능력을 가지고 있다. 또한, 감염 부위에서 다양한 염증 매개 물질인 사이토카인과 케모카인을 활발하게 분비하여 다른 면역 세포들을 감염 부위로 유인하고 활성화시키는 중요한 역할도 수행한다.

대식세포는 적응 면역 반응에서도 중요한 APC 역할을 수행한다. 탐식한 병원체를 세포 내의 소화 기관인 리소좀에서 처리하여 작은 펩타이드 조각으로 분해하고, 이 펩타이드 조각들을 MHC 클래스 II 분자에 결합시켜 CD4+ Helper T 세포에게 제시한다. 활성화된 Helper T 세포는 대식세포에게 인터페론-감마(IFN-γ)와 같은 사이토카인을 분비하여 대식세포의 병원체 탐식 능력과 세포 내 사멸 능력을 더욱 강력하게 강화시키는 상호 작용을 통해 효과적인 면역 반응을 유도한다. 또한, 특정 상황 하에서 대식세포는 MHC 클래스 I 분자를 통해 세포 내에서 유래한 항원을 CD8+ Cytotoxic T 세포에게 제시할 수도 있다. 대식세포는 감염 조직뿐만 아니라 림프절의 T 세포 영역에도 존재하며, 이곳에서 T 세포와의 직접적인 상호작용을 통해 적응 면역 반응의 초기 단계 형성에 중요한 기여를 한다.

수지상 세포는 현재까지 알려진 가장 강력한 항원 제시 능력을 보유한 전문적인 APC로서, 다양한 조직에 미성숙한 형태로 널리 분포하고 있다가 외부 항원을 포획하게 되면 성숙 과정을 거쳐 림프절로 이동하는 독특한 특징을 가진다. 미성숙 수지상 세포는 주변 환경의 항원을 효율적으로 탐지하고 세포 내로 포획하는 능력이 매우 뛰어나며, 특히 피부와 점막과 같이 외부 환경과 직접적으로 접촉하는 부위에 풍부하게 존재하여 체내로 침입하는 병원체를 신속하게 감지하고 포획하는 데 핵심적인 역할을 한다.

포획한 항원을 세포 내에서 처리한 후, 수지상 세포는 CCR7이라는 케모카인 수용체를 발현하여 림프절의 T 세포 영역으로 특이적으로 이동하는 화학주성 물질에 반응하여 림프절로 이동한다. 림프절로 이동하여 성숙한 수지상 세포는 MHC 클래스 I 및 클래스 II 분자를 모두 매우 높은 수준으로 발현하며, T 세포 활성화에 필수적인 공동 자극 분자(예: B7-1, B7-2) 또한 강하게 발현한다. 따라서 수지상 세포는 MHC 클래스 II 분자를 통해 외부에서 유래한 항원을 CD4+ T 세포에게 제시하여 초기 T 세포 활성화를 유도하는 데 가장 핵심적인 역할을 수행한다.

더욱이, 수지상 세포는 '교차 제시(cross-presentation)'라는 특별한 능력을 통해 외부에서 유래한 항원을 MHC 클래스 I 분자에 결합시켜 CD8+ T 세포에게 제시할 수도 있다. 이는 바이러스 감염과 같이 세포 내 항원에 대한 CD8+ T 세포 반응을 유도하는 데 매우 중요한 메커니즘이다. 수지상 세포는 T 세포의 활성화뿐만 아니라, 활성화된 T 세포가 어떤 종류의 효과기 T 세포로 분화할지를 결정하는 데에도 중요한 영향을 미친다. 이는 수지상 세포가 항원 제시 과정에서 동시에 발현하는 다양한 사이토카인과 공동 자극 분자의 종류에 따라 달라진다.

B 세포는 항체를 생산하는 주요 세포로서 체액성 면역 반응의 핵심적인 역할을 수행하지만, 동시에 항원 제시 능력을 갖춘 중요한 APC이기도 하다. B 세포는 자신의 세포 표면에 발현된 특이적인 B 세포 수용체(BCR)를 통해 특정 항원을 인식하고 결합하여 세포 내부로 들여온 후, 이를 처리하여 펩타이드 조각 형태로 MHC 클래스 II 분자에 결합시켜 CD4+ Helper T 세포에게 제시한다. B 세포의 항원 제시는 자신의 BCR에 특이적으로 결합하는 항원에 대한 T 세포 반응을 유도하는 데 특히 효율적이다.

활성화된 Helper T 세포는 B 세포에게 CD40 리간드라는 표면 분자와 다양한 사이토카인을 제공하여 B 세포의 증식, 분화, 그리고 궁극적으로 항체 생산을 촉진하는 상호 작용을 통해 체액성 면역 반응을 효과적으로 강화한다. B 세포는 주로 특정 항원에 대한 이차 면역 반응을 유도하는 데 중요한 역할을 수행하며, 이미 항체가 존재하는 상황에서는 항원-항체 복합체를 효율적으로 포획하여 T 세포에게 제시함으로써 더욱 신속하고 강력한 면역 반응을 유도할 수 있다.

결론적으로, 대식세포, 수지상 세포, 그리고 B 세포는 각기 다른 특징적인 기능과 발현 양상을 통해 항원을 처리하고 T 세포에게 제시하는 필수적인 역할을 수행하는 주요 APC이다. 수지상 세포는 초기 T 세포 활성화에 가장 강력한 능력을 가지며, 대식세포는 식세포작용을 통해 항원을 제거하고 T 세포 활성화를 보조하며 염증 반응을 조절하고, B 세포는 특이적인 항원에 대한 T 세포 활성화와 체액성 면역 반응을 연결하는 중요한 역할을 수행한다. 이들 APC의 상호 보완적이고 협력적인 작용은 외부 침입에 대한 효과적이고 정교한 적응 면역 반응을 유도하는 데 필수적인 토대를 제공한다.

2. 내인성 항원과 외인성 항원

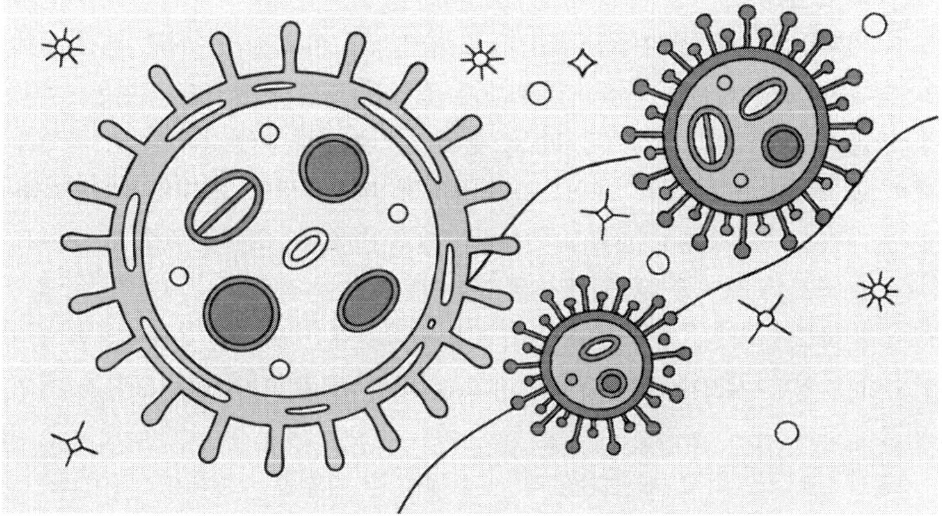

그림 8-3. 항원 처리 경로의 차이

내인성 항원과 외인성 항원은 면역 체계에 의해 인식되고 처리되는 근본적인 방식에서 뚜렷한 차이를 보인다. 항원의 기원, 즉 세포 내부에서 발생했는지 아니면 외부 환경으로부터 유입되었는지에 따라 항원이 T 세포에 제시되기까지 거치는 세포 내 기전과 관여하는 주요 조직적합복합체(MHC) 분자의 종류가 결정적으로 달라진다. 이러한 차이는 면역 체계가 다양한 종류의 위협에 적절하게 대응할 수 있도록 하는 데 필수적인 요소이며, 면역 감시의 효율성과 특이성을 확보하는 데 핵심적인 역할을 수행한다(그림 8-3).

내인성 항원은 세포 내부에서 정상적인 세포 활동의 부산물로 끊임없이 생성되는 자가 단백질뿐만 아니라, 바이러스 감염 시 숙주 세포 내에서 발현되는 다양한 바이러스 유래 단백질, 암세포에서 특이적으로 발현되는 종양 항원, 또는 세포 내 소기관의 비정상적인 단백질 등 다양한 기원을 가질 수 있다. 이러한 내인성 단백질은 세포질 내에 존재하는 거대한 단백질 분해 복합체인 프로테아좀에 의해 우선적으로 작은 펩타이드 조각들로 분해된다.

이렇게 생성된 펩타이드 조각들은 TAP (Transporter associated with antigen processing)이라고 불리는 특수한 막 단백질 수송체를 이용하여 소포체(endoplasmic reticulum, ER) 내부로 능동적으로 수송된다. 소포체 내부에는 새로 합성된 MHC 클래스 I 분자들이 존재하며, 이 MHC 클래스 I 분자는 펩타이드 결합 홈이라는 특정 구조를 가지고 있다.

소포체 내부로 수송된 펩타이드들은 MHC 클래스 I 분자의 펩타이드 결합 홈에 적절한 크기와 아미노산 서열을 가진 펩타이드가 결합될 때까지 다양한 샤페론 단백질들의 도움을 받는다. 안정적인 펩타이드-MHC 클래스 I 복합체가 형성되면, 이 복합체는 소포체에서 골지체를 거쳐 세포 표면으로 이동하게 되고, 세포 표면에 발현된 펩타이드-MHC 클래스 I 복합체는 CD8+ T 세포의 T세포 수용체(TCR)에 의해 인식된다.

CD8+ T 세포는 TCR을 통해 제시된 펩타이드를 지속적으로 감시하며, 만약 제시된 펩타이드가 비자기 항원, 즉 바이러스나 종양에서 유래한 단백질 조각이라면 T 세포는 활성화되어 감염된 세포나 비정상적인 세포를 직접적으로 파괴하는 강력한 세포 독성 기능을 수행하게 된다. 이처럼 내인성 항원 처리 경로는 세포 내부의 잠재적인 위협 요소를 지속적으로 감시하고 제거하는 데 매우 중요한 역할을 수행하며, 바이러스 감염이나 암 발생에 대한 효과적인 방어 메커니즘을 제공한다.

반면, 외인성 항원은 세포 외부 환경으로부터 유래하는 모든 항원을 포괄한다. 여기에는 세균, 바이러스, 곰팡이와 같은 다양한 병원체뿐만 아니라, 이들 병원체가 분비하는 독소, 용해성 항원, 또는 외부 환경에서 유래한 알레르겐 등이 포함된다. 항원 제시 세포(APC), 특히 수지상 세포, 대식세포, B 세포와 같은 전문적인 면역 세포들은 식세포작용(phagocytosis) 또는 수용체 매개 엔도사이토시스(receptor-mediated endocytosis)와 같은 세포 내 작용 기전을 통해 세포 외부의 항원들을 세포 내부로 능동적으로 섭취한다.

세포 내부로 유입된 항원들은 엔도솜이라고 불리는 막으로 둘러싸인 소낭 내에 존재하게 되며, 이 엔도솜은 세포 내 이동 과정에서 점차적으로 리소좀이라는 세포 내 소화기관과 융합하여 엔도리소좀이라는 구조를 형성한다. 리소좀 내부에는 다양한 산성 가수분해 효소들이 풍부하게 존재하며, 이 효소들은 섭취된 항원 단백질들을 더 작은 펩타이드 조각들로 효과적으로 분해한다.

한편, MHC 클래스 II 분자들은 소포체에서 합성된 후 불변 사슬(invariant chain)이라는 특수한 단백질과 일시적으로 결합하여 엔도솜으로 이동한다. 불변 사슬은 MHC 클래스 II 분자의 펩타이드 결합 홈이 세포 내 다른 펩타이드들과 부적절하게 결합하는 것을 물리적으로 차단하는 중요한 역할을 수행하며, MHC 클래스 II 분자의 안정적인 수송을 돕는다. 엔도솜 내에서 불변 사슬은 다양한 단백질 분해 효소들에 의해 점진적으로 분해되어 CLIP (Class II-associated invariant chain peptide)이라는 작은 펩타이드 조각만이 MHC 클래스 II 분자의 펩타이드 결합 홈에 남게 된다.

이후, HLA-DM이라고 하는 MHC 유사 분자의 도움을 받아 CLIP이 제거되고, 항원 분해 효소에 의해 생성된 외인성 항원 펩타이드가 MHC 클래스 II 분자의 펩타이드 결합 홈에 특이적으로 결합하게 된다. 이렇게 펩타이드가 결합된 안정적인 MHC 클래스 II 복합체는 세포 표면으로 이동하여 CD4+ T 세포에게 제시된다. CD4+ T 세포는 자신의 TCR을 통해 MHC 클래스 II 분자에 제시된 펩타이드를 인식하며, 만약 제시된 펩타이드가 세균이나 바이러스와 같은 비자기 항원이라면 T 세포는 활성화되어 다양한 사이토카인을 분비함으로써 다른 면역 세포들, 예를 들어 B 세포의 항체 생산, CD8+ T 세포의 세포 독성 활성 증진, 대식세포의 식작용 능력 강화 등 다양한 기능을 활성화시키고 전반적인 면역 반응을 효과적으로 조절하는 Helper 기능을 수행하게 된다.

결론적으로, 내인성 항원과 외인성 항원은 세포 내에서 처리되고 MHC 분자에 제시되는 경로에서 뚜렷한 차이를 보인다. 내인성 항원은 프로테아좀-TAP 경로를 통해 MHC 클래스 I 분자에 제시되어 CD8+ T 세포를 활성화시키는 반면, 외인성 항원은 엔도솜-리소좀 경로를 통해 MHC 클래스 II 분자에 제시되어 CD4+ T 세포를 활성화시킨다. 이러한 두 가지 주요 항원 처리 경로는 면역 체계가 세포 내부의 이상과 외부로부터의 침입이라는 서로 다른 성격의 위협에 대해 적절하고 특이적인 면역 반응을 유도할 수 있도록 하는 데 필수적인 역할을 수행하며, 적응 면역의 효율성과 정교함을 가능하게 하는 핵심 메커니즘이다.

3. 크로스 프레젠테이션

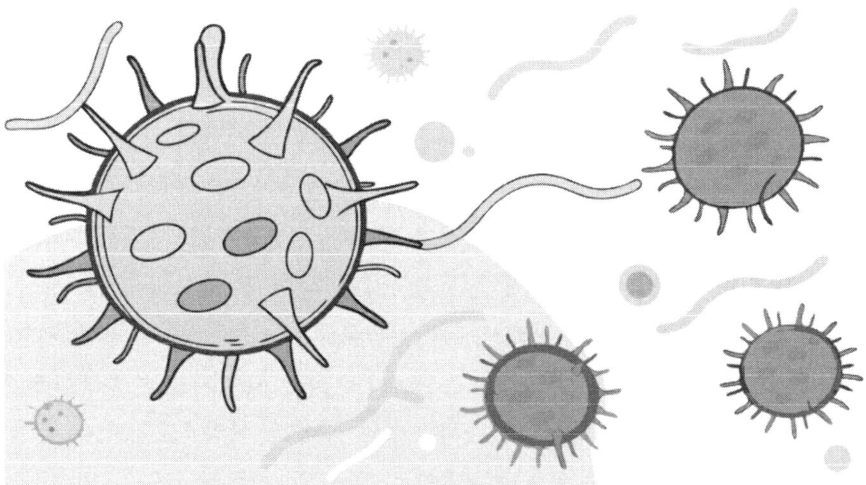

그림 8-4. 외인성 항원의 MHC Class I 제시

크로스 프레젠테이션은 일반적으로 외인성 항원을 MHC 클래스 II 분자에 제시하여 CD4+ T 세포를 활성화시키는 역할을 수행하는 항원 제시 세포(APC)가, 예외적으로 이러한 외인성 항원을 MHC 클래스 I 분자에 결합시켜 CD8+ T 세포에게 제시하는 특수한 경로를 의미한다(그림 8-4).

전통적으로 MHC 클래스 I 분자는 세포 내에서 생성된 내인성 항원 펩타이드를 제시하여 바이러스 감염 세포나 종양 세포를 CD8+ 세포독성 T 세포가 인식하고 파괴하도록 유도하는 역할을 수행하는 것으로 알려져 왔다. 따라서 크로스 프레젠테이션은 면역체계가 세포 외부에서 유래한 항원에 대해서도 CD8+ T 세포 매개 면역 반응을 효과적으로 유도할 수 있도록 하는 매우 중요한 메커니즘으로, 면역 감시의 범위를 확장하고 다양한 종류의 위협에 대한 적절한 대응을 가능하게 한다.

이러한 크로스 프레젠테이션 능력은 특히 수지상 세포(Dendritic Cell, DC)와 같은 특정 전문적인 APC에서 두드러지게 나타난다. 수지상 세포는 뛰어난 항원 포획 능력을 바탕으로 다양한 외부 항원을 세포 내로 유입시킨 후, 통상적인 MHC 클래스 II 제시 경로를 따르는 동시에, 일부 항원에 대해서는 특별한 세포 내 기전을 통해 MHC 클래스 I 분자에 결합시켜 CD8+ T 세포에게 제시할 수 있다. 이러한 독특한 능력 덕분에 수지상 세포는 바이러스에 직접 감염되지 않은 상태에서도 외부에서 유래한 바이러스 항원을 CD8+ T 세포에게 제시하여 항바이러스 면역 반응을 개시하는 데 핵심적인 역할을 수행할 수 있다.

크로스 프레젠테이션의 정확한 메커니즘은 아직 완전히 명확하게 밝혀지지 않았으나, 현재까지 크게 두 가지 주요 경로가 제시되고 있다. 첫 번째 경로는 '세포질 경로(cytosolic pathway)'라고 불리며, APC가 식세포작용이나 엔도사이토시스를 통해 세포 내로 들여온 외인성 항원이 소포에서 세포질로 이동한 후, 내인성 항원과 마찬가지로 세포질 내 프로테아좀에 의해 작은 펩타이드 조각으로 분해되어 TAP (Transporter associated with antigen processing) 수송체를 통해 소포체로 이동하여 새로 합성된 MHC 클래스 I 분자에 결합하는 방식이다. 이 경로는 MHC 클래스 I 분자의 정상적인 항원 로딩 기전을 활용한다는 특징을 가지며, TAP 의존성을 보인다.

두 번째 경로는 '소포 경로(vacuolar pathway)'라고 불리며, 외인성 항원이 소포 내에 머무르면서 소포 내의 산성 환경과 특정 효소에 의해 펩타이드로 분해되고, 소포 내에 존재하는 MHC 클래스 I 분자에 직접적으로 결합하는 방식이다. 이 경로는 세포질로의 항원 이동 및 프로테아좀 분해, TAP 수송 단계를 거치지 않으므로 TAP 의존성을 보이지 않으며, 소포 내의 독특한 환경과 다양한 효소 작용이 중요한 역할을 하는 것으로 여겨진다. 두 경로는 서로 독립적으로 또는 협동적으로 작용하며, 항원의 종류와 APC의 활성 상태 등 다양한 요인에 따라 상대적인 중요성이 달라질 수 있다.

크로스 프레젠테이션은 다양한 면역 반응에서 매우 중요한 역할을 수행한다. 첫째, 바이러스 감염과 같이 APC를 직접적으로 감염시키지 않는 병원체에 대한 효과적인 CD8+ T 세포 매개 면역 반응을 유도하는 데 필수적이다. APC가 주변 감염된 세포의 항원이나 사멸한 감염 세포의 항원을 포획하여 크로스 프레젠테이션을 통해 CD8+ T 세포에게 제시함으로써, 바이러스에 직접 감염되지 않은 APC가 감염에 대한 강력한 세포 독성 면역 반응을 개시하고 확산시키는 데 핵심적인 역할을 할 수 있게 된다.

둘째, 종양 면역에서도 중요한 역할을 한다. APC가 사멸한 종양 세포의 다양한 종양 특이 항원을 포획하여 크로스 프레젠테이션을 통해 종양 특이적인 CD8+ T 세포를 활성화시킴으로써 효과적인 항종양 면역 반응을 유도하고 종양 세포를 제거하는 데 기여할 수 있다. 셋째, 백신 개발에도 중요한 응용 가능성을 제시한다. 불활성화된 백신이나 단백질 기반 백신의 경우, 크로스 프레젠테이션을 효율적으로 유도할 수 있는 전달 시스템을 개발하여 강력하고 지속적인 CD8+ T 세포 반응을 유도하는 것이 가능하며, 이는 세포 내 병원체에 대한 효과적인 백신 개발 전략으로 활용될 수 있다.

마지막으로, 면역 관용 유도에도 관여할 수 있다는 증거들이 제시되고 있다. 특정 조건 하에서 APC가 자가 항원을 크로스 프레젠테이션하여 자가 반응성 T 세포의 활성화를 억제하거나 무반응 상태(anergy)로 유도하는 데 기여함으로써 자가 면역 질환의 발생을 방지하는 데 중요한 역할을 수행할 수 있다.

이처럼 크로스 프레젠테이션은 전통적인 항원 제시 경로의 한계를 극복하고 외인성 항원에 대한 강력한 CD8+ T 세포 매개 면역 반응을 가능하게 함으로써, 면역 체계의 방어 범위를 획기적으로 넓히고 다양한 세포 내 병원체와 종양에 대한 효과적인 면역 반응을 유도하는 데 필수적인 역할을 수행하는 복잡하고 정교한 메커니즘이다. 따라서 크로스 프레젠테이션의 정확한 작동 원리를 이해하고 이를 조절하는 방법을 개발하는 것은 감염병 치료, 암 치료, 그리고 자가 면역 질환 예방을 위한 새로운 전략 개발에 중요한 토대가 될 수 있다.

4. 항원 제시의 조절

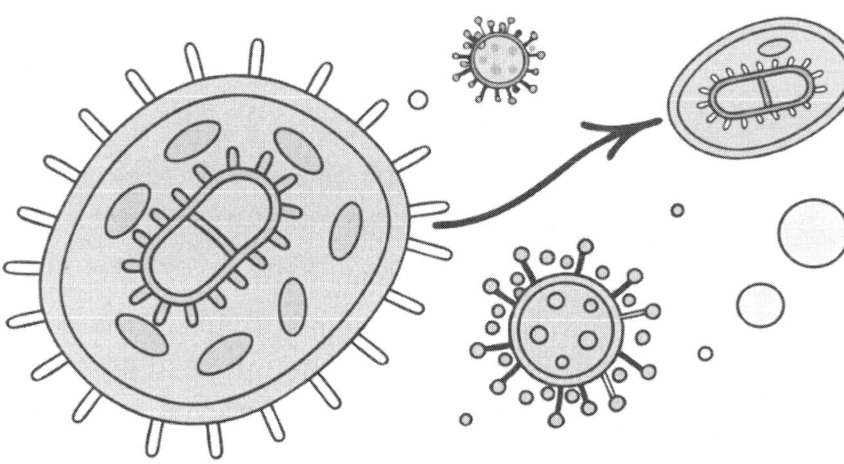

그림 8-5. 면역 반응의 강도와 방향성 조절

항원 제시는 적응 면역 반응의 핵심적인 첫 단계로서, 그 강도와 방향성은 후속적인 면역 반응의 성격과 효율성을 결정하는 데 매우 중요한 역할을 수행한다. 항원 제시 세포(APC)가 항원을 포획하고 처리하여 T 세포에게 제시하는 과정은 다양한 분자 및 세포 수준의 조절 메커니즘에 의해 정밀하게 통제된다. 이러한 조절은 불필요하거나 과도한 면역 반응을 방지하고, 실제 위협에 대해서는 적절하고 효과적인 면역 반응을 유도하는 데 필수적이다. 항원 제시의 조절은 면역 반응의 활성화 역치, T 세포의 종류 및 기능적 분화, 그리고 궁극적으로 면역 반응의 소멸에 이르기까지 광범위한 영향을 미친다(그림 8-5).

항원 제시의 강도는 APC가 발현하는 MHC 분자의 수, 제시되는 항원 펩타이드의 농도, 그리고 T 세포 활성화에 필수적인 공동 자극 분자의 발현 수준에 의해 결정적으로 영향을 받는다. 감염 초기 단계나 염증 환경에서는 APC가 다양한 염증성 사이토카인이나 병원체 성분에 의해 활성화되어 MHC 분자와 공동 자극 분자의 발현을 증가시킨다. 이는 T 세포와의 상호작용을 증진시키고, T 세포 활성화의 역치를 낮추어 보다 강력한 면역 반응을 유도하는 결과를 낳는다. 반대로, 염증이 해소되거나 항원이 제거되면 APC의 활성화가 감소하고 MHC 및 공동 자극 분자의 발현 수준이 낮아져 T 세포 활성화를 억제하고 면역 반응의 강도를 약화시키는 방향으로 작용한다.

항원 제시의 방향성은 APC가 어떤 종류의 사이토카인을 분비하고 어떤 공동 자극 분자를 발현하는지에 따라 결정된다. 수지상 세포는 T 세포 활성화의 주요 APC로서, 다양한 패턴 인식 수용체(PRR)를 통해 병원체를 감지하고, 감지된 병원체의 종류에 따라 특정한 사이토카인 조합을 분비한다. 예를 들어, 바이러스 감염 시에는 인터페론-알파(IFN-α)와 인터류킨-12(IL-12)를 분비하여 Th1 세포 분화를 유도하는 반면, 기생충 감염 시에는 인터류킨-4(IL-4)를 분비하여 Th2 세포 분화를 촉진한다. 또한, APC 표면의 공동 자극 분자 역시 T 세포 활성화 및 분화에 영향을 미친다. CD28과의 결합을 통해 활성화 신호를 전달하는 B7 분자 외에도, CTLA-4와 PD-1과 같은 억제성 수용체에 결합하는 공동 억제 분자들도 발현되어 T 세포 활성화를 억제하는 역할을 수행한다. 이러한 활성화 및 억제성 공동 자극 분자들의 균형은 T 세포 반응의 섬세한 조절에 필수적이다.

자가 반응성 T 세포의 활성화를 방지하고 자가 면역 질환의 발생 위험을 줄이기 위해, 항원 제시 과정은 엄격한 조절을 받는다. 흉선에서의 T 세포 발달 과정 중 음성 선택은 자가 항원에 대해 높은 친화력을 가진 T 세포를 제거하는 중요한 메커니즘이다. 말초 조직에서는 APC가 정상적인 자가 항원을 제시하더라도 공동 자극 신호가 부족하거나 억제성 신호가 우세하여 T 세포가 활성화되지 않고 무반응 상태에 빠지거나 사멸하게 된다. 또한, 조절 T 세포(Treg)는 억제성 사이토카인 분비나 공동 억제 분자 발현 등을 통해 APC의 기능을 억제하고 T 세포 활성화를 억제함으로써 면역 항상성을 유지하는 데 기여한다.

감염이 성공적으로 제거되면 면역 반응은 더 이상 필요하지 않게 되며, 항원 제시 과정은 점차 감소하고 면역 세포들은 사멸하거나 기억 T 세포로 전환된다. APC의 활성화 감소, 항원 소실, 억제성 사이토카인 분비, 그리고 억제성 공동 자극 분자 발현 증가는 T 세포 활성화를 억제하고 면역 반응을 종료시키는 데 기여한다. 이러한 면역 반응의 소멸은 조직 손상을 최소화하고 면역 항상성을 회복하는 데 필수적이다.

결론적으로, 항원 제시는 면역 반응의 강도와 방향성을 정밀하게 조절하는 복잡한 과정이다. APC의 활성화 상태, MHC 및 공동 자극 분자 발현 수준, 분비되는 사이토카인의 종류, 그리고 억제성 신호의 존재 여부 등 다양한 요인들이 T 세포 활성화의 역치를 결정하고, T 세포의 분화 경로를 유도하며, 궁극적으로 면역 반응의 크기와 성격을 조절한다. 이러한 정교한 조절 메커니즘은 효과적인 병원체 방어와 자가 면역 질환 예방 사이의 섬세한 균형을 유지하는 데 필수적이다.

5. 항원 제시 이상과 질병

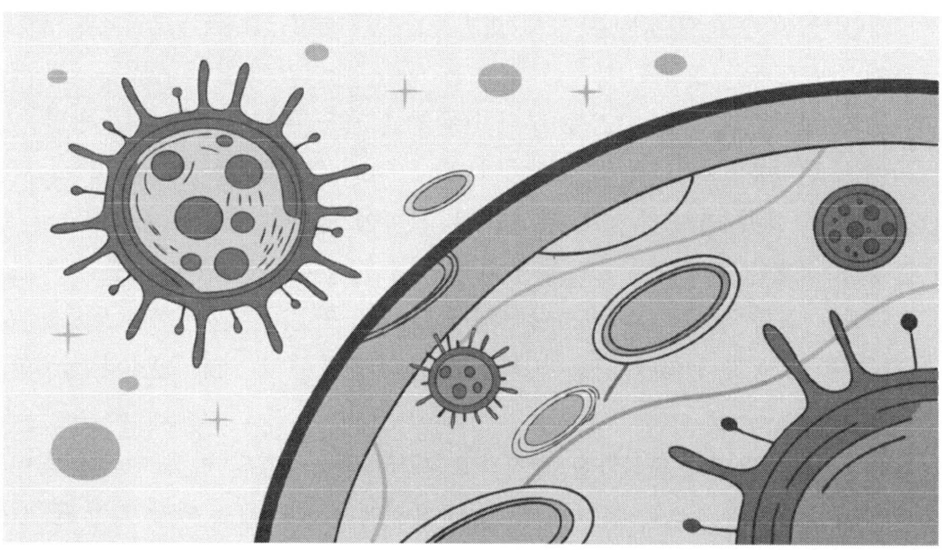

그림 8-6. 항원 제시 결함이 초래하는 면역 문제

항원 제시는 적응 면역 반응의 핵심 단계로서, 항원 제시 세포(APC)가 외부에서 유입되거나 세포 내에서 생성된 항원을 처리하여 T 세포에게 제시하는 복잡하고 정교한 과정을 의미한다(그림 8-6).

이러한 항원 제시 과정에 단 하나의 이상이라도 발생하게 되면, T 세포의 정상적인 활성화 및 기능 수행에 심각한 문제가 초래되어 광범위한 면역 결핍 질환 또는 예측 불가능한 자가면역 질환을 유발할 수 있다. 항원 제시 이상은 MHC 분자의 발현 결함, 항원 처리 기구의 기능 이상, 또는 T 세포 활성화에 필수적인 공동 자극 분자 발현의 이상 등 다양한 원인으로 발생할 수 있으며, 그 결과 초래되는 면역학적 문제는 매우 광범위하고 심각하여 개인의 건강과 생존에 심각한 위협이 될 수 있다.

MHC 분자의 발현 결핍은 항원 제시 이상으로 인해 발생하는 대표적인 심각한 면역 문제 중 하나이다. MHC 클래스 I 분자는 우리 몸의 거의 모든 유핵 세포 표면에 발현되어 세포 내부에서 생성된 항원을 CD8+ 세포 독성 T 세포에게 제시하는 핵심적인 역할을 수행하며, MHC 클래스 II 분자는 수지상 세포, 대식세포, B 세포와 같은 전문적인 APC 표면에 발현되어 외부에서 유래한 항원을 CD4+ Helper T 세포에게 제시하는 필수적인 역할을 담당한다. 만약 MHC 분자의 발현에 유전적 또는 후천적인 결함이 생기는 질환을 통칭하여 '노출 림프구 증후군(Bare Lymphocyte Syndrome, BLS)' 이라고 부른다.

BLS는 MHC 클래스 I 또는 클래스 II 분자의 세포 표면 발현 부재 또는 현저한 감소를 특징으로 하며, 이는 T 세포의 정상적인 발달과 기능에 심각한 영향을 미친다. MHC 클래스 I 결핍증 환자의 경우, CD8+ T 세포의 정상적인 활성화 및 세포 독성 기능에 심각한 결함이 발생하여 바이러스 감염에 대한 정상적인 방어 능력이 현저히 저하되고 만성적인 호흡기 감염이나 피부 병변이 반복적으로 발생할 수 있다.

반면, MHC 클래스 II 결핍증 환자는 CD4+ Helper T 세포의 활성화에 치명적인 문제가 발생하여 광범위한 중증 면역 결핍을 나타내며, 세균, 바이러스, 곰팡이, 원충 등 다양한 종류의 병원체에 대한 방어 능력이 거의 소실되어 생명을 위협하는 중증 감염이 반복적으로 발생하고 심각한 성장 부진, 만성 설사 등의 심각한 증상을 보인다.

항원 처리 기구의 유전적 또는 기능적 이상 역시 효과적인 항원 제시 결함을 초래하여 심각한 면역 문제를 유발할 수 있다. 내인성 항원의 MHC 클래스 I 제시 과정에서 핵심적인 역할을 담당하는 TAP (Transporter associated with antigen processing) 유전자의 돌연변이는 MHC 클래스 I 분자의 세포 표면 발현 감소를 초래하여 CD8+ T 세포의 정상적인 기능 저하를 유발하고 특정 바이러스 감염에 대한 비정상적인 취약성을 증가시킬 수 있다.

또한, 외인성 항원의 MHC 클래스 II 제시 과정에서 필수적인 역할을 수행하는

HLA-DM 분자의 기능 이상은 MHC 클래스 II 분자에 적절한 항원 펩타이드의 로딩을 효과적으로 방해하여 CD4+ Helper T 세포의 정상적인 활성화를 저해하고 체액성 및 세포성 면역 반응 모두에 심각한 결함을 초래할 수 있다.

더 나아가, T 세포의 활성화에 필수적인 두 번째 신호 전달에 관여하는 공동 자극 분자의 발현 또는 기능 이상 또한 효과적인 항원 제시를 심각하게 방해하고 정상적인 면역 반응의 정교한 조절 장애를 유발할 수 있다. APC 표면에 정상적으로 발현되는 B7 분자(CD80/CD86)와 T 세포 표면에 발현되는 CD28 분자 간의 적절한 상호작용은 T 세포 활성화에 필수적인 공동 자극 신호를 제공한다.

B7 분자 또는 CD28 분자의 유전적 결핍이나 기능 이상은 T 세포의 불완전한 활성화 또는 심지어 무반응(anergy)을 초래하여 효과적인 항원 특이적인 면역 반응을 제대로 유도하지 못하게 만들 수 있다. 반대로, 공동 억제 분자의 발현 이상은 면역 반응의 과도한 억제를 유발하여 감염에 대한 효과적인 제거 반응을 부적절하게 방해할 수 있다.

이처럼 항원 제시 과정의 다양한 단계에서 발생하는 유전적 또는 후천적인 이상은 T 세포의 정상적인 활성화 및 기능 수행에 심각한 문제를 초래하여 심각한 면역 결핍 질환을 유발하고 감염에 대한 비정상적인 취약성을 증가시킬 수 있다. 더욱이, 비정상적인 항원 제시는 정상적인 면역 반응을 유도하지 못할 뿐만 아니라, 자가 반응성 T 세포의 부적절한 활성화를 유도하여 예측 불가능한 자가면역 질환의 발병 위험을 현저히 높일 수도 있다. 따라서 효과적인 면역 반응을 위해서는 항원 제시 과정의 각 단계가 정확하고 정밀하게 조절되는 것이 필수적이며, 항원 제시 이상으로 인해 발생하는 다양한 심각한 면역 질환에 대한 깊이 있는 이해는 새로운 혁신적인 진단 및 치료 전략 개발에 중요한 과학적 토대가 된다.

Chapter 9

세포성 면역과 체액성 면역

Contents

9장. 세포성 면역과 체액성 면역

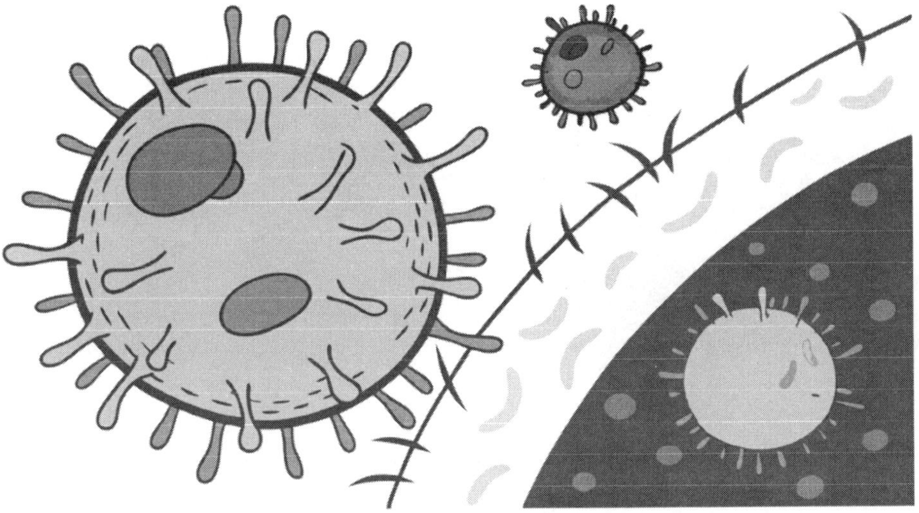

그림 9-1. 세포성 면역과 체액성 면역

세포성 면역과 체액성 면역은 서로 다른 병원체에 대한 방어 작용을 수행하며, 관여하는 주요 세포와 작용 방식에 뚜렷한 차이를 보인다(그림 9-1).

세포성 면역은 T 림프구가 핵심이다. CD8+ T 세포는 MHC I에 제시된 세포 내부 항원을 인식, 감염 세포나 암세포를 직접 파괴한다. CD4+ T 세포는 MHC II에 제시된 외부 항원을 인식, 사이토카인을 분비하여 다른 면역 세포를 활성화하고 기능을 조절한다. 이는 세포 내 병원체나 종양 제거에 중요하다.

체액성 면역은 B 림프구가 주축이다. B 세포는 BCR로 특정 항원에 결합, 형질 세포로 분화하여 항체를 생산 및 분비한다. 항체는 체액 내에서 항원에 결합, 중화, 식세포 작용 촉진, 보체 활성화 등을 통해 세포 외부 병원체를 제거하는 데 효과적이다.

세포성과 체액성 면역은 독립적으로 작용하기도 하지만, Helper T 세포의 사이토카인 분비처럼 서로 협력하여 더욱 효과적인 면역 반응을 유도한다. 이 두 가지 면역 작용은 우리 몸을 다양한 외부 침입으로부터 보호하는 상호 보완적인 핵심 방어 기전이다.

1. 세포성 면역의 메커니즘

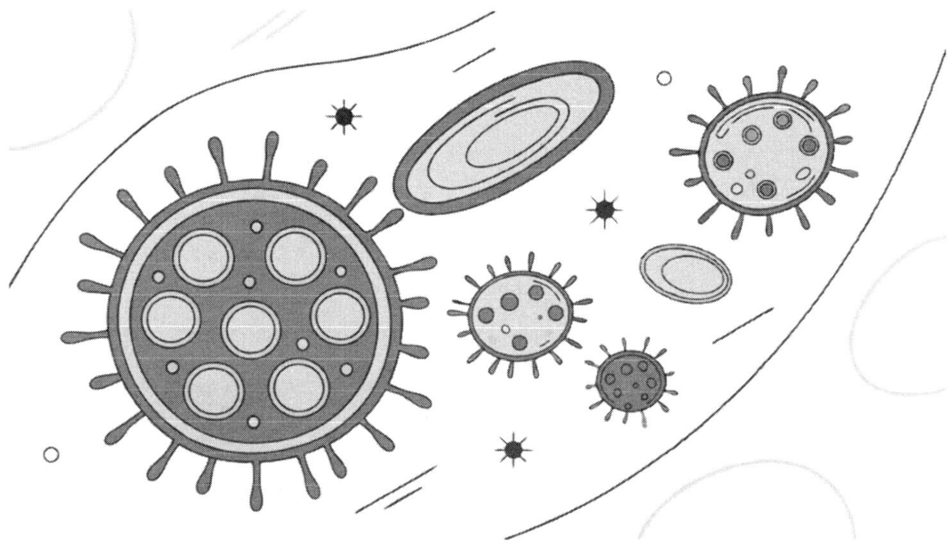

그림 9-2. Cytotoxic T세포와 NK 세포의 작용

세포성 면역은 바이러스에 감염된 세포, 세포 내 세균에 감염된 세포, 그리고 비정상적인 암세포와 같이 세포 내 병원체나 변이된 세포를 제거하는 데 중추적인 역할을 담당하는 면역 반응의 한 형태이다. 이러한 세포성 면역 반응은 주로 적응 면역의 핵심 구성원인 세포 독성 T 세포 (Cytotoxic T Lymphocyte, CTL 또는 CD8+ T 세포)와 선천 면역의 중요한 축을 이루는 자연 살해 세포 (Natural Killer cell, NK 세포)라는 두 종류의 주요 세포 유형에 의해 매개된다. 이 두 종류의 세포는 표적 세포를 인식하고 사멸시키는 고유한 메커니즘을 보유하고 있으며, 종종 상호 협력적인 작용을 통해 더욱 효과적이고 강력한 세포성 면역 반응을 유도하여 생체를 보호하는 데 기여한다(그림 9-2).

세포 독성 T 세포는 적응 면역의 핵심적인 요소로서, 특정 항원에 대해 매우 특이적인 T 세포 수용체 (TCR)를 세포 표면에 발현한다. 세포 독성 T 세포가 효과적으로 활성화되기 위해서는 일반적으로 두 가지 주요 신호가 필요하다. 첫 번째 신호는 항원 제시 세포 (Antigen-Presenting Cell, APC), 특히 수지상 세포가 MHC 클래스 I 분자에 결합된 내인성 항원 펩타이드를 세포 독성 T 세포의 TCR에 제시하는 것이다. 내인성 항원은 세포 내에서 합성된 단백질 유래 펩타이드로서, 바이러스 단백질이나 종양 특이적 단백질 등이 해당될 수 있다.

두 번째 활성화 신호는 항원 제시 세포가 CD80 또는 CD86과 같은 공동 자극 분자를 발현하여 세포 독성 T 세포 표면의 CD28과 같은 수용체에 결합함으로써 제공된다. 이러한 두 가지 신호가 모두 충족될 때 세포 독성 T 세포는 비로소 완전하게 활성화되어 증식하고, 사이토카인을 분비하며, 세포 독성 기능을 획득하게 된다. 활성화된 세포 독성 T 세포는 자신의 TCR을 통해 MHC 클래스 I 분자에 제시된 특정 항원 펩타이드를 특이적으로 인식하고, 이 표적 세포가 바이러스에 감염되었거나 종양 세포와 같이 비정상적인 세포임을 확인하면 세포 사멸을 유도하는 다양한 정교한 메커니즘을 작동시킨다.

세포 독성 T 세포는 표적 세포를 사멸시키는 주요 메커니즘으로 퍼포린 (perforin)과 그랜자임 (granzyme)이라는 강력한 세포 독성 물질을 분비하는 경로를 활용한다. 퍼포린은 세포 독성 T 세포에서 분비되어 표적 세포의 세포막에 마치 총알 구멍과 같은 구조의 채널을 형성한다. 이 퍼포린 채널을 통해 세포 독성 T 세포 내부에 저장되어 있던 그랜자임이라는 단백질 분해 효소가 표적 세포의 세포 내부로 효과적으로 전달된다.

표적 세포 내로 유입된 그랜자임은 다양한 세포 내 단백질을 분해하여 세포 사멸 경로, 특히 아폽토시스 (apoptosis) 경로를 활성화시켜 표적 세포를 안전하고 효율적으로 제거한다. 또한, 세포 독성 T 세포는 세포 표면에 Fas 리간드 (FasL)와 같은 표면 분자를 발현하여 표적 세포 표면에 발현된 Fas 수용체와 특이적으로 결합함으로써 직접적으로 세포 사멸 신호를 전달할 수도 있다. FasL과 Fas의 상호작용은 표적 세포 내부에 세포 사멸을 유도하는 신호 전달 경로를 활성화시켜 세포를 죽음에 이르게 한다.

중요한 점은 세포 독성 T 세포의 작용이 MHC 클래스 I 분자에 의해 엄격하게 제한된다는 것이다. 즉, 세포 독성 T 세포는 자신의 MHC 클래스 I 분자와 동일한 유형의 MHC 클래스 I 분자에 제시된 특정 항원 펩타이드를 동시에 인식해야만 표적 세포를 사멸시킬 수 있다. 이는 세포 독성 T 세포가 정상적인 세포가 아닌, 비정상적인 항원을 제시하는 감염된 세포나 암세포만을 선택적으로 제거하도록 하는 중요한 안전 장치로 작용한다.

한편, 자연 살해 세포는 선천 면역 체계의 중요한 구성 요소로서, 사전 감작이라는 특정 항원에 대한 초기 노출과 활성화 과정 없이도 바이러스에 감염된 세포나 암세포와 같이 정상적인 세포와는 다른 특징을 보이는 비정상적인 세포를 직접적으로 인식하고 신속하게 사멸시키는 고유한 능력을 가지고 있다. 자연 살해 세포는 세포 표면에 다양한 종류의 활성화 수용체와 억제성 수용체를 동시에 발현한다.

활성화 수용체는 표적 세포 표면에 비정상적으로 발현되는 특정 리간드, 예를 들어 스트레스 유발 리간드나 특정 당지질 등을 인식하여 자연 살해 세포를 활성화시키는 긍정적인 신호를 세포 내부로 전달한다. 반대로, 억제성 수용체는 정상적인 세포 표면에 안정적으로 발현되는 주요 조직 적합성 복합체 클래스 I (Major Histocompatibility Complex class I, MHC class I) 분자를 인식하여 자연 살해 세포의 활성화를 억제하는 부정적인 신호를 전달한다.

자연 살해 세포의 최종적인 활성화 여부는 세포 표면의 활성화 수용체로부터 전달되는 활성화 신호의 강도와 억제성 수용체로부터 전달되는 억제성 신호의 강도 사이의 미묘한 균형에 의해 결정된다. 흥미롭게도, 바이러스에 감염된 세포나 암세포는 종종 MHC 클래스 I 분자의 발현이 정상 세포에 비해 현저하게 감소하거나 완전히 소실되는 경우가 많다. 이러한 MHC 클래스 I 분자 발현 감소 또는 소실은 자연 살해 세포의 억제성 수용체에 결합할 리간드의 감소 또는 소실로 이어져 억제성 신호가 약화되거나 사라지게 되고, 결과적으로 활성화 수용체로부터의 활성화 신호가 상대적으로 우세해짐으로써 자연 살해 세포가 효과적으로 활성화되어 비정상적인 표적 세포를 제거할 수 있게 된다.

자연 살해 세포 역시 세포 독성 T 세포와 유사하게 퍼포린과 그랜자임을 분비하여 표적 세포의 세포막을 파괴하고 세포 사멸을 유도하거나, Fas 리간드 (FasL)와 Fas 수용체 간의 상호작용을 통해 표적 세포에 직접적으로 세포 사멸 신호를 전달할 수 있다. 또한, 자연 살해 세포는 인터페론-감마 (IFN-γ)와 같은 중요한 사이토카인을 분비하여 다른 면역 세포, 예를 들어 대식세포나 수지상 세포의 기능을 활성화시키고 염증 반응을 조절하는 중요한 역할도 수행한다.

결론적으로, 세포 독성 T 세포와 자연 살해 세포는 세포성 면역이라는 중요한 면역 방어 체계에서 각각 적응 면역과 선천 면역의 핵심적인 팔을 담당하며, 서로 보완적인 방식으로 작용하여 우리 몸에 침입하는 다양한 세포 내 병원체와 비정상적인 세포로부터 효과적으로 보호하는 데 필수적인 메커니즘을 제공한다. 세포 독성 T 세포는 특정 항원에 대한 매우 정밀하고 특이적인 인식을 통해 표적 세포를 제거하는 반면, 자연 살해 세포는 MHC 클래스 I 분자 발현 감소와 같은 비정상적인 세포 상태를 신속하게 감지하여 즉각적으로 반응한다. 이 두 종류의 강력한 세포성 면역 세포들의 긴밀하고 협력적인 작용은 우리 몸을 다양한 세포 내 위협으로부터 효과적으로 방어하는 데 없어서는 안 될 중요한 메커니즘이다.

2. 체액성 면역의 메커니즘

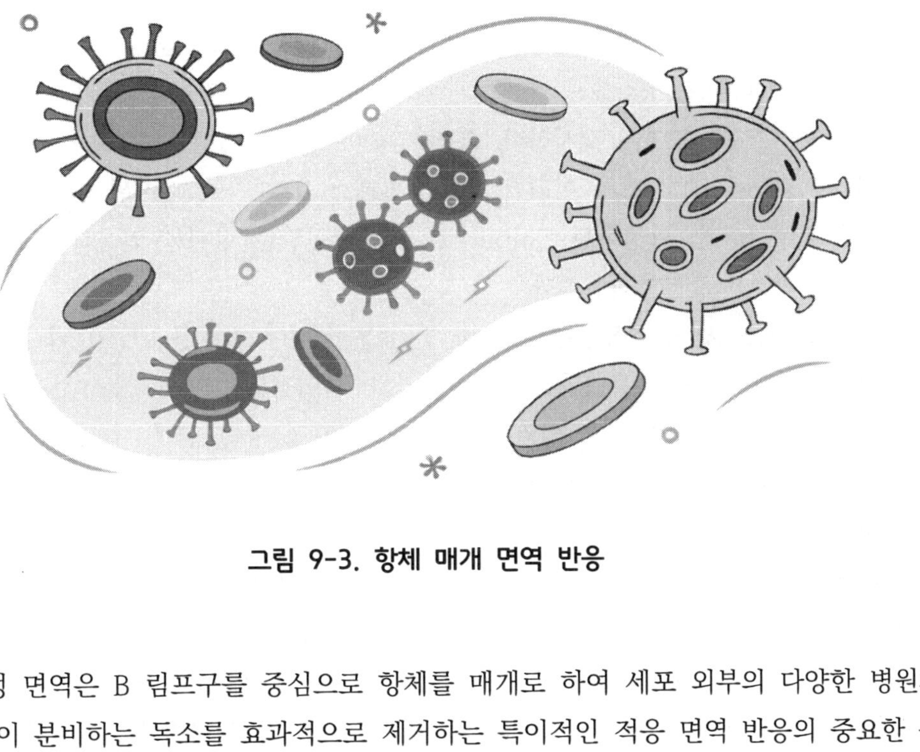

그림 9-3. 항체 매개 면역 반응

체액성 면역은 B 림프구를 중심으로 항체를 매개로 하여 세포 외부의 다양한 병원체와 그들이 분비하는 독소를 효과적으로 제거하는 특이적인 적응 면역 반응의 중요한 축을 이룬다. 세포성 면역이 바이러스에 감염된 세포나 종양 세포와 같이 세포 내부에 존재하는 위협을 직접적으로 공격하여 제거하는 반면, 체액성 면역은 혈액, 림프액, 점막 분비물과 같은 체액 내에 분비된 항체를 통해 세포 외부의 병원체를 무력화시키거나, 이들의 제거를 촉진하는 방식으로 작용한다. 이러한 항체 매개 면역 반응은 항원 인식부터 항체 생산, 그리고 다양한 효과기 기능 발휘 및 면역 기억 형성까지 여러 단계를 거쳐 정교하게 조절되며, 우리 몸을 외부 침입으로부터 보호하는 데 필수적인 역할을 수행한다(그림 9-3).

체액성 면역 반응의 시작은 B 림프구가 자신의 세포 표면에 발현된 특이적인 B 세포 수용체(B Cell Receptor, BCR)를 통해 특정 항원을 인식하고 결합하는 것으로부터 시작된다. 각 B 림프구는 V(D)J 유전자 재조합이라는 독특한 유전적 메커니즘을 통해 무수히 다양한 항원 결합 부위를 가진 BCR을 발현하며, 따라서 수많은 B 림프구 클론이 각각 고유한 항원에 대한 특이성을 갖게 된다. 특정 항원이 자신의 BCR에 상보적으로 결합하게 되면, B 림프구는 활성화되기 시작하여 세포 내부로 신호 전달이 일어나고, 세포 증식 및 분화를 위한 초기 단계가 진행된다. 그러나 완전한 B 림프구의 활성화와 고품질의 항체 생산을 위해서는 일반적으로 T 림프구의 도움 신호가 필수적이다.

항원 제시 세포(Antigen-Presenting Cell, APC), 그중에서도 특히 수지상 세포는 외부 환경에서 포획한 외인성 항원(세균, 바이러스 입자, 독소 등)을 세포 내부에서 처리하여 작은 펩타이드 조각으로 분해한 후, 이 펩타이드 조각들을 MHC 클래스 II 분자에 결합시켜 세포 표면에 제시한다. 특정 항원에 특이적인 T 세포 수용체(TCR)를 가진 CD4+ Helper T 세포가 이러한 MHC 클래스 II 분자에 제시된 항원 펩타이드를 인식하고 활성화되면, 활성화된 Helper T 세포는 동일한 항원을 인식하여 활성화된 B 림프구와 물리적으로 상호작용한다.

이 중요한 세포 간 상호작용은 Helper T 세포 표면에 발현된 CD40 리간드(CD40L)라는 분자가 B 림프구 표면의 CD40 분자와 특이적으로 결합하는 것과, 활성화된 Helper T 세포가 인터류킨-4, 인터류킨-5, 인터류킨-6 등 다양한 사이토카인이라는 용해성 신호 분자를 분비함으로써 매개된다. 이러한 Helper T 세포로부터의 도움 신호를 받은 B 림프구는 본격적으로 증식하고 분화 과정을 거쳐, 최종적으로 다량의 항체를 생산하고 분비하는 형질 세포(plasma cell)와, 동일한 항원에 대한 면역 기억을 장기간 저장하는 기억 B 세포(memory B cell)라는 두 가지 주요 세포 유형으로 분화하게 된다.

형질 세포는 활성화된 B 림프구의 최종 분화 단계로서, 세포 외부로 특정 항원에 특이적으로 결합하는 Y자 형태의 단백질인 항체를 엄청난 양으로 분비하는 독특한 능력을 갖는다. 각 항체 분자는 항원의 특정 부위인 에피토프에 특이적으로 결합하는 두 개의 Fab (antigen-binding fragment) 부위와, 다양한 면역 효과기 기능을 매개하는 Fc (crystallizable fragment) 부위로 구성되어 있다. 형질 세포에서 분비된 항체는 혈액, 림프액, 점막 분비물 등 체액 내를 순환하면서 자신의 특이적인 항원에 결합하여 다양한 방식으로 병원체를 제거하거나 그 독성을 무력화시키는 중요한 역할을 수행한다.

항체의 주요 작용 메커니즘은 다음과 같다. 첫째, 중화(neutralization)는 항체가 바이러스나 세균의 표면에 존재하는 특정 단백질에 결합하여 이들이 숙주 세포의 수용체에 부착하거나 세포 내부로 침입하는 것을 물리적으로 방해하거나, 세균이 분비하는 맹 독성 독소에 특이적으로 결합하여 독소의 활성 부위를 가리고 독성을 중화시키는 작용이다. 둘째, 옵소닌화(opsonization)는 항체가 세균과 같은 병원체의 표면에 다수 결합하여 마치 '표지'와 같은 역할을 수행함으로써, Fc 수용체를 발현하는 식세포(예: 대식세포, 호중구)가 이들 항체로 코팅된 병원체를 훨씬 더 효율적으로 인식하고 탐식하여 제거하도록 돕는 작용이다.

셋째, 보체 활성화(complement activation)는 특정 유형의 항체(주로 IgM과 IgG)가 병원체 표면에 결합하면, 보체계라는 혈장 단백질 시스템의 고전적 경로를 활성화시켜 병원체 세포막에 구멍을 형성하여 직접적으로 파괴하거나, 옵소닌 역할을 하는 보체 성분을 병원체 표면에 부착시켜 식세포 작용을 촉진하거나, 염증 반응을 유도하는 등 다양한 방식으로 병원체 제거에 기여하는 작용이다. 넷째, 항체 의존성 세포 매개 세포 독성(Antibody-dependent cell-mediated cytotoxicity, ADCC)은 항체가 바이러스에 감염된 세포나 종양 세포와 같이 특정 표면 항원을 발현하는 표적 세포의 표면에 결합하면, Fc 수용체를 발현하는 자연 살해 세포(NK cell)와 같은 세포 독성 면역 세포가 이들 항체가 결합된 표적 세포에 부착하여 퍼포린과 그랜자임을 분비하여 표적 세포의 사멸을 유도하는 작용이다.

체액성 면역 반응의 매우 중요하고 특징적인 측면 중 하나는 면역 기억(immunological memory)의 형성이다. 초기 특정 병원체에 대한 1차 면역 반응 후, 일부 활성화된 B 림프구는 단기적으로 항체를 생산하는 형질 세포로 분화하는 반면, 또 다른 일부는 장기 생존하는 기억 B 세포(memory B cell)로 분화하여 체내의 림프 조직에 오랫동안 남아 있게 된다. 동일한 항원에 다시 노출될 경우, 이 기억 B 세포는 1차 면역 반응에 관여했던 naive B 세포보다 훨씬 빠르고 강력하게 2차 면역 반응을 유도하여 신속하고 효과적으로 병원체를 제거할 수 있다. 이는 우리가 백신을 통해 특정 질병에 대한 면역력을 획득하는 근본적인 원리가 되는 매우 중요한 면역학적 특징이다.

결론적으로, 체액성 면역은 B 림프구와 이들이 생산하는 항체를 핵심으로 하여 세포 외부의 광범위한 병원체와 이들이 분비하는 독소에 대한 매우 효과적인 방어 메커니즘을 제공한다. 항원의 특이적인 인식, B 세포의 활성화 및 형질 세포로의 분화, 다양한 기능을 수행하는 항체의 생산 및 분비, 그리고 재침입 시 신속하고 강력한 반응을 가능하게 하는 면역 기억의 형성은 체액성 면역 반응의 주요 특징이며, 우리 몸을 끊임없이 침입하려는 외부의 다양한 위협으로부터 효과적으로 보호하는 데 없어서는 안 될 필수적인 역할을 수행한다.

3. 세포성 vs 체액성 면역

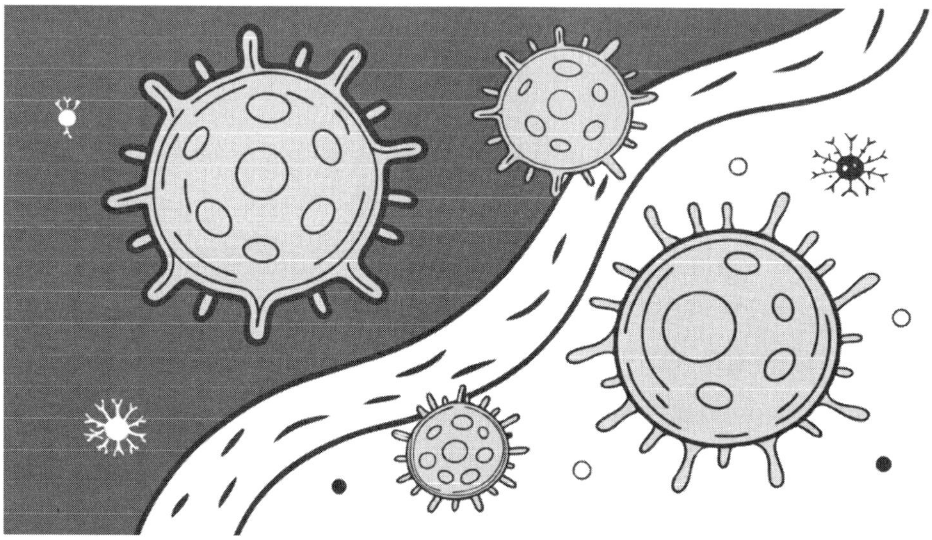

그림 9-4. 두 면역 형태의 비교와 상호작용

우리 몸은 외부에서 침입하는 다양한 병원체와 체내에서 발생하는 이상 세포로부터 스스로를 보호하기 위해 정교한 면역 시스템을 갖추고 있다. 이러한 면역 반응 중에서도 특이적인 방어 작용을 수행하는 데 핵심적인 역할을 담당하는 것이 바로 팔로서, 즉 적응 면역이다. 적응 면역은 한번 침입한 특정 병원체나 이상 세포에 대해 기억 기능을 획득하여, 동일한 위협에 대해 더욱 빠르고 강력하게 대응할 수 있는 능력을 의미한다(그림 9-4).

이러한 적응 면역은 크게 세포성 면역과 체액성 면역이라는 두 가지 주요 형태로 구분될 수 있으며, 이들은 관여하는 주요 세포 유형, 인식하는 항원의 형태, 그리고 병원체를 제거하거나 무력화시키는 작용 메커니즘에서 뚜렷한 차이를 보인다. 하지만 이 두 가지 형태의 면역 반응은 독립적으로 작용하는 것뿐만 아니라, 많은 경우 서로 긴밀하게 상호작용하며 협력적인 방식으로 면역 반응을 증폭시키고 그 효과를 극대화하는 중요한 역할을 한다.

세포성 면역은 주로 T 림프구, 그중에서도 세포 독성 T 림프구(Cytotoxic T Lymphocyte, CTL 또는 CD8+ T 세포)와 Helper T 림프구(CD4+ T 세포)에 의해 매개되는 면역 반응이 된다. 세포 독성 T 림프구는 바이러스에 감염된 세포나 특정 세포 내 세균에 감염된 세포, 그리고 비정상적인 세포인 암세포와 같이 세포 내부에 비정상적인 항원을 발현하는 표적 세포를 직접적으로 인식하여 사멸시키는 핵심적인 역할을 수행한다. 이들은 세포 표면에 발현된 MHC 클래스 I 분자에 제시된 내인성 항원 펩타이드를 자신의 T 세포 수용체(TCR)를 통해 특이적으로 인식하며, 표적 세포에 퍼포린이나 그랜자임과 같은 세포 독성 물질을 분비하거나 Fas 리간드와 같은 세포 사멸 신호를 전달하여 표적 세포를 효과적으로 제거한다.

반면, Helper T 림프구는 항원 제시 세포(Antigen-Presenting Cell, APC) 표면에 발현된 MHC 클래스 II 분자에 제시된 외인성 항원 펩타이드를 TCR을 통해 인식하고 활성화되어 다양한 사이토카인이라는 용해성 신호 분자를 분비함으로써 다른 면역 세포들의 활성화, 분화, 그리고 기능을 조절하는 광범위한 역할을 수행한다. 예를 들어, Helper T 림프구는 B 림프구의 항체 생산을 돕거나, 세포 독성 T 림프구의 활성화를 촉진하고, 대식세포의 병원체 제거 능력을 향상시키는 등 다양한 방식으로 면역 반응 전반에 걸쳐 중요한 조절 기능을 담당한다. 이처럼 세포성 면역은 세포 내 병원체 감염을 통제하고 제거하거나, 비정상적인 세포의 증식을 억제하는 데 필수적인 역할을 한다.

반면, 체액성 면역은 B 림프구를 중심으로 항체를 매개로 하여 세포 외부의 병원체나 독소를 제거하는 특이적인 면역 반응이 된다.

B 림프구는 세포 표면에 특정 항원에 특이적으로 결합할 수 있는 B 세포 수용체(B Cell Receptor, BCR)를 발현한다. 항원에 의해 BCR이 결합하여 B 림프구가 활성화되면, 특히 Helper T 림프구의 도움 신호를 받은 B 림프구는 증식하고 분화하여 다량의 항체를 생산하고 분비하는 형질 세포(plasma cell)로 최종 분화한다. 분비된 항체는 혈액, 림프액, 점막 분비물과 같은 체액 내를 순환하면서 특정 항원에 특이적으로 결합하여 병원체의 기능을 직접적으로 중화시키거나, 식세포와 같은 탐식 세포의 병원체 제거를 촉진하는 옵소닌화 작용을 유도하거나, 보체계라는 혈장 단백질 시스템을 활성화시켜 병원체를 용해시키는 등 다양한 방식으로 병원체를 제거하거나 무력화시키는 중요한 역할을 수행한다. 체액성 면역은 주로 세포 외부에서 활동하는 세균이나 바이러스 입자, 그리고 세균이 분비하는 독소 등에 대한 방어에 매우 효과적이다.

이처럼 세포성 면역과 체액성 면역은 각각 특화된 방식으로 병원체를 방어하지만, 많은 경우 서로 긴밀하게 상호작용하며 면역 반응의 효율성을 높이는 데 중요한 역할을 한다. 예를 들어, 활성화된 Helper T 림프구는 특정 사이토카인(예: 인터류킨-4, 인터류킨-5, 인터류킨-6)을 분비하여 항원에 특이적인 B 림프구의 활성화, 증식, 형질 세포로의 분화 및 항체 생산을 촉진함으로써 체액성 면역 반응을 강력하게 지원한다.

또한, Helper T 림프구는 인터페론-감마(IFN-γ)와 같은 사이토카인을 분비하여 세포 독성 T 림프구의 활성화와 세포 사멸 능력을 향상시키는 데 기여함으로써 세포성 면역 반응을 강화하기도 한다. 반대로, 항체는 옵소닌화 작용을 통해 병원체의 식세포 작용을 촉진하여 세포성 면역 반응의 효율성을 높일 수 있으며, 항체 의존성 세포 매개 세포 독성(Antibody-Dependent Cell-mediated Cytotoxicity, ADCC)을 통해 자연 살해 세포(Natural Killer cell, NK cell)와 같은 세포성 면역 세포가 항체가 결합된 표적 세포를 제거하도록 유도할 수도 있다.

결론적으로, 세포성 면역과 체액성 면역은 적응 면역의 두 가지 주요 축으로서, 각각 세포 내부와 외부의 위협에 대해 특화된 방어 메커니즘을 제공한다. 이들은 서로 다른 주요 세포 유형과 작용 방식을 가지지만, 상호 간의 긴밀한 상호작용을 통해 면역 반응의 범위와 효율성을 극대화하며, 우리 몸을 다양한 외부 침입으로부터 효과적으로 보호하는 데 필수적인 역할을 수행하게 된다. 이러한 복잡하고 정교한 면역 시스템의 이해는 다양한 질병의 예방과 치료 전략을 개발하는 데 중요한 기반이 된다.

4. 협력 면역 반응

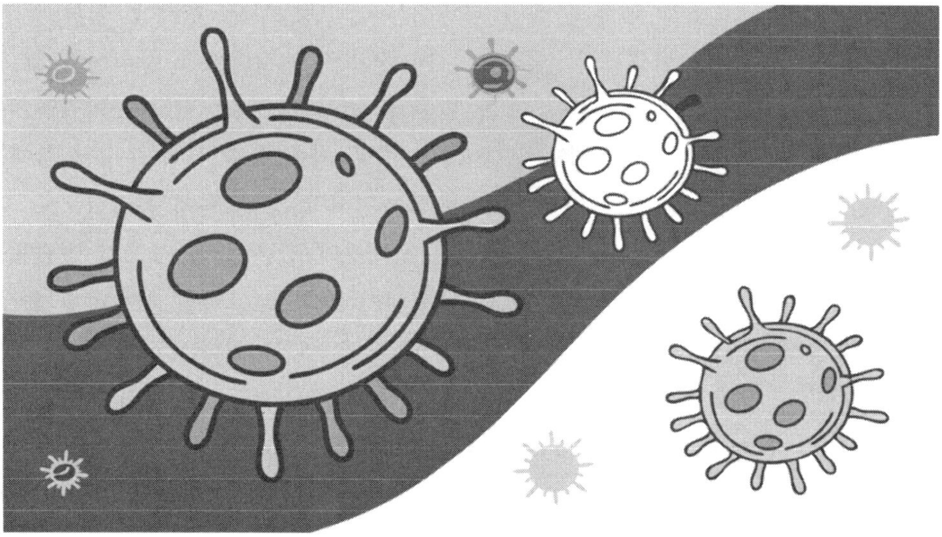

그림 9-5. Helper T세포의 중재 역할

협력 면역 반응은 적응 면역 체계의 놀라운 효율성과 정교함을 가능하게 하는 핵심적인 특징으로, 다양한 종류의 면역 세포들과 이들이 분비하는 다양한 분자들이 마치 잘 조율된 오케스트라처럼 유기적으로 상호작용하며 통합된 방식으로 작용하는 일련의 복잡한 과정들을 의미한다. 이러한 협력적인 면역 반응의 중심에는 Helper T 세포(CD4+ T 세포)가 중추적인 중재자 역할을 수행하며, 세포성 면역과 체액성 면역을 포함한 광범위한 면역 반응을 정교하게 조절하고 그 효과를 증폭시키는 데 없어서는 안 될 필수적인 기능을 담당한다. Helper T 세포는 항원 제시 세포(Antigen-Presenting Cell, APC)가 MHC 클래스 II 분자를 통해 제시하는 외인성 항원 펩타이드를 자신의 고유한 T 세포 수용체(TCR)로 특이적으로 인식하고 활성화되어 다양한 종류의 사이토카인을 분비함으로써 이러한 중재 역할을 효과적으로 수행한다(그림 9-5).

Helper T 세포가 활성화되기 위해서는 TCR-항원/MHC II 복합체의 특이적인 결합이라는 첫 번째 신호뿐만 아니라, 항원 제시 세포(APC)로부터 CD80/CD86과 같은 공동 자극 분자를 통해 제공되는 두 번째 활성화 신호가 필수적으로 요구된다. 이러한 두 가지 신호가 모두 충족된 활성화된 Helper T 세포는 분비하는 사이토카인의 종류와 그에 따른 기능적 특성에 따라 다양한 아형으로 분화하며, 각 아형은 서로 다른 종류의 면역 반응을 특이적으로 조절하는 전문화된 기능을 수행한다.

대표적인 Helper T 세포 아형으로는 Th1 세포, Th2 세포, Th17 세포 등이 있으며, 이들은 각각 인터페론-감마(IFN-γ), 인터류킨-4(IL-4), 인터류킨-17(IL-17)과 같은 특징적인 사이토카인을 분비하여 면역 반응의 방향과 강도를 결정하는 데 핵심적인 역할을 한다. 예를 들어, Th1 세포는 세포 내 병원체 감염에 대한 세포성 면역 반응을 주로 촉진하는 반면, Th2 세포는 기생충 감염이나 알레르기 반응과 관련된 체액성 면역 반응을 주로 유도하며, Th17 세포는 세포 외 세균 및 곰팡이 감염에 대한 방어와 자가면역 질환 발병에 관여하는 것으로 알려져 있다.

Helper T 세포는 세포성 면역 반응에서 세포 독성 T 세포(CTL, CD8+ T 세포)의 활성화와 효과적인 기능 발휘를 돕는 매우 중요한 역할을 수행한다. CD8+ T 세포가 항원 제시 세포(APC)가 MHC 클래스 I 분자를 통해 제시하는 내인성 항원(예: 바이러스 단백질 유래 펩타이드)을 인식하고 활성화되기 위해서는 일반적으로 Helper T 세포가 분비하는 핵심적인 사이토카인, 특히 인터류킨-2(IL-2)의 도움이 필수적으로 요구된다. IL-2는 활성화된 CD8+ T 세포의 생존, 증식 및 분화를 강력하게 촉진하고, 이들의 세포 독성 능력을 현저하게 강화하여 바이러스에 감염된 세포나 종양 세포를 효과적으로 제거하는 데 중요한 기여를 한다. 또한, Th1 세포가 특징적으로 분비하는 IFN-γ

는 대식세포를 강력하게 활성화시켜 세포 내에 존재하는 병원체의 제거 능력을 향상시키고, MHC 분자의 발현을 증가시켜 항원 제시 능력을 더욱 강화함으로써 전반적인 세포성 면역 반응을 증폭시키는 중요한 역할을 수행한다.

체액성 면역 반응에서 Helper T 세포는 B 림프구의 활성화, 증식, 형질 세포로의 분화 및 최종적인 항체 생산에 필수적인 도움 신호를 제공하는 중추적인 역할을 수행한다. B 림프구가 자신의 B 세포 수용체(BCR)를 통해 특정 항원을 인식하고 내부로 들여와 처리한 후, 항원 펩타이드를 MHC 클래스 II 분자에 결합시켜 세포 표면에 제시하면, 동일한 항원을 인식하여 활성화된 Helper T 세포는 B 림프구와 직접적인 세포-세포 접촉 및 다양한 사이토카인 분비를 통해 긴밀하게 상호작용한다.

특히, Helper T 세포 표면에 발현된 CD40 리간드(CD40L)는 B 림프구 표면의 CD40 분자와 특이적으로 결합하여 B 림프구 활성화에 필수적인 공동 자극 신호를 제공하며, Th2 세포가 특징적으로 분비하는 인터류킨-4(IL-4), 인터류킨-5(IL-5), 인터류킨-6(IL-6) 등의 다양한 사이토카인은 B 림프구의 증식과 항체를 생산하는 형질 세포로의 최종 분화를 강력하게 촉진하고, 생산되는 항체의 종류(클래스 스위칭)를 결정하는 데 매우 중요한 역할을 수행한다. 이러한 Helper T 세포의 도움 없이는 B 림프구가 효과적으로 항체를 생산하고 강력한 체액성 면역 반응을 유도하기 어렵다.

뿐만 아니라, Helper T 세포는 면역 반응의 적절한 균형 유지와 불필요한 면역 반응의 소멸에도 중요한 역할을 수행하는 조절 T 세포(Treg)의 발달과 기능에도 간접적으로 영향을 미친다. 특정 사이토카인 환경(예: TGF-β 존재 하)에서 일부 Helper T 세포는 FoxP3라는 핵심적인 전사 인자를 발현하는 Treg 세포로 분화하여 과도한 면역 반응을 억제하고 자가 면역 질환의 발생을 방지하는 중요한 기능을 수행한다. Treg 세포는 IL-10, TGF-β와 같은 억제성 사이토카인을 분비하거나 CTLA-4와 같은 억제성 분자를 세포 표면에 발현하여 다른 T 세포와 항원 제시 세포(APC)의 기능을 억제함으로써 과도한 염증 반응을 조절하고 전반적인 면역 항상성을 유지하는 데 중요한 기여를 한다.

결론적으로, Helper T 세포는 세포성 면역과 체액성 면역이라는 적응 면역의 두 주요 축을 효과적으로 연결하고 정교하게 조절하는 핵심적인 중재자로서, 다양한 사이토카인 분비와 필수적인 세포-세포 상호작용을 통해 면역 반응의 강도와 방향성을 결정하는 데 없어서는 안 될 필수적인 역할을 수행한다. 이들의 다면적이고 협력적인 기능은 외부 침입자에 대한 효과적인 방어뿐만 아니라, 면역 체계의 항상성 유지와 자가 면역 질환의 발생을 예방하는 데에도 매우 중요한 기여를 한다.

Helper T 세포의 이러한 복잡하고 정교한 조절 능력은 우리 몸이 다양한 외부 위협에 적절하게 대응하고, 동시에 불필요한 자가 면역 반응을 억제하여 건강을 유지하는 데 필수적인 기반이 된다.

5. 면역 반응의 시간적 변화

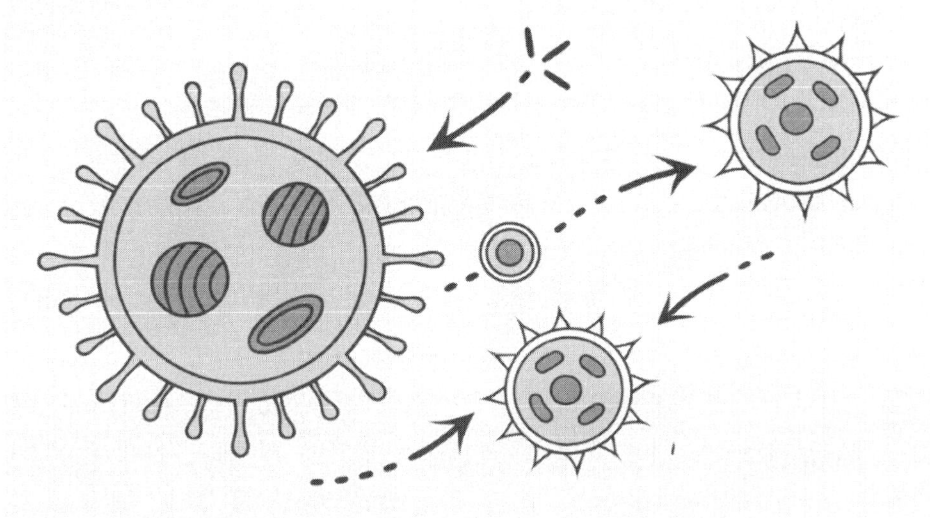

그림 9-6. 급성기와 만성기 면역 반응의 차이

면역 반응은 병원체 침입이나 조직 손상과 같은 자극에 대해 신체가 나타내는 방어 작용으로, 시간 경과에 따라 급성기와 만성기의 두 가지 주요 단계로 특징지을 수 있다. 이 두 단계는 관여하는 주요 면역 세포, 염증 매개 물질, 그리고 반응의 지속 시간과 목표에서 뚜렷한 차이를 보인다(그림 9-6).

급성기 면역 반응은 외부 침입이나 조직 손상 직후 신속하게 발생하는 초기 방어 반응이다. 이 단계의 주요 목표는 침입자를 즉시 제거하고 손상된 조직을 복구하며, 염증 반응을 통해 추가적인 손상을 방지하는 것이다. 급성기 면역 반응의 핵심적인 특징은 선천 면역 세포들의 신속한 동원과 활성화이다. 호중구는 혈관에서 감염 부위로 빠르게 이동하여 식세포작용을 통해 병원체를 탐식하고 제거하는 데 중요한 역할을 수행한다. 이들은 화학주성 물질에 이끌려 감염 부위로 이동하며, 활성화된 후에는 다양한 효소와 활성 산소 종을 방출하여 병원체를 죽이고 분해한다.

대식세포 또한 감염 부위에 상주하거나 단핵구로부터 분화하여 초기 방어에 참여하며, 병원체를 탐식하는 것은 물론 염증 유발 사이토카인과 케모카인을 분비하여 다른 면역 세포들을 동원하고 활성화시킨다. 이러한 사이토카인은 혈관 투과성을 증가시키고 혈장 단백질과 면역 세포들이 감염 부위로 이동하는 것을 촉진하여 염증 반응을 유발한다. 자연 살해 세포(NK 세포)는 MHC 클래스 I 분자 발현이 감소된 바이러스 감염 세포나 종양 세포를 신속하게 인식하여 퍼포린과 그랜자임을 분비하여 표적 세포를 파괴하는 역할을 수행하며, 인터페론-감마와 같은 사이토카인을 분비하여 다른 면역 세포들의 활성을 조절하기도 한다.

보체계는 혈장 내에 존재하는 다양한 단백질들로 구성되어 있으며, 병원체 표면의 특정 성분에 결합하거나 항체와 결합하여 활성화되어 병원체 세포막을 직접적으로 파괴하거나, 병원체 표면에 옵소닌을 부착하여 식세포작용을 촉진하는 등 다양한 방식으로 급성기 면역 반응에 기여한다. 급성기 염증 반응은 발적, 부종, 열감, 통증과 같은 특징적인 증상을 동반하며, 이는 혈관 확장, 혈장 삼출, 그리고 신경 말단 자극에 의해 발생한다.

이러한 급성기 반응은 일반적으로 수일에서 수주 내에 성공적으로 병원체가 제거되면 해소된다. 이 단계에서는 적응 면역 반응이 초기 단계에 머무르거나 아직 본격적으로 활성화되지 않은 상태이다. 수지상 세포와 같은 항원 제시 세포들이 병원체 항원을 림프절로 이동시켜 T 세포와 B 세포에 제시하는 과정이 시작되지만, 충분한 활성화와 증식에는 시간이 소요된다.

만성기 면역 반응은 급성기 반응이 성공적으로 병원체를 제거하지 못하거나, 지속적인 자극(예: 만성 감염, 자가 항원)이 존재하는 경우, 또는 부적절한 염증 조절로 인해 발생하는 장기적인 면역 반응이다. 만성기 면역 반응의 주요 특징은 단핵구, 대식세포, 림프구(T 세포와 B 세포)와 같은 적응 면역 세포들의 활발한 참여와 지속적인 염증이다. 지속적으로 활성화된 대식세포는 다양한 염증 매개 물질과 성장 인자를 분비하여 섬유아세포의 증식과 콜라겐 축적을 유도하며, 이는 섬유화와 조직 손상을 유발할 수 있다. 때로는 만성 염증 부위에 대식세포, 림프구, 그리고 섬유아세포 등이 응집하여 육아종과 같은 특징적인 조직학적 변화를 보이기도 한다.

만성기 면역 반응에서는 항원 제시 세포(APC)가 지속적으로 병원체 또는 자가 항원을 T 세포와 B 세포에 제시하여 특이적인 적응 면역 반응이 활성화되고 유지된다. Helper T 세포는 다양한 사이토카인(예: IFN-γ, TNF-α, IL-17)을 분비하여 만성 염증을 증폭시키고, 대식세포와 세포 독성 T 세포의 활성을 촉진하며, B 세포의 항체 생산을 돕는다. B 세포는 항원 특이적인 항체를 지속적으로 생산하여 항원에 대한 체액성 면역 반응을 유지하며, 이는 병원체의 중화, 옵소닌화, 그리고 보체 활성화를 통해 병원체 제거에 기여할 수 있지만, 만성적인 항원 자극 하에서는 지속적인 항체 생산이 면역 복합체 형성으로 인한 조직 손상을 유발할 수도 있다.

세포 독성 T 세포는 만성 감염된 세포나 자가 반응성 세포를 지속적으로 공격하여 조직 손상을 유발할 수 있으며, 이는 만성 염증과 함께 자가면역 질환의 주요 병리 기전으로 작용한다. 만성기 면역 반응은 종종 병원체의 완전한 제거보다는 병원체와 숙주 간의 지속적인 상호작용 또는 면역 체계와 자가 항원 간의 지속적인 반응을 특징으로 하며, 그 지속 기간은 수개월에서 수년, 심지어 평생에 이르기도 한다. 자가면역 질환의 경우, 면역 체계가 자신의 정상 조직 성분을 외부 항원으로 잘못 인식하여 유발되는 만성적인 자가 반응성 면역 반응이 지속적으로 조직 손상을 유발하여 질병을 진행시킨다. 이러한 만성적인 염증과 조직 손상은 결국 기능 장애로 이어질 수 있다.

요약하자면, 급성기 면역 반응은 신속하고 단기적인 선천 면역 중심의 반응으로, 초기 방어와 조직 손상 복구를 목표로 한다. 반면, 만성기 면역 반응은 보다 느리게 발현되고 장기간 지속되는 적응 면역 중심의 반응으로, 지속적인 항원 자극에 대한 특이적인 면역 반응을 유지하지만, 만성적인 염증과 조직 손상을 동반할 수 있다. 이 두 단계의 면역 반응은 시간적 흐름에 따라 서로 연결되어 있으며, 초기 급성 반응의 결과가 후기 만성 반응의 발생과 진행에 영향을 미칠 수 있다. 예를 들어, 급성 염증이 제대로 해소되지 않거나 병원체가 완전히 제거되지 않으면 만성 염증으로 이어질 수 있다.

효과적인 면역 반응은 급성기의 신속한 병원체 제거와 염증 해소를 통해 만성기로의 이행을 막는 것이 중요하며, 만성적인 면역 반응의 조절은 조직 손상을 최소화하고 면역 항상성을 유지하는 데 필수적이다. 만성 염증의 부적절한 조절은 암, 심혈관 질환, 그리고 신경 퇴행성 질환과 같은 다양한 만성 질환의 발병과 진행에도 중요한 역할을 하는 것으로 알려져 있다. 따라서, 급성 및 만성 면역 반응의 이해는 다양한 질병의 예방, 진단, 그리고 치료 전략을 개발하는 데 매우 중요하다.

Chapter 10

사이토카인

Contents

10장. 사이토카인

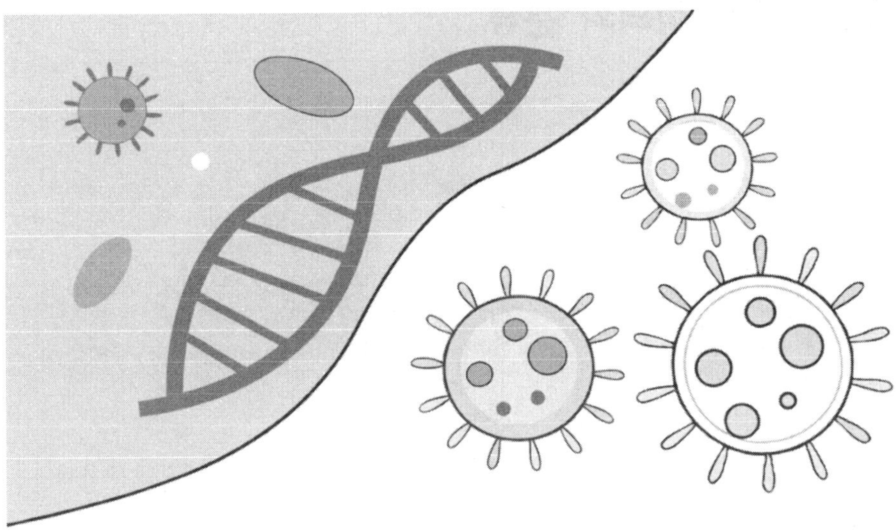

그림 10-1. 사이토카인

사이토카인은 면역 세포를 포함한 다양한 세포에서 분비되는 작은 단백질 기반 신호 전달 물질로, 세포 간 상호작용을 매개하고 면역 반응의 핵심 조절자 역할을 한다. 이들은 세포 표면 수용체에 결합하여 세포 성장, 분화, 이동, 활성화, 사멸 등 다양한 생물학적 기능을 조절하며, 자가분비, 측분비, 내분비 방식으로 작용한다. 인터류킨(IL), 인터페론(IFN), 종양 괴사 인자(TNF), 케모카인, 성장 인자(GF) 등 다양한 종류가 존재하며, 각각 특유의 기능을 수행한다.

사이토카인은 면역 반응의 개시, 증폭, 조절, 소멸의 모든 단계에 관여한다. 감염 초기, 선천 면역 세포가 분비하는 사이토카인은 염증을 유도하고 적응 면역 세포를 활성화한다. 적응 면역 단계에서는 Helper T 세포가 다양한 사이토카인을 분비하여 B 세포의 항체 생산, 세포 독성 T 세포 활성화, 대식세포 기능 강화 등 면역 효과기 기능을 조절한다. 또한, 조절 T 세포가 분비하는 억제성 사이토카인은 과도한 면역 반응을 억제하여 항상성 유지에 기여한다.

사이토카인 분비 불균형이나 기능 이상은 다양한 면역 질환 발병의 주요 원인이 된다. 따라서 사이토카인 조절은 자가면역질환, 염증성 질환, 암 등 다양한 질병 치료의 중요한 전략으로 활용된다. 특정 사이토카인의 활성을 억제하거나, 부족한 사이토카인을 보충하는 치료법 등이 연구되고 있다.

1. 사이토카인의 정의와 분류

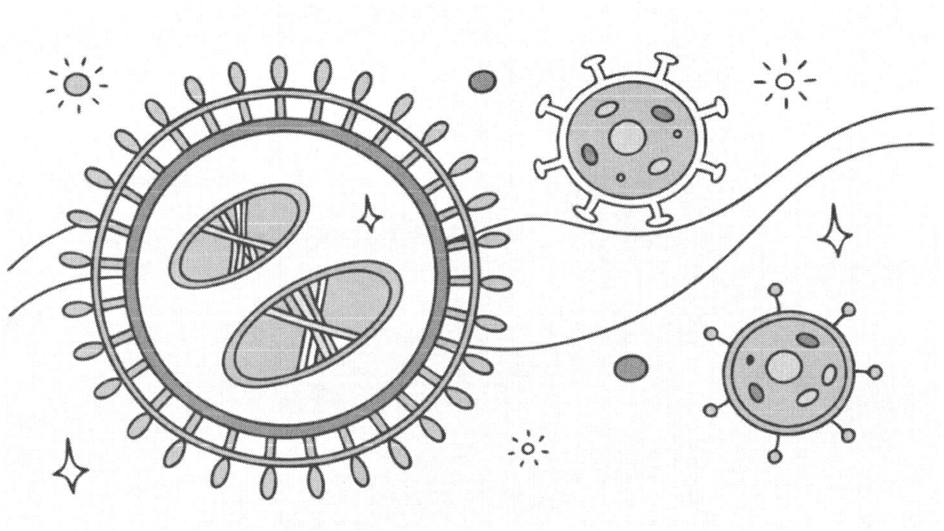

그림 10-2. 사이토카인의 화학적 특성과 기능

사이토카인은 면역 세포를 포함한 다양한 세포에서 분비되는 작고 용해성인 단백질 기반의 신호 전달 물질들의 복잡하고 다양한 그룹을 지칭하는 용어이다. 이들은 세포 간의 통신 네트워크를 구축하고 면역 반응의 광범위한 측면을 조절하는 데 핵심적인 역할을 수행하며, 염증, 면역 세포의 성장과 분화, 세포 이동, 세포 활성화, 그리고 세포 사멸과 같은 다양한 생물학적 과정을 정밀하게 제어한다. 사이토카인은 분비 세포와 표적 세포 표면에 발현된 특이적인 수용체에 결합함으로써 세포 내부의 복잡한 신호 전달 경로를 활성화시키고, 궁극적으로 표적 세포의 유전자 발현 패턴과 세포 기능을 변화시키는 방식으로 작용한다(그림 10-2).

사이토카인은 작용 거리에 따라 크게 세 가지 주요 유형으로 분류할 수 있다. 첫째, 자가분비(autocrine) 작용은 사이토카인이 분비된 세포 스스로에게 작용하여 자신의 기능에 영향을 미치는 방식이다. 둘째, 측분비(paracrine) 작용은 사이토카인이 분비 세포 주변의 인접한 표적 세포에 작용하여 그 기능을 조절하는 방식이다.

셋째, 내분비(endocrine) 작용은 사이토카인이 혈액과 같은 체액을 통해 멀리 떨어진 표적 세포에 도달하여 영향을 미치는 방식이다. 많은 사이토카인은 이러한 세 가지 작용 방식 중 하나 이상을 나타낼 수 있으며, 이는 면역 반응의 국소적 조절뿐만 아니라 전신적인 조절에도 기여함을 시사한다.

사이토카인은 화학적 구조와 주요 기능에 따라 다양한 패밀리 또는 그룹으로 분류된다. 가장 잘 알려진 사이토카인 그룹 중 하나는 인터류킨(Interleukin, IL)이다. 인터류킨은 주로 백혈구 사이의 신호 전달에 관여하는 광범위한 사이토카인 그룹으로, IL-1부터 시작하여 현재까지 수십 종류가 발견되었다. 이들은 염증 반응의 유도 및 조절, T 세포와 B 세포를 포함한 다양한 면역 세포의 성장과 분화, 항체 생산, 그리고 면역 반응의 균형 유지 등 매우 다양한 면역학적 과정에 관여한다.

또 다른 중요한 사이토카인 그룹은 인터페론(Interferon, IFN)이다. 인터페론은 바이러스 감염에 대한 숙주 방어 반응의 핵심적인 매개체로서, 항바이러스 활성을 유도하고 MHC 분자의 표면 발현을 증가시키며, 자연 살해 세포(NK 세포)와 대식세포와 같은 다른 면역 세포들을 활성화시키는 중요한 기능을 수행한다. 종양 괴사 인자(Tumor Necrosis Factor, TNF)는 주로 단핵구와 대식세포에서 생산되는 사이토카인으로, 염증 반응을 강력하게 유도하고, 특정 세포의 세포 사멸을 유도하며, 종양 세포의 성장 억제 및 사멸에도 관여하는 다면적인 기능을 수행한다.

케모카인(Chemokine)은 특정 유형의 세포를 특정 부위로 이동시키는 화학 주성 사이토카인으로, 감염 부위로 백혈구를 유인하거나 림프절과 같은 이차 림프 기관으로 면역 세포들을 이동시키는 데 필수적인 역할을 담당한다. 성장 인자(Growth Factor, GF)는 세포의 성장과 분화를 촉진하는 사이토카인 그룹으로, 면역 세포의 발달과 생존뿐만 아니라 조직 복구 과정에도 중요한 역할을 수행한다.

이 외에도 형질 전환 성장 인자 베타(Transforming Growth Factor-beta, TGF-β), 콜로니 자극 인자(Colony-Stimulating Factor, CSF) 등 다양한 사이토카인들이 면역 반응의 복잡한 조절 네트워크에 참여하고 있다.

사이토카인은 면역 반응의 개시, 증폭, 조절, 그리고 최종적인 소멸에 이르기까지 모든 단계에서 핵심적인 역할을 수행한다. 감염 초기 단계에서 선천 면역 세포들이 분비하는 특정 사이토카인들은 염증 반응을 유도하고, 수지상 세포와 같은 항원 제시 세포를 활성화시켜 후천 면역 반응의 시작을 알리는 중요한 신호를 전달한다.

후천 면역 반응 단계에서는 Helper T 세포를 포함한 다양한 면역 세포들이 다양한 종류의 사이토카인을 분비하여 B 세포의 항체 생산, 세포 독성 T 세포의 활성화, 대식세포의 병원체 탐식 능력 강화 등 다양한 면역 효과기 기능을 정밀하게 조절한다.

또한, 조절 T 세포와 같은 특정 면역 세포들이 분비하는 억제성 사이토카인들은 과도하거나 불필요한 면역 반응을 억제하고, 자가 면역 질환의 발생을 방지하며, 면역 항상성을 유지하는 데 중요한 기여를 한다. 사이토카인 분비의 불균형, 과도한 생산, 또는 기능 이상은 류마티스 관절염, 패혈증, 암 등 다양한 면역 관련 질환의 발병 기전에 중요한 역할을 하며, 따라서 특정 사이토카인의 활성 또는 억제를 목표로 하는 치료 전략이 많은 면역 질환 치료의 핵심적인 접근 방식으로 활용되고 있다.

2. 염증성 사이토카인

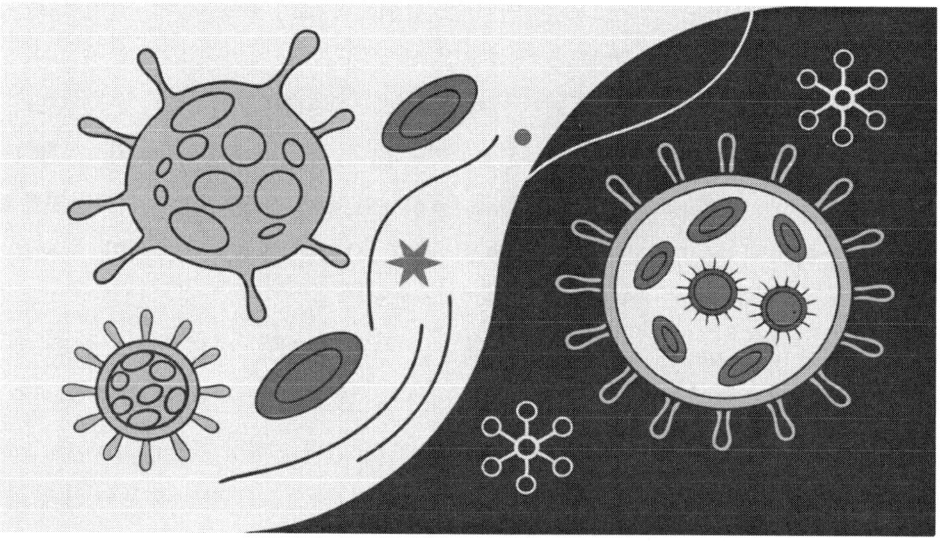

그림 10-3. IL-1, TNF-α 등의 역할

염증성 사이토카인은 면역 반응의 초기 단계에서 핵심적인 역할을 수행하는 다양한 종류의 작은 단백질 기반 신호 전달 물질들을 통칭하는 용어이다. 이들은 외부로부터의 병원체 침입, 물리적인 조직 손상, 또는 기타 염증을 유발하는 다양한 자극에 신속하게 반응하여 주로 선천 면역 세포의 주요 구성원인 대식세포, 수지상 세포, 그리고 비만 세포와 같은 세포들로부터 빠르게 분비되며, 염증 반응을 유도하고 그 강도를 증폭시키는 데 있어 중심적인 매개체 역할을 담당한다. 염증성 사이토카인은 혈관 내피 세포에 작용하여 혈관의 투과성을 증가시키고, 혈액 내 백혈구들이 혈관 내피 세포에 부착하여 염증 발생 부위의 조직 내부로 이동하는 것을 촉진하며, 다른 다양한 면역 세포들을 활성화시켜 침입한 병원체를 제거하고 손상된 조직을 복구하기 위한 초기 방어 메커니즘을 효과적으로 작동시키는 데 필수적인 역할을 수행한다(그림 10-3).

대표적인 염증성 사이토카인으로는 인터류킨-1(IL-1), 종양 괴사 인자 알파(TNFα), 인터류킨-6(IL-6), 인터류킨-8(IL-8), 그리고 인터류킨-12(IL-12) 등이 있으며, 이 중에서도 IL-1과 TNFα는 초기 염증 반응의 주요 매개체로서 광범위하고 다각적인 영향을 미치는 것으로 잘 알려져 있다.

인터류킨-1(IL-1)은 주로 활성화된 대식세포, 단핵구, 그리고 일부 상피 세포와 내피 세포에서 생산되는 강력한 염증성 사이토카인이다. IL-1은 IL-1α와 IL-1β의 두 가지 주요한 형태로 존재하며, 이들은 동일한 세포 표면 수용체에 결합하여 매우 유사한 생물학적 활성을 나타낸다. IL-1은 혈관 내피 세포에 직접적으로 작용하여 혈관을 확장시키고 혈관의 투과성을 증가시키는 효과를 나타내며, 이는 혈장 단백질과 다양한 백혈구들이 감염 부위로 더욱 쉽게 이동하도록 촉진하여 염증의 주요 임상 증상인 발적(redness)과 부종(swelling)을 유발하는 중요한 원인이 된다.

또한, IL-1은 혈관 내피 세포 표면에 백혈구의 부착을 돕는 다양한 부착 분자들의 발현을 증가시켜 백혈구들이 혈관 내피 세포에 더욱 강력하게 부착하고 조직 내부로 효율적으로 이동하는 것을 용이하게 한다. 뿐만 아니라, IL-1은 간세포에 작용하여 급성기 반응 단백질(acute-phase proteins)이라고 불리는 특정 혈장 단백질들의 생성을 촉진하고, 뇌의 시상하부에 작용하여 체온 조절 중추를 자극함으로써 발열(fever)을 유도하는 등 전신적인 염증 반응에도 중요한 기여를 한다. 더욱이, IL-1은 T 림프구와 B 림프구의 활성화 및 증식을 촉진하고, 다른 염증성 사이토카인(예: IL-6, IL-8, TNFα)의 생산을 유도하여 면역 반응의 전반적인 강도를 증폭시키는 중요한 조절 역할도 수행한다.

종양 괴사 인자 알파(TNFα)는 활성화된 대식세포, T 림프구, 자연 살해 세포(NK 세포) 등 다양한 면역 세포에서 주로 생산되는 또 다른 핵심적인 염증성 사이토카인이다. TNFα 역시 IL-1과 매우 유사하게 혈관 내피 세포에 작용하여 혈관의 투과성을 증가시키고 백혈구들이 감염 부위로 이동하는 것을 촉진하며, 염증 반응의 주요 국소 증상들을 유발하는 데 중요한 역할을 한다. TNFα는 또한 다양한 백혈구들의 활성화를 직접적으로 유도하고, 식세포 작용(phagocytosis)을 증진시켜 병원체의 효과적인 제거에 기여한다.

그러나 고농도의 TNFα가 전신적으로 분비될 경우에는 심각한 전신적인 염증 반응을 유발하여 발열, 식욕 부진, 그리고 심한 경우에는 생명을 위협하는 패혈성 쇼크(septic shock)를 일으킬 수도 있다. 만성 염증 질환의 맥락에서 TNFα의 지속적인 생산은 주변 조직의 손상을 유발하고 질병의 진행을 촉진하는 데 중요한 병리적 역할을 수행하는 것으로 알려져 있다.

흥미롭게도, TNFα는 특정 조건 하에서는 암세포의 세포 사멸(apoptosis)을 유도하는 항종양 활성을 나타내기도 한다. 또한, TNFα는 다른 다양한 염증성 사이토카인 및 케모카인들의 생산을 유도함으로써 염증 반응의 연쇄적인 증폭을 매개하는 중요한 역할을 한다.

IL-1과 TNFα 외에도 인터류킨-6(IL-6)는 다양한 종류의 세포에서 생산되어 간에서 급성기 반응 단백질의 생성을 유도하고, 활성화된 B 림프구의 분화 및 항체 생산을 촉진하며, T 림프구의 활성화에도 관여하는 다기능성 염증성 사이토카인이다. 인터류킨-8(IL-8)은 강력한 화학 주성 인자(chemotactic factor)로서 혈액 중의 호중구들을 감염 발생 부위로 특이적으로 유인하는 데 매우 중요한 역할을 수행한다.

인터류킨-12(IL-12)는 주로 수지상 세포와 대식세포에서 생산되어 자연 살해 세포(NK 세포)와 T 림프구, 특히 Th1 세포의 활성화를 강력하게 촉진하고 이들 세포로부터 인터페론-감마(IFN-γ)의 생산을 유도함으로써 세포 내 병원체에 대한 효과적인 세포성 면역 반응을 유도하는 데 중요한 역할을 한다.

이처럼 다양한 종류의 염증성 사이토카인들은 서로 협력적이거나 때로는 길항적인 방식으로 복잡하게 상호작용하며, 면역 반응의 초기 단계를 정밀하게 조절하고 외부 침입자인 병원체에 대한 효과적인 방어 기전을 신속하게 구축하는 데 필수적인 역할을 수행한다. 그러나 염증성 사이토카인의 생산이 과도하거나 부적절하게 조절되지 않을 경우에는 만성 염증 질환, 다양한 자가면역 질환, 그리고 생명을 위협하는 패혈증과 같은 심각한 병리적 상태를 유발할 수 있으므로, 이들의 생산과 활성은 생체 내에서 매우 엄격하게 조절되어야 한다.

3. 항염증성 사이토카인

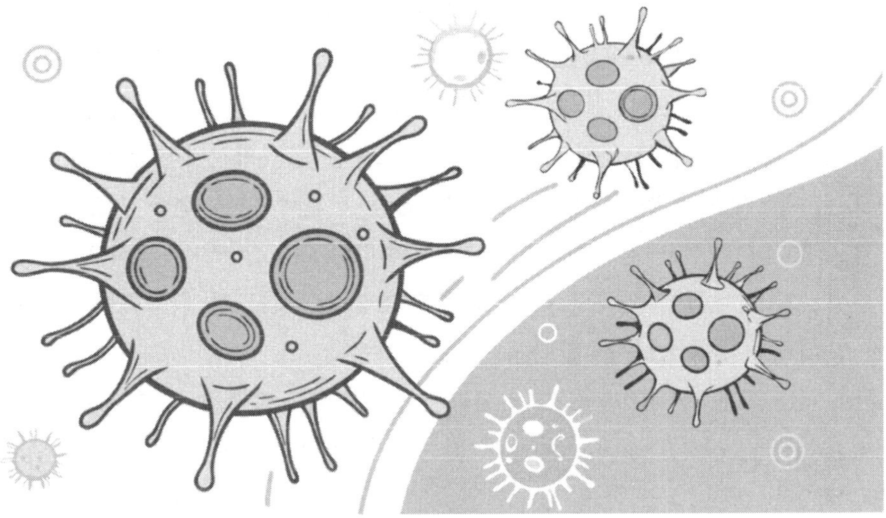

그림 10-4. IL-10, TGF-β의 조절 기능

항염증성 사이토카인은 면역 반응이 필요 이상으로 과도하게 활성화되는 것을 억제하고 이미 진행 중인 염증 반응을 완화하며, 손상된 조직의 회복 과정을 촉진하는 중요한 기능을 수행하는 다양한 종류의 사이토카인들을 지칭하는 용어이다. 이들은 염증 반응의 적절한 균형을 유지하고, 잠재적으로 유해한 자가면역 질환의 발생을 방지하며, 면역 반응이 성공적으로 병원체를 제거한 후 정상적인 조직 항상성을 회복하는 데 필수적인 역할을 한다(그림 10-4).

대표적인 항염증성 사이토카인으로는 인터류킨-10(IL-10)과 형질 전환 성장 인자 베타(Transforming Growth Factor beta, TGFβ)가 있으며, 이 두 가지 주요 사이토카인은 서로 다른 작용 메커니즘을 통해 면역 반응을 정교하게 조절하는 핵심적인 기능을 수행한다.

인터류킨-10(IL-10)은 다양한 종류의 면역 세포, 특히 활성화된 대식세포, T 림프구의 여러 아형 (Th1, Th2, Treg 세포 포함), 그리고 B 림프구 등에서 생산되는 강력한 항염증 효과를 나타내는 사이토카인이다. IL-10의 주요 기능 중 하나는 염증 반응을 적극적으로 촉진하는 다양한 pro-inflammatory 사이토카인들, 예를 들어 종양 괴사 인자 알파(TNFα), 인터류킨-1 베타(IL-1β), 인터류킨-6(IL-6), 인터류킨-8(IL-8), 그리고 인터류킨-12(IL-12) 등의 생산을 효과적으로 억제하는 것이다.

이러한 IL-10의 억제 작용은 주로 유전자 전사 수준에서의 조절뿐만 아니라, 이미 생성된 mRNA의 안정성을 감소시키는 후성 유전적 조절 메커니즘을 통해 이루어진다. 또한, IL-10은 항원 제시 세포(Antigen-Presenting Cell, APC)의 기능에도 중요한 억제 효과를 나타내어, MHC 클래스 II 분자 및 공동 자극 분자(예: CD80, CD86)의 세포 표면 발현을 감소시키고, 결과적으로 T 림프구를 활성화시키는 능력을 저하시킨다.

IL-10은 대식세포의 활성화를 억제하고, 염증 부위로 다른 면역 세포를 유인하는 염증성 케모카인의 생산을 감소시키며, 호중구의 기능에도 다양한 방식으로 영향을 미쳐 염증 부위로의 이동을 억제하고 이미 도착한 호중구의 과도한 활성화를 조절하는 등 다각적인 방식으로 염증 반응을 완화시키는 데 기여한다.

더욱이, IL-10은 면역 반응을 억제하는 핵심적인 역할을 수행하는 조절 T 세포(Regulatory T cell, Treg)의 발달과 기능을 촉진하여 전반적인 면역 항상성 유지에 중요한 역할을 하며, 과도하게 활성화된 면역 반응으로 인해 발생하는 불필요한 조직 손상을 방지하는 데 결정적인 기여를 한다. IL-10 유전자 결핍 생쥐 모델에서 염증성 장 질환과 같은 자가면역 질환이 매우 쉽게 발생하는 현상은 생체 내에서 IL-10의 중요한 조절 기능을 명확하게 보여주는 대표적인 예시이다.

형질 전환 성장 인자 베타(Transforming Growth Factor beta, TGFβ)는 다양한 종류의 세포에서 생산되는 다기능성 사이토카인으로, 세포의 성장, 분화, 세포 사멸, 그리고 면역 반응 조절 등 광범위한 생물학적 과정에 깊숙이 관여한다. TGFβ는 특히 면역 체계 내에서 염증 반응을 억제하고 전반적인 면역 항상성을 유지하는 데 필수적인 역할을 수행하는 중요한 항염증성 사이토카인으로 널리 알려져 있다. TGFβ는 T 림프구와 B 림프구의 성장과 분화를 억제하는 효과를 나타내며, TNFα, 인터페론 감마(IFN γ), 인터류킨-12(IL-12)와 같은 주요 염증성 사이토카인들의 생산을 감소시키는 중요한 기능을 수행한다.

특히, TGFβ는 Th1 세포와 Th17 세포와 같은 pro-inflammatory T 세포 아형의 분화를 억제하고, 면역 억제 기능을 수행하는 조절 T 세포(Treg)의 분화를 강력하게 촉진하는 데 핵심적인 역할을 한다. Treg 세포는 TGFβ를 포함한 다양한 억제성 사이토카인을 분비하여 다른 T 림프구의 활성화를 억제하고 자가 반응성 T 림프구의 불필요한 활성화를 방지함으로써 자가면역 질환의 발생을 억제하는 데 중요한 기여를 한다. 또한, TGFβ는 항원 제시 세포(APC)의 기능을 조절하여 항원 제시 능력을 감소시키고, 혈관 내피 세포와 섬유아세포에 작용하여 염증 반응이 발생한 부위의 조직 리모델링과 섬유화 과정을 촉진하기도 한다.

TGFβ의 이러한 면역 억제 기능은 만성 염증 질환의 병리적 진행을 억제하는 데 중요한 역할을 하지만, 흥미롭게도 종양 미세 환경 내에서는 면역 감시 시스템을 회피하고 종양의 성장과 전이를 촉진하는 역설적인 기능을 수행하기도 하는 것으로 알려져 있다.

결론적으로, 인터류킨-10(IL-10)과 형질 전환 성장 인자 베타(TGFβ)는 대표적인 항염증성 사이토카인으로서, 우리 몸의 면역 체계가 적절하게 기능하고 항상성을 유지하는 데 필수적인 역할을 수행한다. IL-10은 주로 염증성 사이토카인의 생산을 억제하고 항원 제시 세포의 기능을 조절하는 방식으로 항염증 효과를 나타내며, TGFβ는 T 림프구의 분화를 조절하고 면역 억제 기능을 가진 Treg 세포의 유도를 통해 면역 억제 기능을 수행한다.

이들 항염증성 사이토카인의 정교하고 균형 잡힌 조절은 외부 병원체에 대한 효과적인 면역 반응을 유도하는 동시에, 과도한 면역 활성화로 인한 불필요한 조직 손상을 최소화하고 자가면역 질환의 발생을 예방하는 데 매우 중요한 역할을 담당한다.

4. 사이토카인 네트워크

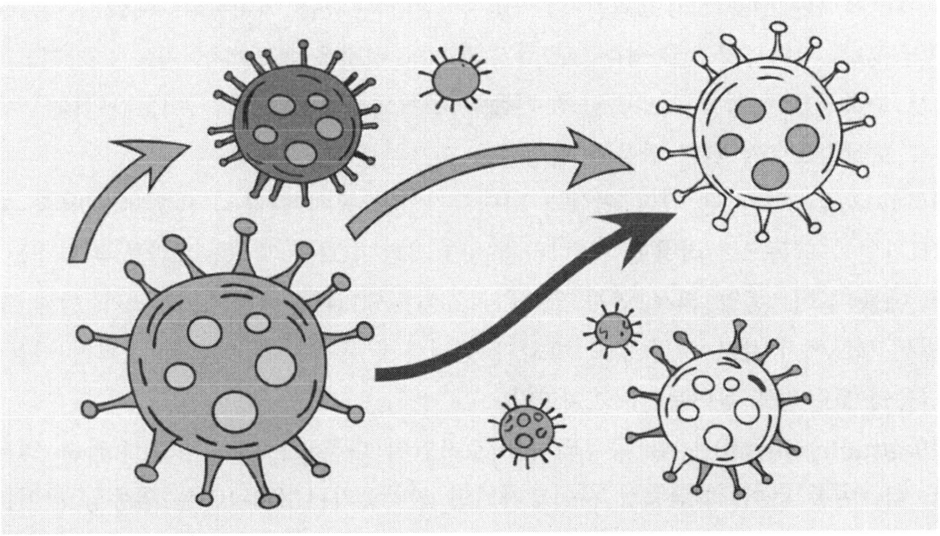

그림 10-5. 사이토카인의 상호작용과 신호 전달

사이토카인 네트워크는 면역 반응의 복잡하고 역동적인 조절을 가능하게 하는 다양한 사이토카인들 간의 다층적인 상호작용과 신호 전달 체계를 의미한다. 면역 세포를 포함한 다양한 세포에서 분비되는 수많은 종류의 사이토카인들은 서로 간에 직접적으로 또는 간접적으로 영향을 미치며, 하나의 사이토카인이 여러 표적 세포에 다양한 효과를 나타내거나, 여러 사이토카인이 하나의 표적 세포에 협력적이거나 길항적인 방식으로 작용하는 복잡한 웹을 형성한다(그림 10-5).

이러한 사이토카인 네트워크의 정밀한 조절은 면역 반응의 개시, 증폭, 방향 설정, 그리고 최종적인 소멸에 이르기까지 모든 단계에서 필수적이며, 면역 항상성을 유지하고 병원체로부터 신체를 효과적으로 보호하는 데 결정적인 역할을 수행한다.

사이토카인 네트워크의 핵심적인 특징 중 하나는 다면발현성(pleiotropy)이다. 이는 하나의 사이토카인이 여러 종류의 표적 세포에 결합하여 서로 다른 생물학적 효과를 유발할 수 있다는 것을 의미한다. 예를 들어, 인터류킨-6(IL-6)는 B 세포의 항체 생산을 촉진하는 동시에 간세포에서 급성기 반응 단백질의 합성을 유도하고, 특정 T 세포 아형의 분화에도 영향을 미치는 등 다양한 기능을 수행한다. 이러한 다면발현성은 면역 반응의 다양한 측면을 통합적으로 조절하는 데 기여한다.

또 다른 중요한 특징은 중복성(redundancy)이다. 이는 여러 종류의 사이토카인이 동일하거나 유사한 생물학적 효과를 나타낼 수 있다는 것을 의미한다. 예를 들어, 인터류킨-2(IL-2)와 인터류킨-4(IL-4)는 모두 T 세포의 성장을 촉진하는 기능을 가지고 있다. 이러한 중복성은 특정 사이토카인의 기능이 결핍되더라도 다른 사이토카인들이 유사한 기능을 보상함으로써 면역 반응의 안정성을 확보하는 데 기여할 수 있다.

협력성(synergy)은 두 가지 이상의 사이토카인이 동시에 표적 세포에 작용할 때, 각 사이토카인이 단독으로 작용할 때 나타내는 효과의 합보다 더 큰 효과를 나타내는 현상이다. 예를 들어, 종양 괴사 인자 알파(TNFα)와 인터페론-감마(IFN-γ)가 함께 작용하면 일부 세포에서 세포 사멸 유도 효과가 현저하게 증가한다. 이러한 협력적 작용은 면역 반응의 효율성을 높이는 데 기여한다.

길항성(antagonism)은 한 종류의 사이토카인이 다른 사이토카인의 효과를 억제하는 현상이다. 예를 들어, 항염증성 사이토카인인 인터류킨-10(IL-10)은 염증성 사이토카인인 TNFα와 인터류킨-1β(IL-1β)의 생산과 작용을 억제함으로써 과도한 염증 반응을 조절하는 역할을 수행한다. 이러한 길항적 작용은 면역 반응의 균형을 유지하고 자가 면역 질환의 발생을 방지하는 데 중요하다.

사이토카인 네트워크의 신호 전달은 사이토카인이 표적 세포 표면에 발현된 특이적인 수용체에 결합함으로써 시작된다. 대부분의 사이토카인 수용체는 세포막 관통 단백질로서, 사이토카인 결합 시 수용체의 구조적 변화를 유발하고 세포 내부로 신호 전달 경로를 활성화시킨다. 이러한 신호 전달 경로는 다양한 세포 내 키나아제, 전사 인자 등을 포함하며, 최종적으로 표적 유전자의 발현 변화를 유도하여 세포의 기능과 행동을 조절한다. Jak-STAT 경로, MAPK 경로, NF-κB 경로 등 다양한 신호 전달 경로가 사이토카인 신호 전달에 관여하며, 각 사이토카인은 특정 수용체와 신호 전달 경로를 선호적으로 활성화시킨다.

사이토카인 네트워크의 이상은 다양한 질병 발병의 중요한 원인이 될 수 있다. 염증성 사이토카인의 과도한 생산은 패혈증, 만성 염증 질환, 자가 면역 질환 등의 병리적 상태를 유발할 수 있으며, 항염증성 사이토카인의 부족은 면역 반응의 적절한 조절 실패로 이어질 수 있다. 암세포는 종종 자신의 성장과 생존에 유리한 사이토카인을 생산하거나 주변 면역 세포의 사이토카인 분비를 조절하여 면역 감시를 회피하기도 한다.

따라서 사이토카인 네트워크의 작동 원리를 이해하고 이를 조절하는 것은 다양한 질병의 치료 전략 개발에 중요한 의미를 가진다. 실제로, 특정 사이토카인의 활성을 억제하거나 결핍된 사이토카인을 보충하는 치료법이 여러 면역 질환 및 암 치료에 활용되고 있다.

결론적으로, 사이토카인 네트워크는 다양한 사이토카인들 간의 복잡하고 역동적인 상호작용과 신호 전달 체계를 통해 면역 반응을 정밀하게 조절하는 핵심적인 시스템이다. 다면발현성, 중복성, 협력성, 길항성과 같은 특징을 통해 면역 반응의 다양한 측면을 통합적으로 조절하며, 그 이상은 다양한 질병 발병에 기여할 수 있다. 따라서 사이토카인 네트워크에 대한 깊이 있는 이해는 면역학 연구 및 질병 치료 개발에 필수적이다.

5. 사이토카인과 질병

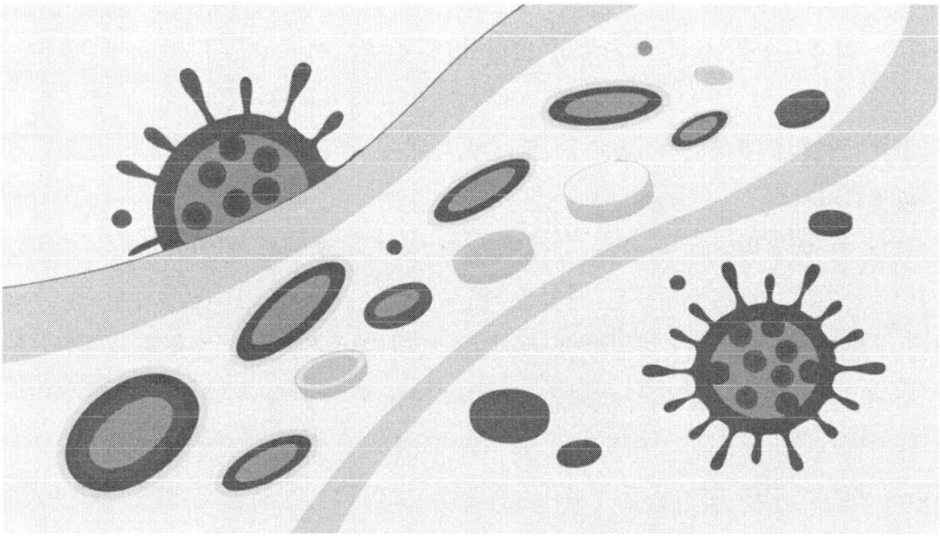

그림 10-6. 사이토카인 폭풍과 관련 질환

사이토카인은 면역 반응을 정교하게 조절하는 데 필수적인 신호 전달 물질이지만, 이러한 조절 메커니즘의 균형이 깨지게 되면 오히려 심각하고 생명을 위협하는 병리적 상태를 초래할 수 있다(그림 10-6).

특히, 사이토카인 폭풍(cytokine storm)은 감염, 자가면역 질환의 급성 악화, 또는 특정 면역 치료법의 부작용으로 인해 유발되는 전신적인 염증 반응의 극단적인 형태로, 다양한 염증성 사이토카인들이 통제 불능 상태로 과도하게 생산되어 급격하고 심각한 전신성 염증, 다기관 부전, 심지어 사망에까지 이를 수 있는 매우 위험한 임상 상황이다. 사이토카인 폭풍은 다양한 감염병, 자가면역 질환, 그리고 새로운 면역 치료법의 병태생리에 중요한 역할을 하며, 이에 대한 심층적인 이해와 효과적인 조절 전략 개발은 임상적으로 매우 중요한 과제이다.

사이토카인 폭풍은 다양한 병인학적 원인에 의해 유발될 수 있다. 감염의 경우, 특히 신종 인플루엔자 바이러스(H1N1), 중증 급성 호흡기 증후군 코로나바이러스(SARS-CoV), 중동 호흡기 증후군 코로나바이러스(MERS-CoV), 그리고 최근 전 세계적인 팬데믹을 일으킨 SARS-CoV-2와 같은 특정 바이러스 감염 시에 비교적 흔하게 발생한다. 이러한 특정 바이러스들은 숙주 면역 세포를 과도하게 활성화시키고, 인터류킨-1(IL-1), 인터류킨-6(IL-6), 종양 괴사 인자 알파(TNFα)와 같은 강력한 염증성 사이토카인들의 폭발적인 생산을 유도하는 주요 원인이 된다.

또한, 패혈증과 같은 심각한 전신성 세균 감염 역시 유사한 메커니즘을 통해 사이토카인 폭풍을 유발하여 치명적인 결과를 초래할 수 있다. 자가면역 질환의 급성 악화 시에도 자가 반응성 면역 세포들의 통제되지 않은 과도한 활성화로 인해 다양한 염증성 사이토카인들이 과량으로 분비되어 사이토카인 폭풍이 발생할 수 있으며, 최근 혁신적인 암 치료법으로 주목받는 CAR-T 세포 치료와 같은 특정 면역 치료법 역시 사이토카인 방출 증후군(Cytokine Release Syndrome, CRS)이라는 특수한 형태의 사이토카인 폭풍을 유발할 수 있어 임상적인 주의가 요구된다.

사이토카인 폭풍의 주요 특징은 다양한 염증성 사이토카인들의 급격하고 전신적인 과도한 증가이다. IL-1, IL-6, TNFα 외에도 인터페론-감마(IFN-γ), 인터류킨-8(IL-8), 인터류킨-12(IL-12) 등 다양한 pro-inflammatory 사이토카인들의 혈중 농도가 급격하게 상승하며, 이러한 과량의 사이토카인들은 혈관 내피 세포를 광범위하게 활성화시켜 혈관 투과성을 비정상적으로 증가시키고, 혈액 응고 시스템에 이상을 유발하며, 전신적인 염증 반응을 악순환처럼 더욱 증폭시키는 결과를 초래한다. 그 결과, 발열, 심한 저혈압, 빠른 심박수(빈맥), 호흡 곤란, 급성 호흡 곤란 증후군(ARDS), 급성 신부전, 간 기능 장애, 신경학적 증상 등 다양한 심각한 임상 증상들이 급격하게 나타나며, 이러한 다기관 부전으로 진행될 경우 환자의 사망률이 매우 높기 때문에 신속하고 적극적인 치료가 필수적이다.

사이토카인 폭풍과 밀접하게 관련된 주요 질환으로는 중증 감염병, 특히 특정 바이러스 감염으로 인한 중증 폐렴이 대표적이다. 과거의 스페인 독감, SARS, MERS, 그리고 현재의 COVID-19의 중증 환자에서 사이토카인 폭풍이 질병의 중증도를 높이고 환자의 사망률을 증가시키는 주요 병태생리 기전으로 명확하게 밝혀졌다.

패혈증 역시 전신적인 세균 감염에 대한 숙주 면역 체계의 과도하고 조절되지 않은 반응으로 인해 사이토카인 폭풍이 발생하여 심각한 다기관 부전을 유발하는 매우 치명적인 질환이다. 자가면역 질환 중에서는 전신성 홍반 루푸스(SLE), 혈구탐식성 림프조직구증(Hemophagocytic Lymphohistiocytosis, HLH) 등의 질환에서 사이토카인 폭풍이 질병의 급성 악화 또는 심각한 합병증의 형태로 나타날 수 있으며, 이는 환자의 예후에 심각한 영향을 미친다. 또한, CAR-T 세포 치료와 같은 혁신적인 암 치료법의 중요한 부작용으로 발생하는 사이토카인 방출 증후군(CRS)은 치료 과정에서 T 세포가 암세포를 공격하는 과정에서 다양한 염증성 사이토카인이 과도하게 방출되어 고열, 저혈압, 호흡 곤란, 신경 독성 등 다양한 임상 증상을 유발할 수 있으며, 심한 경우에는 환자의 생명을 위협하기도 한다.

사이토카인 폭풍의 진단은 환자의 특징적인 임상 증상과 함께 혈액 내 사이토카인 농도를 정량적으로 측정하여 이루어진다. 인터류킨-6(IL-6), 인터류킨-1(IL-1), 종양 괴사 인자 알파(TNFα) 등의 주요 염증성 사이토카인의 혈중 농도가 정상 범위보다 급격하게 증가하는 것은 사이토카인 폭풍을 시사하는 매우 중요한 실험실적 지표가 된다.

사이토카인 폭풍의 치료의 핵심 목표는 과도하게 활성화된 전신적인 염증 반응을 신속하게 억제하고, 이미 발생한 다양한 장기 부전을 적극적으로 지지하며, 근본적인 원인 질환을 동시에 치료하는 것이다. 이를 위해 스테로이드, 종양 괴사 인자 알파(TNFα) 억제제, 인터류킨-6 수용체 억제제(예: 토실리주맙) 등 다양한 면역 억제제들이 사이토카인 폭풍의 치료에 사용될 수 있으며, 최근에는 보다 특이적으로 특정 염증 경로를 선택적으로 차단하는 새로운 치료제 개발이 활발하게 진행되고 있다.

결론적으로, 사이토카인 폭풍은 다양한 원인에 의해 유발될 수 있는 생명을 위협하는 심각한 전신성 염증 반응으로, 조절되지 않은 과도한 염증성 사이토카인 생산이 주요 특징이다. 이는 중증 감염병, 자가면역 질환의 급성 악화, 특정 혁신적인 면역 치료법의 부작용 등 다양한 임상 상황에서 발생할 수 있으며, 환자의 생존율을 향상시키기 위해서는 신속하고 정확한 진단과 적극적이고 적절한 치료가 필수적이다. 따라서 사이토카인 폭풍의 복잡한 발병 기전을 심층적으로 이해하고 이를 효과적으로 조절하는 것은 다양한 관련 질환의 치료 및 관리에서 가장 핵심적인 과제 중 하나이다.

Chapter 11

과민반응

Contents

11장. 과민반응

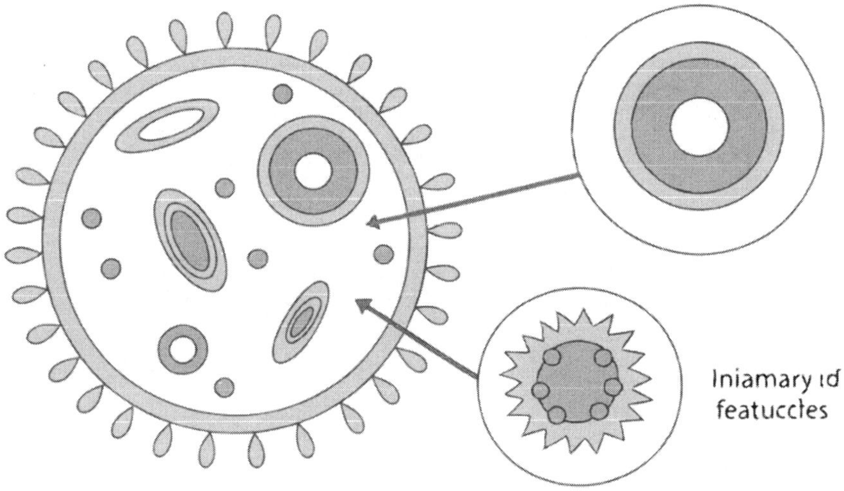

그림 11-1. 과민반응

과민반응은 면역 체계가 특정 항원에 과도하게 반응하여 숙주 조직에 손상을 입히는 병적인 면역 반응이다. Gell-Coombs 분류법에 따라 제1형(IgE 매개, 즉시형), 제2형(IgG/IgM 매개, 세포 독성형), 제3형(면역 복합체형), 제4형(T 세포 매개, 지연형)으로 나뉜다(그림 11-1).

제1형 과민반응은 알레르겐에 IgE 항체가 감작된 비만 세포와 호염기구가 재노출 시 탈과립하여 히스타민 등 화학 매개체를 방출, 혈관 확장, 평활근 수축 등을 유발해 알레르기 증상을 일으킨다. 제2형 과민반응은 IgG/IgM 항체가 세포 표면 항원과 결합하여 보체 활성화나 ADCC로 세포를 파괴하며, 수혈 부적합 반응 등이 대표적이다.

제3형 과민반응은 과도한 항원-항체 복합체가 조직에 침착되어 보체를 활성화시키고 염증 세포를 유인, 조직 손상을 유발하며 혈청병 등이 있다. 제4형 과민반응은 T 세포, 특히 Th1 세포가 항원에 반응하여 사이토카인을 분비, 대식세포를 활성화시켜 지연된 염증 반응을 일으키며 접촉성 피부염 등이 예시이다.

이처럼 과민반응은 각기 다른 면역 기전을 통해 다양한 임상 증상을 나타내며, 면역 반응 조절 실패로 인해 발생한다.

1. 과민반응의 정의와 분류

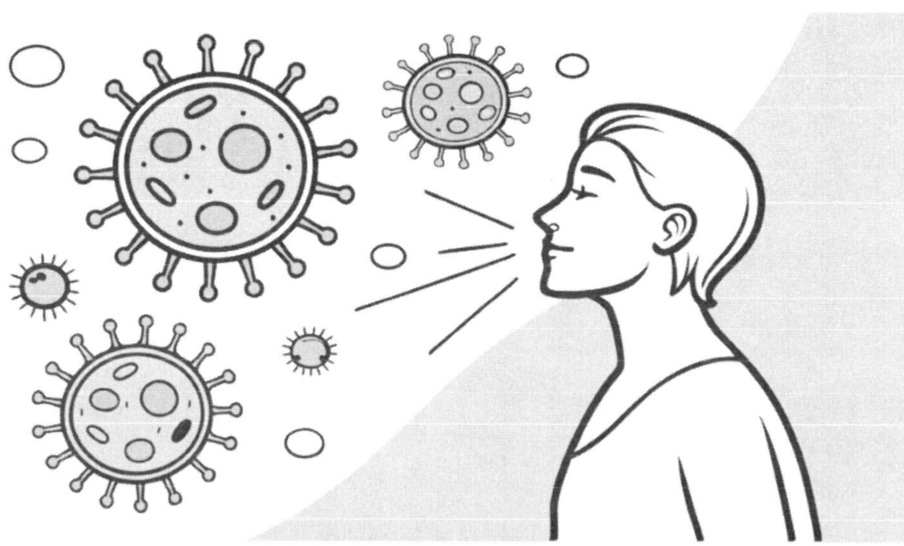

그림 11-2. Type I~IV 과민반응

과민반응(hypersensitivity)은 특정 항원, 일반적으로는 무해한 환경 물질(알레르겐)에 대해 면역 체계가 비정상적으로 과도하게 반응하여 오히려 숙주 조직에 손상을 입히고 다양한 병적인 증상을 유발하는 면역 반응을 의미한다(그림 11-2).

정상적인 면역 반응은 외부 침입자인 병원체를 효과적으로 제거하고 숙주를 보호하는 필수적인 생체 방어 기전이지만, 과민반응은 면역 반응의 조절 실패 또는 부적절한 활성화로 인해 발생하며, 그 임상 양상은 경미한 알레르기 증상부터 생명을 위협하는 전신 반응까지 매우 다양하게 나타날 수 있다. 이러한 과민반응은 작용하는 면역학적 기전에 따라 Gell-Coombs 분류법에 의해 제1형, 제2형, 제3형, 그리고 제4형의 네 가지 주요 유형으로 분류된다.

제1형 과민반응은 즉시형 과민반응(immediate hypersensitivity) 또는 알레르기 반응이라고도 하며, 면역글로불린 E (IgE) 항체에 의해 매개되는 특징을 갖는다. 특정 항원(알레르겐)에 처음 노출된 개인의 경우, T 헬퍼 2 (Th2) 세포가 활성화되어 인터류킨-4 (IL-4)와 인터류킨-13 (IL-13)과 같은 사이토카인을 분비한다. 이러한 사이토카인은 B 세포로 하여금 특정 알레르겐에 대한 IgE 항체를 생산하도록 유도한다.

생성된 IgE 항체는 혈액을 통해 전신으로 퍼져 비만 세포(mast cell)와 호염기구(basophil) 표면의 고친화성 FcεRI 수용체에 결합하여 이들 세포를 감작(sensitization)시킨다. 동일한 알레르겐에 다시 노출될 경우, 알레르겐이 감작된 비만 세포와 호염기구 표면의 IgE 항체와 교차 결합(cross-linking)하게 되면 세포 내 탈과립(degranulation)이 급격하게 유발되고, 히스타민, 트립타제, 류코트라이엔, 프로스타글란딘과 같은 다양한 화학 매개체들이 즉시 방출된다. 이러한 화학 매개체들은 혈관 확장, 혈관 투과성 증가, 평활근 수축, 점액 분비 증가, 신경 말단 자극 등을 유발하여 알레르기 비염, 천식, 두드러기, 아토피 피부염, 그리고 전신적인 아나필락시스와 같은 즉각적인 알레르기 증상을 나타낸다.

제2형 과민반응은 세포 독성형 과민반응(cytotoxic hypersensitivity) 또는 항체 매개 세포 손상 반응이라고도 하며, 면역글로불린 G (IgG) 또는 면역글로불린 M (IgM) 항체에 의해 매개된다. 이 유형의 과민반응에서는 항체가 숙주 세포 표면의 특정 항원(자가 항원 또는 외부 항원)과 결합하게 되고, 이러한 항체-항원 복합체는 보체계(complement system)를 활성화시켜 표적 세포의 용해를 유도하거나, 항체 의존성 세포 매개 세포 독성(Antibody-dependent cell-mediated cytotoxicity, ADCC) 메커니즘을 통해 자연 살해 세포(NK cell)나 대식세포와 같은 세포 독성 면역 세포에 의해 표적 세포가 파괴된다. 수혈 부적합 반응, 신생아 용혈성 질환(Rh 부적합증), 자가면역 용혈성 빈혈, 굿파스처 증후군, 중증 근무력증 등이 대표적인 제2형 과민반응의 예이다.

제3형 과민반응은 면역 복합체형 과민반응(immune complex hypersensitivity)이라고도 하며, 항원과 항체의 과도한 결합으로 형성된 용해성 면역 복합체(immune complex)가 혈액 내를 순환하다가 다양한 조직(예: 신장 사구체, 관절, 혈관벽)에 침착되어 발생하는 특징을 갖는다. 조직에 침착된 면역 복합체는 보체계를 활성화시키고 호중구와 같은 염증 세포를 해당 부위로 유인한다. 유인된 염증 세포들은 리소좀 효소를 방출하여 주변 조직에 염증과 손상을 유발한다. 혈청병, 전신성 홍반 루푸스(SLE), 류마티스 관절염, 사구체신염, 혈관염 등이 대표적인 제3형 과민반응의 예이다.

제4형 과민반응은 지연형 과민반응(delayed-type hypersensitivity, DTH) 또는 세포 매개 과민반응이라고도 하며, 항체보다는 T 세포, 특히 CD4+ T 헬퍼 1 (Th1) 세포와 CD8+ 세포 독성 T 세포에 의해 매개된다. 항원에 처음 노출된 후, 특정 T 세포가 활성화되고 증식하여 감작된 T 세포 집단을 형성한다.

동일한 항원에 재노출되면 감작된 T 세포는 항원을 인식하고 다양한 사이토카인(예: 인터페론-감마, 종양 괴사 인자)을 분비하여 대식세포를 활성화시키고 염증 반응을 유도한다. 이 반응은 항원 노출 후 수 시간에서 수일(24-72시간) 내에 나타나므로 지연형이라고 불린다. 접촉성 피부염(예: 옻 알레르기), 결핵 반응 검사(Mantoux test), 이식 거부 반응(특히 만성 거부 반응), 육아종성 질환 등이 대표적인 제4형 과민반응의 예이다.

이처럼 과민반응은 관여하는 면역 매개체(항체 vs T 세포)와 작용 기전에 따라 네 가지 뚜렷한 유형으로 분류되며, 알레르기 질환부터 자가면역 질환, 그리고 이식 거부 반응에 이르기까지 다양한 질병의 병태생리에 중요한 역할을 한다. 과민반응의 유형을 정확하게 이해하는 것은 해당 질환의 진단, 치료 전략 수립, 그리고 예후 예측에 필수적이다.

2. 즉각형 과민반응(Type I)

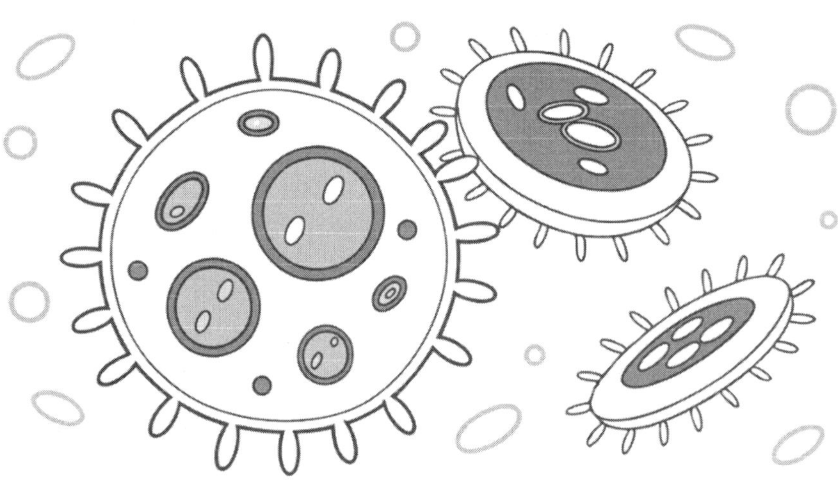

그림 11-3. IgE 매개 알레르기 반응

즉시형 과민반응, 또는 제1형 과민반응은 특정 항원, 일반적으로는 무해한 환경 물질인 알레르겐에 노출된 감수성 있는 개체에서 발생하는 빠르고 강력한 면역 반응으로, 면역글로불린 E (IgE) 항체에 의해 매개되는 특징을 갖는다. 이러한 알레르기 반응은 알레르겐에 대한 초기 노출(감작)과 이후 재노출 시 발생하는 즉각적인 면역학적 및 임상적 증상의 발현이라는 두 단계를 거쳐 진행된다(그림 11-3).

감작 단계는 알레르겐에 처음 노출된 개체에서 시작된다. 알레르겐이 체내로 유입되면, 수지상 세포와 같은 항원 제시 세포(APC)에 의해 포획되고 처리되어 T 헬퍼 2 (Th2) 세포에게 제시된다. 유전적으로 알레르기 질환에 취약한 individuals의 경우, 이러한 알레르겐 특이적인 Th2 세포는 인터류킨-4 (IL-4)와 인터류킨-13 (IL-13)과 같은 사이토카인을 다량으로 분비한다.

이들 사이토카인은 B 림프구로 하여금 동일한 알레르겐에 특이적인 IgE 항체를 생산하도록 유도하는 역할을 한다. 생산된 IgE 항체는 혈액을 통해 전신으로 순환하며, 비만 세포(mast cell)와 호염기구(basophil) 표면의 고친화성 FcεRI 수용체에 결합하여 이들 세포를 감작시킨다. 감작된 비만 세포와 호염기구는 세포 표면에 알레르겐 특이적인 IgE 항체를 부착한 상태로 수주에서 수개월 동안 생존하며, 이후 동일한 알레르겐에 재노출될 때 즉각적인 반응을 유발할 준비를 갖추게 된다.

유발 단계는 감작된 개체가 동일한 알레르겐에 다시 노출되었을 때 발생한다. 알레르겐이 체내로 재유입되면, 감작된 비만 세포와 호염기구 표면에 부착된 IgE 항체와 다가(multivalent) 형태로 교차 결합(cross-linking)하게 된다. 이러한 IgE 수용체의 교차 결합은 비만 세포와 호염기구의 활성화를 유발하고, 세포 내에 저장되어 있던 다양한 화학 매개체(preformed mediators)를 탈과립(degranulation)이라는 과정을 통해 즉시 세포 외부로 방출시킨다.

주요 화학 매개체로는 히스타민, 트립타제, 키마제, 헤파린 등이 있으며, 이들은 주변 조직의 다양한 세포와 혈관에 작용하여 즉각적인 알레르기 증상을 유발한다. 히스타민은 혈관 확장과 혈관 투과성 증가를 유도하여 국소적인 부종과 발적을 일으키고, 평활근 수축을 유발하여 기관지 수축이나 위장관 운동 증가를 일으키며, 신경 말단에 작용하여 가려움증과 통증을 유발한다. 트립타제와 키마제는 조직 ремо델링과 염증 반응에 기여하며, 헤파린은 항응고 작용을 나타낸다.

또한, 활성화된 비만 세포와 호염기구는 아라키돈산 대사 경로를 통해 류코트라이엔과 프로스타글란딘과 같은 이차 매개체(newly synthesized mediators)를 새롭게 합성하여 방출한다. 류코트라이엔은 히스타민보다 더 강력한 평활근 수축 및 혈관 투과성 증가 효과를 나타내며, 특히 천식 발작의 주요 원인 물질로 작용한다. 프로스타글란딘은 혈관 확장, 혈관 투과성 증가, 그리고 통증 유발에 관여한다. 이러한 다양한 화학 매개체들의 복합적인 작용은 알레르기 비염의 콧물, 재채기, 코막힘, 천식의 기관지 수축과 호흡 곤란, 두드러기의 가려움증과 발진, 아토피 피부염의 염증과 가려움증, 그리고 전신적인 아나필락시스의 혈압 강하, 호흡 곤란, 의식 소실 등 다양한 임상 증상을 유발한다.

제1형 과민반응의 임상 양상은 알레르겐의 종류, 노출 경로, 그리고 반응이 일어나는 표적 기관에 따라 매우 다양하게 나타날 수 있다. 국소적인 반응으로는 알레르기 비염, 알레르기성 결막염, 두드러기, 국소적인 혈관 부종 등이 있으며, 전신적인 반응으로는 아나필락시스가 대표적이다. 아나필락시스는 여러 기관에 걸쳐 급격하게 진행되는 심각한 전신성 알레르기 반응으로, 혈압 급감, 호흡 곤란, 의식 소실 등을 유발하며 즉각적인 치료가 이루어지지 않으면 생명을 위협할 수 있다.

제1형 과민반응의 진단은 주로 병력 청취, 피부 반응 검사(skin prick test), 혈액 내 특이 IgE 항체 검사 등을 통해 이루어진다. 치료는 알레르겐 노출 회피, 항히스타민제, 류코트라이엔 조절제, 스테로이드 등의 약물 치료, 그리고 알레르겐 면역 요법 등이 사용된다. 알레르겐 면역 요법은 알레르겐을 소량씩 반복적으로 투여하여 IgE 반응을 감소시키고 IgG4 항체 생성을 유도함으로써 알레르기 증상을 완화시키는 치료법이다.

결론적으로, 즉시형 과민반응은 IgE 항체 매개 탈과립 반응으로, 알레르겐에 대한 감작과 재노출 시 발생하는 즉각적인 알레르기 증상을 특징으로 한다. 다양한 화학 매개체들의 방출은 혈관, 평활근, 신경 등에 작용하여 다양한 임상 양상을 나타내며, 심한 경우 생명을 위협하는 아나필락시스를 유발할 수도 있다. 제1형 과민반응에 대한 정확한 이해와 적절한 진단 및 치료는 알레르기 질환 관리의 핵심이다.

3. 세포독성 과민반응(Type II)

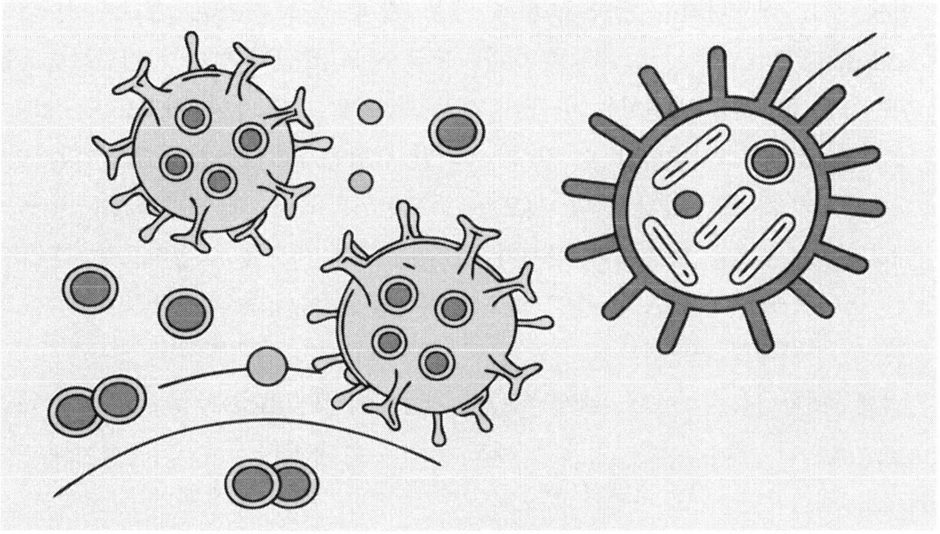

그림 11-4. 항체 매개 세포 손상

세포독성 과민반응, 또는 제2형 과민반응은 면역글로불린 G (IgG) 또는 면역글로불린 M (IgM) 항체가 숙주 세포 표면의 특정 항원(자가 항원 또는 외부 항원)에 결합함으로써 발생하는 면역 반응으로, 이러한 항체-항원 복합체는 다양한 메커니즘을 통해 표적 세포의 손상 및 파괴를 유도하는 특징을 갖는다. 제2형 과민반응은 수혈 부적합 반응, 신생아 용혈성 질환, 자가면역 용혈성 빈혈, 굿파스처 증후군, 중증 근무력증 등 다양한 임상 질환의 병태생리에 중요한 역할을 한다(그림 11-4).

제2형 과민반응의 핵심 메커니즘은 항체가 세포 표면의 항원에 결합하는 것이다. 이 항원은 외부에서 유래한 것일 수도 있고(예: 수혈된 혈액 세포의 항원), 숙주 자신의 정상적인 세포 성분일 수도 있다(자가 항원). 항체가 표적 세포 표면의 항원에 결합하면, 이 항체는 다양한 세포 파괴 메커니즘을 활성화시키는 역할을 수행한다.

첫 번째 주요 메커니즘은 보체 의존성 세포 용해(Complement-Dependent Cytotoxicity, CDC)이다. IgG 또는 IgM 항체가 표적 세포 표면의 항원에 결합하면, 항체의 Fc 부위가 혈액 내에 존재하는 보체계 단백질을 활성화시키는 고전적 경로를 개시한다. 보체계의 활성화는 최종적으로 막 공격 복합체(Membrane Attack Complex, MAC)의 형성을 유도하며, 이 MAC은 표적 세포의 세포막에 구멍을 형성하여 세포 내

용물의 유출을 초래하고 결국 세포를 용해시킨다. 수혈 부적합 반응 시 발생하는 적혈구 파괴가 대표적인 예이다.

두 번째 주요 메커니즘은 항체 의존성 세포 매개 세포 독성(Antibody-dependent cell-mediated cytotoxicity, ADCC)이다. 표적 세포 표면에 항체가 결합하면, 항체의 Fc 부위는 Fc 수용체를 발현하는 다양한 면역 세포(예: 자연 살해 세포(NK cell), 대식세포, 호중구, 호산구)와 결합할 수 있다. 이러한 결합은 Fc 수용체를 발현하는 면역 세포를 활성화시키고, 활성화된 면역 세포는 퍼포린(perforin)과 그랜자임(granzyme)과 같은 세포 독성 물질을 방출하여 항체가 결합된 표적 세포를 직접적으로 사멸시킨다. ADCC는 바이러스 감염 세포나 종양 세포의 제거뿐만 아니라, 자가항체에 의해 표지된 자가 세포의 파괴에도 관여한다.

세 번째 메커니즘은 항체 매개 세포 기능 이상(Antibody-mediated cellular dysfunction)이다. 일부 경우, 항체가 세포 표면의 수용체나 다른 기능적인 분자에 결합하더라도 직접적인 세포 파괴를 유도하지는 않지만, 해당 수용체의 정상적인 기능을 방해하거나 비정상적인 기능을 유도할 수 있다. 중증 근무력증(myasthenia gravis)에서 항아세틸콜린 수용체 항체가 아세틸콜린의 결합을 방해하여 근육 수축을 억제하는 것이 대표적인 예이다. 또한, 그레이브스병(Graves' disease)에서는 항갑상선 자극 호르몬(TSH) 수용체 항체가 TSH와 유사하게 작용하여 갑상선 호르몬의 과도한 생산을 유도한다.

제2형 과민반응의 임상 양상은 관여하는 항원, 항체의 종류, 그리고 표적 세포 및 조직에 따라 매우 다양하게 나타날 수 있다. 수혈 부적합 반응은 수혈된 적혈구의 파괴로 인해 급성 용혈, 발열, 오한, 신부전 등을 유발할 수 있다. 신생아 용혈성 질환은 Rh-음성인 산모가 Rh+ 태아를 임신했을 때 발생하며, 산모의 항-Rh 항체가 태아의 적혈구를 공격하여 용혈성 빈혈, 황달 등을 유발할 수 있다. 자가면역 용혈성 빈혈은 자신의 적혈구에 대한 자가항체가 생성되어 적혈구 파괴를 초래하는 질환이다. 굿파스처 증후군은 신장 사구체 기저막과 폐 기저막에 대한 자가항체가 형성되어 신장염과 폐출혈을 유발하는 질환이다. 중증 근무력증과 그레이브스병은 각각 신경-근 접합부와 갑상선 세포 표면의 수용체에 대한 자가항체에 의해 기능 이상이 발생하는 자가면역 질환이다.

제2형 과민반응의 진단은 환자의 임상 증상과 함께 특정 자가항체의 존재 유무를 확인하는 혈액 검사(예: 항핵항체, 항dsDNA 항체, 항혈구 항체, 항수용체 항체 등) 및 조직 생검 등을 통해 이루어진다. 치료는 면역 억제제, 혈장 교환술, 면역글로불린 정맥주사 등을 통해 항체 생산을 억제하거나 항체의 효과를 감소시키는 것을 목표로 한다.

결론적으로, 세포독성 과민반응은 IgG 또는 IgM 항체가 세포 표면의 항원에 결합하여 보체 활성화, ADCC, 또는 항체 매개 세포 기능 이상과 같은 다양한 메커니즘을 통해 표적 세포의 손상 및 파괴를 유도하는 면역 반응이다. 이는 수혈 반응, 신생아 용혈성 질환, 그리고 다양한 자가면역 질환의 병태생리에 중요한 역할을 하며, 정확한 진단과 적절한 치료를 통해 질병의 진행을 억제하고 환자의 예후를 개선할 수 있다.

4. 면역 복합체 과민반응(Type III)

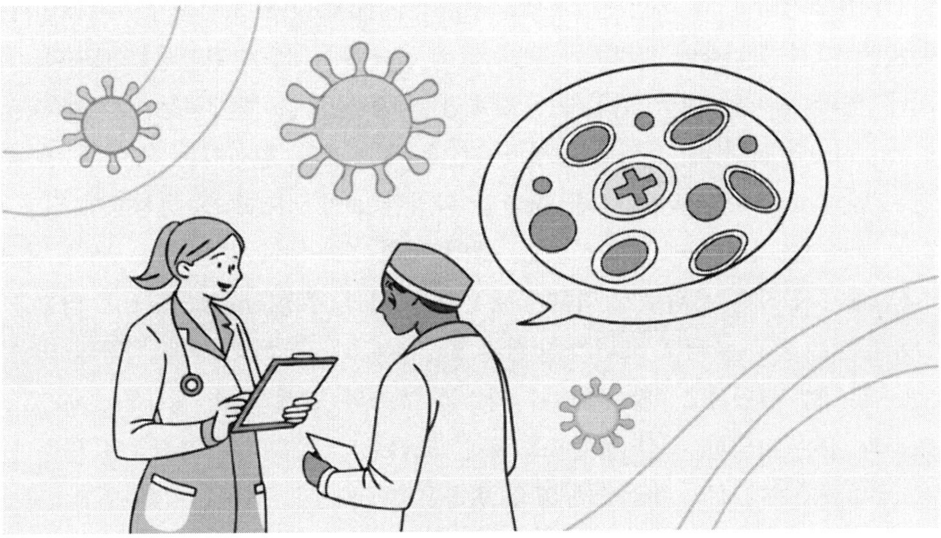

그림 11-5. 면역 복합체 침착과 염증

면역 복합체 과민반응, 또는 제3형 과민반응은 특정 항원과 그에 대한 항체의 결합으로 형성된 면역 복합체(immune complex)가 혈액 내를 순환하다가 특정 조직에 비정상적으로 침착되어 발생하는 특이적인 면역 반응의 한 유형으로, 조직에 침착된 이러한 면역 복합체는 강력한 염증 반응을 유발하는 보체계를 활성화시키고, 다양한 염증 세포들을 침착 부위로 유인하여 결국 조직 손상과 염증을 초래하는 병리적인 특징을 갖는다(그림 11-5).

제3형 과민반응은 혈청병과 같은 특정 상황에서 발생하는 질환뿐만 아니라, 전신성 홍반 루푸스(Systemic Lupus Erythematosus, SLE), 류마티스 관절염(Rheumatoid Arthritis), 특정 형태의 사구체신염(Glomerulonephritis), 그리고 다양한 혈관염

(Vasculitis)과 같은 다양한 자가면역 질환 및 특정 감염 후 발생하는 질환의 복잡한 병태생리에 중요한 역할을 하는 것으로 알려져 있다.

제3형 과민반응의 핵심적인 특징은 항원과 항체의 결합 비율이 최적의 제거 조건을 벗어나 과도하게 형성된 비교적 작은 크기의 용해성 면역 복합체가 혈액 내에 오랫동안 축적되고, 이러한 순환하는 면역 복합체가 신체의 다양한 조직, 특히 혈관벽, 신장의 사구체 기저막, 관절의 활막 등에 비특이적으로 침착되는 일련의 과정이다. 일반적으로 항원과 항체의 비율이 적절한 조건에서는 비교적 큰 크기의 면역 복합체가 형성되어 식세포(예: 대식세포)에 의해 효율적으로 인식되고 제거되지만, 항원의 농도가 약간 과잉인 조건에서는 작은 크기의 면역 복합체가 주로 형성되어 혈액 내에 오랫동안 머무르면서 조직의 미세한 구조를 통과하여 다양한 부위에 쉽게 침착될 수 있는 취약성을 보인다.

조직에 일단 침착된 면역 복합체는 강력한 염증 반응을 매개하는 보체계(complement system)의 고전적 경로를 활성화시킨다. 보체계의 활성화는 강력한 염증 매개 물질인 C3a와 C5a 아나필라톡신을 포함한 다양한 보체 성분들을 생성하게 되고, 이들은 혈관 투과성을 급격하게 증가시키고, 혈액 내의 호중구와 같은 주요 염증 세포들을 면역 복합체가 침착된 부위로 강력하게 유인하는 화학 주성(chemotactic) 역할을 수행한다. 유인된 호중구는 세포 표면에 발현된 Fc 수용체를 통해 조직에 침착된 면역 복합체의 Fc 부위에 결합하고, 활성화되어 리소좀 효소와 활성 산소 종(reactive oxygen species)과 같은 다양한 독성 물질들을 주변 조직으로 방출하여 직접적인 염증과 조직 손상을 유발한다. 이러한 지속적인 염증 반응은 혈관벽에 침착될 경우 혈관염을, 신장의 사구체에 침착될 경우 사구체신염을, 관절에 침착될 경우 관절염과 같은 다양한 조직 특이적인 병변을 초래할 수 있다.

제3형 과민반응의 발생은 침입한 항원의 특성, 생성된 항체의 양과 항원과의 결합 친화도, 그리고 숙주 개체의 면역 복합체 제거 능력 등 다양한 복합적인 요인에 의해 영향을 받는다. 만약 지속적인 항원 자극(예: 만성적인 감염, 자가 항원)이 존재할 경우, 만성적인 면역 복합체의 형성과 조직 침착이 지속적으로 유발되어 결국 만성 염증 질환의 발병 및 진행에 중요한 기여를 할 수 있다. 또한, 선천적으로 또는 후천적으로 면역 복합체를 효과적으로 제거하는 능력이 저하된 개체들에서는 순환하는 면역 복합체가 조직에 더욱 쉽게 축적되어 제3형 과민반응이 발생할 위험이 증가할 수 있다.

제3형 과민반응의 임상 양상은 침착된 면역 복합체의 양과 침착 부위에 따라 매우 다양하게 나타날 수 있다. 전신성 홍반 루푸스는 다양한 자가 항원에 대한 광범위한 종류의 자가항체의 지속적인 생성으로 인해 다양한 크기의 면역 복합체가 혈액 내에 형성되어 신장, 피부, 관절, 혈관 등 여러 장기에 무작위적으로 침착되어 만성적인 염증과 조직 손상을 유발하는 대표적인 전신성 제3형 과민반응 질환이다. 류마티스 관절염에서는 관절 내의 활액막에 자가항체인 류마티스 인자와 다른 자가항체들이 결합하여 형성된 면역 복합체가 지속적으로 축적되어 만성적인 관절 염증과 진행성 관절 파괴를 유발하는 주요 병리 기전으로 작용한다.

혈청병은 말이나 다른 동물에서 유래한 이종 단백질(예: 파상풍 항독소 혈청) 투여 후 발생하는 일시적인 질환으로, 투여된 이종 단백질과 숙주의 면역 체계에서 생성된 항체가 혈액 내에서 면역 복합체를 형성하여 혈관염, 관절염, 사구체신염 등의 전신적인 증상을 특징적으로 유발한다. 연쇄상구균 감염 후 사구체신염은 특정 종류의 연쇄상구균 감염 후 형성된 세균 항원-항체 복합체가 신장의 사구체 기저막에 침착되어 신장의 여과 기능을 손상시키는 질환이다. 혈관염은 다양한 원인으로 인해 혈관벽에 면역 복합체가 침착되어 혈관의 염증과 손상을 유발하는 이질적인 질환군을 포괄한다.

제3형 과민반응의 진단은 환자의 특징적인 임상 증상, 과거 병력, 그리고 다양한 혈액 검사 결과(예: 혈중 보체 수치 감소, 순환 면역 복합체 검출) 및 침범된 조직의 생검 결과 등을 종합적으로 고려하여 이루어진다. 조직 생검에서는 특징적으로 면역 복합체의 침착과 함께 호중구와 같은 염증 세포의 침윤을 현미경으로 확인할 수 있다. 치료의 주요 목표는 과도하게 활성화된 면역 반응을 억제하고 이미 발생한 염증을 완화하는 것이며, 이를 위해 코르티코스테로이드와 같은 강력한 항염증제, 그리고 아자티오프린, 메토트렉세이트와 같은 다양한 면역 억제제들이 임상적으로 사용될 수 있다. 자가면역 질환의 경우에는 질병의 활성도를 장기적으로 조절하고 추가적인 장기 손상을 예방하기 위한 지속적인 유지 치료가 필수적이다.

결론적으로, 면역 복합체 과민반응, 즉 제3형 과민반응은 항원-항체 복합체의 비정상적인 조직 침착과 그로 인해 유발되는 특징적인 염증 반응 및 조직 손상을 주요 특징으로 하는 병적인 면역 반응이다. 이는 다양한 자가면역 질환 및 특정 감염 후 발생하는 질환의 복잡한 병태생리에 중요한 역할을 하며, 질병의 임상 양상은 면역 복합체의 침착 부위와 유발된 염증의 정도에 따라 매우 다양하게 나타날 수 있다. 따라서 정확한 진단과 개별 환자에 맞춘 적절한 치료를 통해 질병의 진행을 효과적으로 억제하고 심각한 합병증을 예방하는 것이 임상적으로 매우 중요하다.

5. 지연형 과민반응(Type IV)

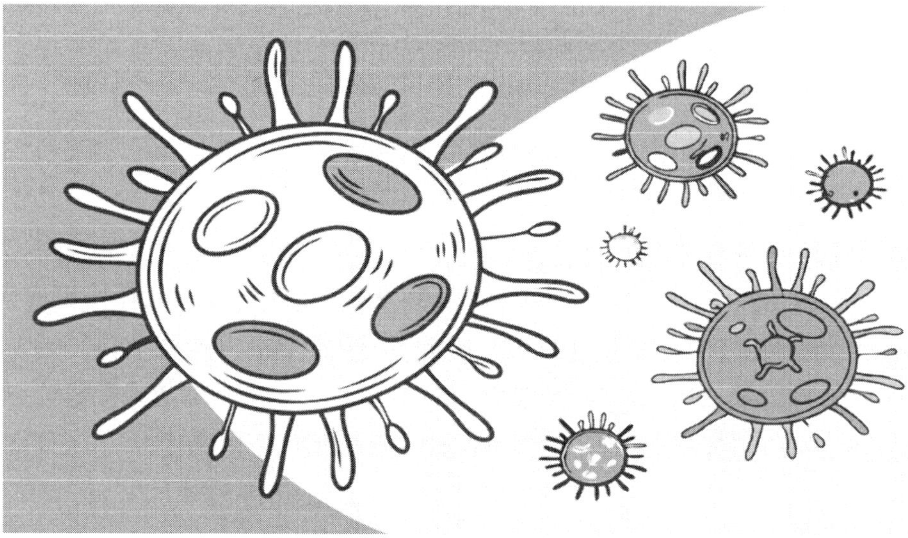

그림 11-6. T세포 매개 반응

지연형 과민반응, 또는 제4형 과민반응은 다른 세 가지 유형의 과민반응(제1형, 제2형, 제3형)과는 근본적으로 다른 면역 반응 메커니즘을 가지는데, 항체와 B 림프구가 아닌 활성화된 T 림프구, 특히 CD4+ T 헬퍼 1 (Th1) 세포와 CD8+ 세포 독성 T 세포에 의해 주요하게 매개되는 특이적인 면역 반응이다(그림 11-6).

특정 항원에 노출된 후 활성화된 T 세포들이 다양한 사이토카인을 분비하여 염증 반응을 유도하고, 경우에 따라서는 항원을 제시하는 표적 세포를 직접적으로 사멸시키는 이 독특한 면역 반응은 항원 노출 직후 수 시간 내에 임상 증상이 빠르게 나타나는 즉시형 과민반응과는 뚜렷하게 대조적으로, 일반적으로 항원 노출 후 24시간에서 72시간 이후에 임상 증상이 서서히 발현되므로 '지연형'이라는 특징적인 명칭으로 불린다. 제4형 과민반응은 접촉성 피부염, 결핵 반응 검사(Mantoux test), 다양한 유형의 이식 거부 반응(특히 만성 거부 반응), 그리고 결핵이나 사르코이드증과 같은 육아종성 질환 등 다양한 임상 질환의 복잡한 병태생리에 중요한 역할을 수행하는 것으로 알려져 있다.

지연형 과민반응의 초기 단계는 다른 적응 면역 반응과 마찬가지로 항원 제시 세포(Antigen-Presenting Cell, APC), 주로 피부나 말초 조직에 존재하는 수지상 세포가 외부 항원을 포획하여 세포 내부에서 처리한 후, 가공된 항원 펩타이드를 MHC 클래스

I 또는 클래스 II 분자에 결합시켜 T 림프구에게 제시하는 것으로부터 시작된다. 특정 항원에 대해 특이적인 T 세포 수용체(TCR)를 발현하는 미경험(naive) T 세포가 APC에 의해 제시된 항원 펩타이드를 자신의 TCR을 통해 인식하고, 동시에 APC로부터 CD80/CD86과 같은 공동 자극 신호를 받게 되면 비로소 활성화되어 증식 과정을 거치고, 장기적인 면역 기억을 담당하는 기억 T 세포와 실제 면역 효과 기능을 수행하는 효과기 T 세포로 분화하게 된다. 제4형 과민반응의 주요 효과기 세포는 CD4+ Th1 세포와 CD8+ 세포 독성 T 세포이다.

CD4+ Th1 세포는 MHC 클래스 II 분자에 제시된 특정 항원 펩타이드를 자신의 TCR을 통해 인식하고 활성화되면 인터페론-감마(IFN-γ), 종양 괴사 인자-알파(TNF-α), 인터류킨-2(IL-2)와 같은 다양한 종류의 사이토카인을 특징적으로 분비한다. IFN-γ는 주로 염증 부위에 존재하는 대식세포를 강력하게 활성화시켜 이들의 식세포작용 능력과 항원 제시 능력을 향상시키고, 다른 염증성 사이토카인의 분비를 촉진하며, MHC 분자의 표면 발현을 증가시키는 등 다양한 방식으로 염증 반응을 증폭시키는 역할을 한다.

TNF-α는 국소적인 염증 반응을 유도하고, 혈관의 투과성을 증가시켜 혈장 단백질과 염증 세포의 이동을 촉진하며, 특정 상황에서는 표적 세포에 직접적으로 세포 사멸을 유도하기도 한다. IL-2는 활성화된 T 세포 자체의 성장과 분화를 촉진하여 전체적인 면역 반응의 크기를 증폭시키는 역할을 수행한다. 이러한 다양한 사이토카인들의 복합적인 작용은 염증 세포(주로 단핵구와 대식세포)의 지속적인 침윤과 활성화를 유발하여 결국 주변 조직에 상당한 손상을 초래하게 된다.

한편, CD8+ 세포 독성 T 세포는 MHC 클래스 I 분자에 제시된 특정 항원 펩타이드를 자신의 TCR을 통해 인식하고 활성화되면 퍼포린(perforin)과 그랜자임(granzyme)과 같은 강력한 세포 독성 물질을 분비하여 항원을 제시하는 표적 세포를 직접적으로 사멸시키는 중요한 역할을 수행한다. 이러한 세포 독성 기능은 바이러스에 감염된 세포나 비정상적인 종양 세포를 제거하는 데 필수적이지만, 지연형 과민반응의 맥락에서는 특정 자가 항원에 대해 반응하여 정상적인 자가 세포를 공격함으로써 조직 손상을 유발하는 병리적인 결과를 초래할 수도 있다. 또한, 활성화된 CD8+ T 세포는 IFN-γ와 TNF-α를 분비하여 Th1 세포와 유사하게 염증 반응에 기여하기도 한다.

지연형 과민반응의 임상 양상은 관여하는 항원의 종류, 항원에 대한 노출 경로, 그리고 면역 반응이 주로 일어나는 조직의 유형에 따라 매우 다양하게 나타날 수 있다. 접촉성 피부염은 특정 저분자량의 화학 물질(예: 니켈, 옻나무의 우루시올)에 피부가 직접적으로 노출된 후 발생하는 대표적인 제4형 과민반응으로, 피부 발진, 심한 가려움증, 그리고 특징적인 수포 형성 등을 임상적 특징으로 한다. 결핵 반응 검사(Mantoux test)는 결핵균의 특정 단백질 항원(PPD)을 피내에 주사하여 과거 결핵균 감염 여부 또는 결핵균에 대한 숙주의 세포 매개 면역 반응의 존재 여부를 간접적으로 확인하는 진단 검사로, 양성 반응은 주사 부위에 발생하는 지연성의 피부 경결(단단하게 만져지는 융기)을 통해 시각적으로 확인된다.

이식 거부 반응 중 특히 만성 거부 반응은 이식된 장기에 대한 수혜자의 T 세포 반응이 서서히 진행되어 결국 이식된 장기의 기능이 점진적으로 저하되는 과정으로, 제4형 과민반응의 중요한 임상적 예시이다. 결핵, 사르코이드증, 만성 육아종증과 같은 육아종성 질환은 지속적인 항원 자극에 대한 T 세포와 대식세포의 만성적인 활성화로 인해 형성되는 육아종이라는 특징적인 조직 병변을 보이는 다양한 질환군으로, 제4형 과민반응이 이러한 질환들의 중요한 병태생리 기전으로 작용한다.

지연형 과민반응의 진단은 주로 환자의 상세한 병력 청취, 특징적인 피부 반응 검사(patch test), 그리고 염증이 발생한 조직의 생검 등을 통해 종합적으로 이루어진다. 피부 반응 검사는 의심되는 특정 항원을 피부에 적용한 후, 24시간에서 72시간 이후에 나타나는 지연성 피부 반응(발적, 경결 등)을 관찰하여 원인 항원을 확인하는 데 유용한 방법이며, 조직 생검은 염증 세포의 침윤 패턴과 특징적인 육아종 형성 여부를 현미경으로 확인하여 진단을 뒷받침하는 데 중요한 정보를 제공한다. 치료의 주요 목표는 과도하게 활성화된 면역 반응을 억제하고 이미 발생한 염증을 완화하는 것이며, 이를 위해 국소적 또는 전신적으로 투여하는 코르티코스테로이드와 같은 강력한 항염증제, 그리고 아자티오프린, 사이클로스포린과 같은 다양한 면역 억제제들이 임상적으로 사용될 수 있다.

결론적으로, 지연형 과민반응은 항체와 B 림프구가 아닌 활성화된 T 림프구, 특히 CD4+ Th1 세포와 CD8+ 세포 독성 T 세포에 의해 주요하게 매개되는 특이적인 면역 반응으로, 이들 T 세포가 분비하는 다양한 사이토카인과 세포 독성 작용을 통해 특징적인 조직 손상과 염증을 유발한다. 이는 접촉성 피부염, 결핵 반응 검사, 이식 거부 반응, 그리고 육아종성 질환 등 다양한 임상 질환의 병태생리에 중요한 역할을 하며, 항원 노출 후 임상 증상의 발현 시간이 지연된다는 특징적인 시간적 패턴을 보인다. 따라서 정확한 진단과 환자 맞춤형의 적절한 치료를 통해 질병의 진행을 억제하고 환자의 증상을 효과적으로 완화하는 것이 임상적으로 매우 중요하다.

Chapter 12

이식면역

Contents

12장. 이식면역

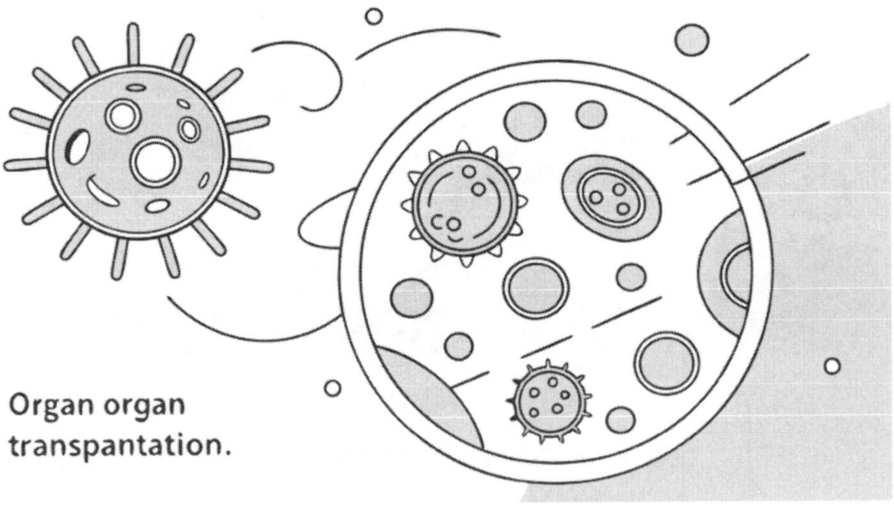

그림 12-1. 이식면역

이식면역은 유전적으로 다른 개체로부터 이식된 조직이나 장기가 수혜자의 면역 체계에 의해 비자기로 인식되어 거부되는 현상을 연구하는 분야이다. 이식 거부 반응은 수혜자의 면역 체계가 이식편의 MHC 분자를 비자기로 인식하여 활성화되는 세포성 및 체액성 면역 반응의 복합적인 과정이다. MHC 분자의 유전적 불일치가 주요 원인으로, T 세포는 동종 MHC 인식 또는 이식편 APC에 의한 간접 항원 제시를 통해 활성화될 수 있다(그림 12-1).

이식 거부 반응은 시간 경과에 따라 초급성 거부 반응(이식 직후, 동종 항체 매개), 급성 거부 반응(수일~수개월 내, T 세포 매개), 만성 거부 반응(수개월~수년 후, T 세포, 항체, 사이토카인 복합 작용)으로 분류된다.

이식면역 연구의 주요 목표는 이식 거부 반응 메커니즘을 이해하고 효과적으로 억제하여 이식 성공률을 높이는 것이다. 현재 면역 억제제를 사용하지만 부작용이 있어, 보다 특이적이고 부작용이 적은 면역 조절 전략 개발이 활발히 연구되고 있다.

1. 이식 면역의 기본 원리

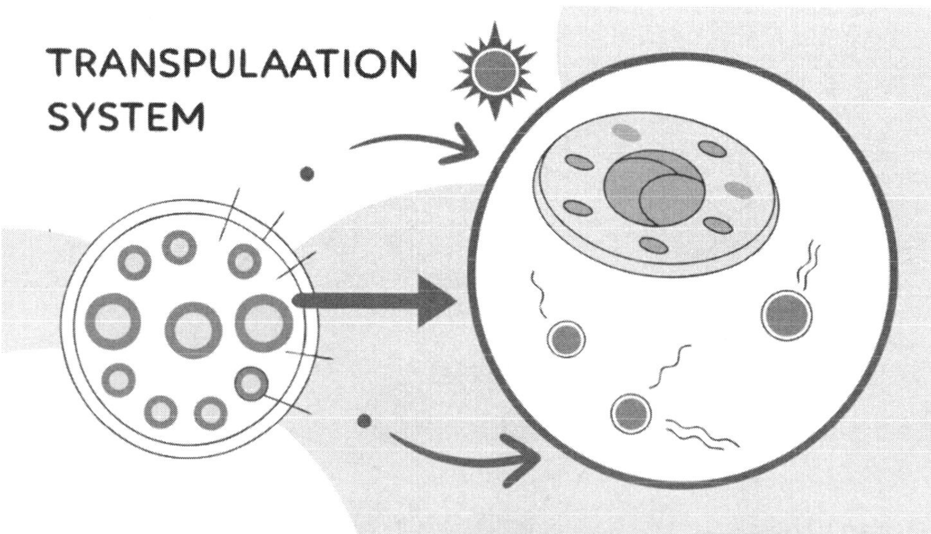

그림 12-2. 동종이식과 이종이식의 차이

이식 면역은 유전적으로 다른 개체로부터 유래한 조직이나 장기(이식편)가 수혜자의 면역 체계에 의해 비자기(non-self)로 인식되어 거부되는 복잡하고 다면적인 생물학적 과정을 심층적으로 연구하는 학문 분야이다. 이식의 성공적인 생착 여부는 수혜자의 면역 체계가 이식편을 얼마나 효과적으로 비자기로 인식하고, 이에 대한 강력한 면역 반응을 조직화하여 공격하는지에 따라 결정적으로 좌우된다(그림 12-2).

이식 거부 반응은 세포성 면역과 체액성 면역의 다양한 핵심 요소들이 복잡하게 상호작용하여 발생하는 일련의 병리적 과정이며, 그 발생 시기, 강도, 그리고 특징적인 양상은 이식편과 수혜자 간의 유전적 차이의 정도에 따라 현저하게 달라진다. 따라서 이식 면역의 기본적인 원리를 정확하게 이해하는 것은 이식 거부 반응의 발생 가능성을 사전에 예측하고, 이를 효과적으로 제어하여 궁극적으로 이식 성공률을 획기적으로 높이는 데 필수적인 토대를 제공한다.

이식의 종류는 이식편의 공여자와 수혜자 간의 유전적 관계의 유사성 정도에 따라 다양하고 명확하게 분류될 수 있다. 자가이식(autograft)은 유전적으로 완전히 동일한 한 개체 내에서 특정 조직이나 장기를 신체의 다른 부위로 옮기는 외과적 시술로, 이식편과 수혜자의 조직 항원이 완벽하게 동일하므로 원칙적으로 면역 거부 반응이 전혀 일어나지 않는다. 동계이식(syngraft)은 유전적으로 동일한 일란성 쌍둥이 사이의 이식을 의미하며, 자가이식과 마찬가지로 이식편과 수혜자의 유전적 배경이 동일하므로 면역학적 거부 반응이 거의 발생하지 않는다.

동종이식(allograft)은 동일한 종(species) 내의 유전적으로 다른 개체 간의 이식을 지칭하며, 인간 장기 이식의 대부분이 이에 해당한다. 동종이식에서는 MHC(주요 조직적합성 복합체) 분자를 비롯한 다양한 조직 항원의 유전적 차이로 인해 수혜자의 면역 체계가 이식편을 비자기로 인식하고 면역 거부 반응을 유발할 가능성이 높다. 이종이식(xenograft)은 서로 다른 종의 개체 간의 이식을 의미하며, 동종이식보다 훨씬 더 광범위하고 심각한 유전적 차이를 가지므로 초급성 거부 반응을 포함한 매우 강력하고 신속한 면역 거부 반응이 일어날 가능성이 매우 높다.

이식 거부 반응의 주요 원인은 수혜자의 면역 체계가 이식편의 세포 표면에 발현된 MHC 분자를 비자기 항원으로 인식하는 데 있다. MHC 분자는 모든 핵을 가진 세포 표면에 발현되어 내인성 또는 외인성 유래의 펩타이드 항원을 T 림프구에 제시하는 핵심적인 역할을 수행하며, MHC 유전자의 높은 다형성으로 인해 개인마다 고유한 구조적 특징을 갖는다. 수혜자의 T 림프구는 두 가지 주요 경로를 통해 이식편의 MHC 분자를 비자기로 인식하고 활성화될 수 있다. 첫 번째는 직접 경로(direct pathway)로, 수혜자의 T 세포가 이식편에 존재하는 공여자의 MHC 분자를 직접적으로 비자기 MHC 분자로 인식하는 것이다.

특히, 수혜자의 T 세포는 자신의 MHC 분자와 구조적으로 유사하지만 약간 다른 공여자의 MHC 분자에 제시된 펩타이드(심지어 수혜자 자신의 자가 펩타이드일지라도)를 강력하게 인식하여 활성화될 수 있다. 두 번째는 간접 경로(indirect pathway)로, 수혜자의 항원 제시 세포(APC)가 손상된 이식편에서 유래한 용해성 항원이나 세포 파편을 포획하여 처리한 후, 자신의 MHC 분자에 결합시켜 수혜자의 T 세포에게 제시하는 것이다. 이 간접 경로를 통해 활성화된 T 헬퍼 세포는 다양한 사이토카인을 분비하여 염증 반응을 유도하고, B 림프구를 활성화시켜 이식편 특이적인 동종 항체를 생산하게 된다.

이식 거부 반응은 발생 시점과 주요 면역학적 기전에 따라 초급성 거부 반응, 급성 거부 반응, 그리고 만성 거부 반응으로 시간 경과에 따라 분류된다. 초급성 거부 반응은 이식 직후 수분에서 수시간 내에 발생하는 가장 빠르고 파괴적인 형태의 거부 반응으로, 수혜자의 혈액 내에 이미 존재하는 이식편의 MHC 항원에 대한 동종 항체(주로 자연 항체)가 이식편의 혈관 내피 세포에 즉시 결합하여 강력한 보체계를 활성화시키고, 그 결과 급격한 혈관 손상 및 혈전 형성을 유발하여 이식편의 기능을 순식간에 상실시킨다.

급성 거부 반응은 이식 후 수일에서 수개월 내에 발생하며, 주로 수혜자의 T 림프구가 이식편의 MHC 분자를 직접 또는 간접 경로를 통해 인식하여 활성화된 강력한 세포성 면역 반응이 주된 병리 기전이다. 활성화된 T 헬퍼 세포는 다양한 염증성 사이토카인을 분비하여 이식편 내에 염증 반응을 유도하고, 활성화된 세포 독성 T 세포는 MHC 클래스 I 분자를 통해 공여자의 항원을 제시하는 이식편의 세포를 직접적으로 파괴한다. 만성 거부 반응은 이식 후 수개월에서 수년 후에 매우 서서히 진행되는 장기적인 거부 반응으로, T 세포 매개 면역 반응뿐만 아니라 동종 항체, 다양한 사이토카인, 성장 인자 등 여러 요인들이 복합적으로 작용하여 이식편의 점진적인 섬유화, 혈관 협착, 그리고 결국 기능 저하를 유발하는 복잡한 과정이다.

이식 면역 연구의 궁극적인 목표는 이식 거부 반응을 효과적으로 예측하고 제어하여 이식된 조직이나 장기의 장기적인 생존율을 획기적으로 향상시키는 것이다. 이를 위해 현재 임상에서는 사이클로스포린, 타크롤리무스, 스테로이드 등 다양한 종류의 강력한 면역 억제제를 사용하여 수혜자의 전반적인 면역 체계를 억제하고 이식 거부 반응의 발생 위험을 줄이고 있다.

또한, T 세포 활성화에 필수적인 특정 신호 전달 경로를 선택적으로 차단하는 생물학적 제제(예: CTLA-4-Ig)와 B 세포의 기능을 특이적으로 억제하는 약물(예: 리툭시맙) 등 보다 정교하고 선택적인 면역 억제 전략이 활발하게 개발되어 임상적으로 사용되고 있다. 미래에는 이식편과 수혜자 간의 근본적인 면역학적 불일치를 극복하고, 수혜자의 면역 체계가 이식편을 영구적으로 '수용'하는 면역 관용(immune tolerance)을 유도하는 혁신적인 치료법 개발이 이식 면역 연구의 가장 중요한 미래 방향이 될 것으로 기대된다.

2. 거부 반응의 메커니즘

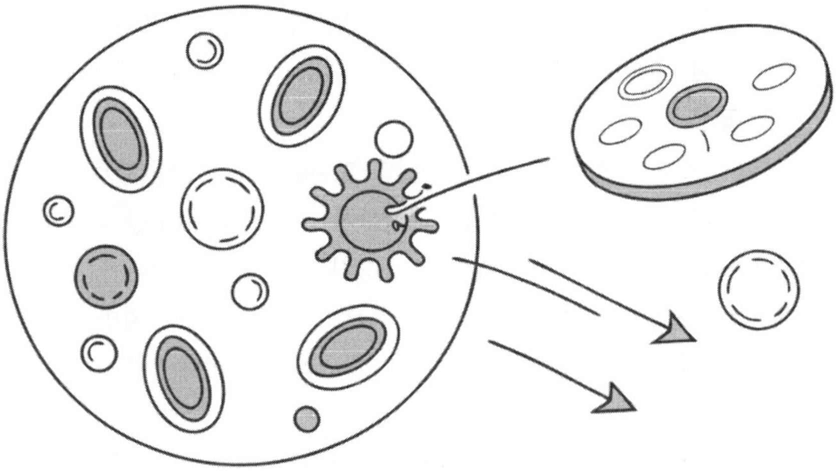

그림 12-3. 급성 거부와 만성 거부

이식된 조직이나 장기에 대한 수혜자의 면역 체계의 공격 반응인 거부 반응은 그 발생 시기와 근본적인 면역학적 기전에 따라 다양하게 분류될 수 있으며, 이는 이식의 장기적인 성공 여부를 결정하는 핵심적인 요소이다(그림 12-3).

특히 급성 거부 반응과 만성 거부 반응은 발병 시점, 주로 관여하는 주요 면역 세포의 종류, 그리고 이식편 조직에 나타나는 특징적인 손상 양상에서 뚜렷하고 중요한 차이를 보인다. 이러한 차이를 이해하는 것은 이식 환자의 관리 및 치료 전략 수립에 필수적인 지식 기반을 제공한다.

급성 거부 반응은 일반적으로 이식 수술 후 수일에서 수개월 이내에 비교적 빠른 속도로 발생하는 형태의 거부 반응이다. 이는 주로 수혜자의 T 림프구, 특히 CD4+ T 헬퍼 세포와 CD8+ 세포 독성 T 세포에 의해 매개되는 강력한 세포성 면역 반응이 주된 병리 기전으로 작용한다. 수혜자의 T 세포는 이식편의 세포 표면에 발현된 공여자의 MHC(주요 조직적합성 복합체) 분자를 비자기 항원으로 인식하고 활성화되는 과정을 거친다. 이러한 T 세포의 활성화는 두 가지 주요 경로를 통해 일어날 수 있다.

직접 경로는 수혜자의 T 세포가 이식편 세포 표면에 온전하게 발현된 공여자의 MHC 분자를 직접적으로 비자기 분자로 인식하여 반응하는 것이고, 간접 경로는 수혜자의 항원 제시 세포(Antigen-Presenting Cell, APC)가 손상된 이식편에서 유래한 용해성 항원이나 세포 파편을 포획하여 처리한 후, 자신의 MHC 분자에 결합시켜 수혜자의 T 세포에게 제시함으로써 T 세포를 활성화시키는 것이다. 일단 활성화된 CD4+ T 헬퍼 세포는 인터페론-감마(IFN-γ), 종양 괴사 인자(TNF-α)와 같은 다양한 염증성 사이토카인을 분비하여 이식편 내에 염증 반응을 유도하고 CD8+ 세포 독성 T 세포의 활성화 및 세포 독성 기능을 촉진한다.

활성화된 CD8+ 세포 독성 T 세포는 자신의 T 세포 수용체를 통해 공여자의 MHC 클래스 I 분자에 제시된 항원 펩타이드를 인식하여 이식편의 세포를 직접적으로 공격하고 파괴함으로써 이식편의 기능을 급격하게 손상시킨다. 급성 거부 반응은 적절하고 시기적절한 면역 억제 치료를 통해 비교적 효과적으로 조절될 수 있지만, 그 반응이 심각한 경우에는 이식편의 기능을 완전히 상실시켜 재이식을 고려해야 하는 상황에 이를 수도 있다.

반면, 만성 거부 반응은 이식 후 수개월에서 수년이라는 훨씬 더 긴 시간 동안 매우 서서히 진행되는 장기적인 형태의 거부 반응이다. 급성 거부 반응과는 뚜렷하게 대조적으로, 만성 거부 반응의 근본적인 병태생리는 훨씬 더 복잡하고 다양한 면역학적 및 비면역학적 요인들이 복합적으로 상호작용하는 것으로 현재까지 이해되고 있다. T 세포 매개 면역 반응이 여전히 중요한 역할을 수행하지만, 항체 매개 면역 반응, 다양한 사이토카인, 성장 인자, 그리고 허혈-재관류 손상, 만성적인 약물 독성, 지속적인 바이러스 감염과 같은 비면역학적 요인들이 함께 작용하여 이식편의 만성적인 구조적 손상과 점진적인 기능 저하를 유발하는 것으로 여겨진다.

조직학적으로 만성 거부 반응은 이식편의 간질 섬유화(interstitial fibrosis), 특징적인 이식편 혈관병증(graft vasculopathy)으로 인한 혈관 협착, 그리고 기능적인 실질 세포의 점진적인 소실을 주요 특징으로 한다. 특히 항체 매개 거부 반응은 만성 거부 반응의 중요한 기여 요인으로 인식되고 있는데, 수혜자의 B 림프구가 이식편의 HLA 항원과 같은 특정 동종 항원에 대한 특이적인 동종 항체를 생산하고, 이 항체가 이식편의 혈관 내피 세포에 지속적으로 결합하여 보체계를 활성화시키고 만성적인 내피 세포 손상 및 혈관 기능 이상을 유발하는 것으로 알려져 있다.

또한, 만성적인 염증 환경에서 지속적으로 분비되는 다양한 사이토카인과 성장 인자들은 이식편의 섬유화를 촉진하고 혈관 평활근 세포의 비정상적인 증식을 유도하여 혈관 협착을 더욱 악화시키는 데 중요한 역할을 할 수 있다. 만성 거부 반응은 그 진행 속도가 매우 느리고 다양한 병인학적 요인이 복합적으로 작용하기 때문에 급성 거부 반응에 비해 치료가 훨씬 더 어렵고, 현재까지 만성 거부 반응의 진행을 효과적으로 예방하거나 근본적으로 치료할 수 있는 임상적인 방법은 매우 제한적인 실정이다.

요약하자면, 급성 거부 반응은 주로 수혜자의 T 세포 매개 세포 독성 및 염증 반응으로 인해 이식 후 비교적 빠른 시일 내에 발생하는 반면, 만성 거부 반응은 T 세포 및 항체 매개 면역 반응과 다양한 비면역학적 요인들이 복합적으로 상호작용하여 이식 후 장기간에 걸쳐 매우 서서히 진행되는 이식편의 기능 저하 및 섬유화 과정이다. 급성 거부 반응은 적절한 면역 억제 치료에 비교적 잘 반응하는 경향이 있지만, 만성 거부 반응은 치료가 매우 어렵고 이식편의 장기적인 생존에 가장 큰 장애 요인으로 작용한다.

따라서 현재 이식 면역 연구의 주요 초점은 만성 거부 반응의 복잡한 발병 기전을 명확하게 규명하고, 이를 효과적으로 예방하고 진행을 늦추거나 멈출 수 있는 혁신적인 새로운 치료 전략을 개발하는 데 집중되어 있다.

3. 면역 억제제의 사용

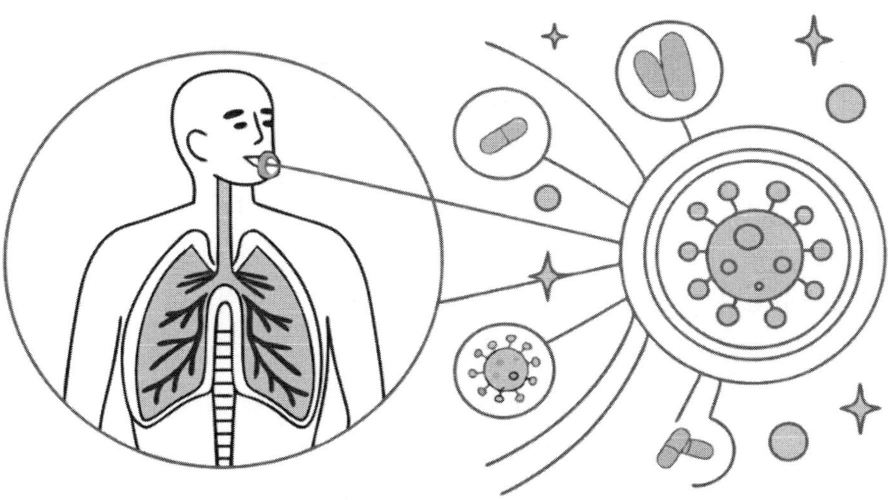

그림 12-4. Cyclosporine, Tacrolimus 등의 작용

이식 면역에서 면역 억제제의 사용은 이식된 장기에 대한 수혜자의 면역 체계의 거부 반응을 효과적으로 예방하거나 이미 발생한 거부 반응을 치료하는 데 필수적이고 핵심적인 임상 전략이다(그림 12-4).

다양한 종류의 면역 억제제가 과학적인 연구와 개발을 통해 임상 현장에서 널리 사용되고 있으며, 이들 약물은 면역 반응의 복잡하고 다단계적인 과정의 여러 특정 단계를 정밀하게 표적으로 하여 작용함으로써 면역 활성화를 억제하는 효과를 나타낸다. 그중에서도 사이클로스포린(Cyclosporine)과 타크롤리무스(Tacrolimus)는 칼시뉴린(calcineurin)이라는 중요한 인산화효소를 선택적으로 억제하는 칼시뉴린 억제제로서, T 세포의 활성화에 필수적인 핵심 신호 전달 경로를 효과적으로 차단하는 매우 중요한 주요 면역 억제제로 널리 사용되고 있다.

사이클로스포린은 특정 곰팡이 종에서 자연적으로 유래하는 독특한 구조의 환형 펩타이드 약물로서, 강력한 면역 억제 효과를 나타내는 주요 작용 기전은 T 림프구의 활성화 및 다양한 사이토카인(예: IL-2, IL-4)의 생산을 효과적으로 억제하는 것이다. 정상적인 면역 반응 과정에서 T 세포가 외부 항원을 인식하고 활성화되면 세포 내부의 칼슘 이온 농도가 일시적으로 증가하게 되고, 이러한 증가된 칼슘 이온은 칼모듈린(calmodulin)이라는 세포 내 칼슘 결합 단백질과 특이적으로 결합하여 칼시뉴린이라는 중요한 세린/트레오닌 인산화효소를 활성화시킨다. 활성화된 칼시뉴린은 NF-AT(Nuclear Factor of Activated T-cells)라는 핵심적인 전사 인자를 탈인산화시켜 NF-AT가 세포질에서 핵 내부로 이동하도록 유도하고, 핵 내부로 이동한 탈인산화된 NF-AT는 IL-2, IL-4와 같은 T 세포의 성장, 분화 및 기능 발휘에 필수적인 다양한 사이토카인 유전자들의 발현을 강력하게 촉진한다.

사이클로스포린은 세포 내에 존재하는 시클로필린(cyclophilin)이라는 면역친화성 단백질에 특이적으로 결합하여 사이클로스포린-시클로필린 복합체를 형성하고, 이 형성된 복합체가 칼시뉴린의 인산화효소 활성 부위에 직접적으로 결합하여 그 활성을 효과적으로 억제함으로써 NF-AT의 탈인산화 및 핵 내부로의 이동 과정을 차단한다. 결과적으로 IL-2와 같은 T 세포의 성장 및 활성화에 필수적인 핵심 사이토카인의 생산이 현저하게 억제되어 T 세포 의존적인 세포성 및 체액성 면역 반응이 광범위하게 억제되는 강력한 면역 억제 효과를 나타낸다.

사이클로스포린은 주로 CD4+ T 헬퍼 세포에 강력한 작용 효과를 나타내지만, 일부 CD8+ T 억제 세포와 세포 독성 T 세포의 기능에도 부분적으로 영향을 미치는 것으로 알려져 있다. 또한, T 세포의 도움을 필요로 하는 B 세포의 항체 생산 반응 역시 사이클로스포린에 의해 억제될 수 있으며, 비만 세포와 호염기구로부터 알레르기 반응의 주요 매개체인 히스타민과 세로토닌의 방출을 억제하는 효과도 일부 연구에서 보고된 바 있다.

타크롤리무스는 사이클로스포린과 매우 유사한 면역 억제 기전을 공유하는 마크로라이드 계열의 약물이다. 타크롤리무스는 세포 내에 존재하는 FKBP12(FK506 binding protein)라는 면역친화성 단백질에 특이적으로 결합하여 타크롤리무스-FKBP12 복합체를 형성하고, 이 형성된 복합체가 사이클로스포린-시클로필린 복합체와 마찬가지로 칼시뉴린의 인산화효소 활성을 강력하게 억제하는 핵심적인 작용 기전을 나타낸다.

즉, 타크롤리무스-FKBP12 복합체 역시 칼시뉴린의 활성을 억제함으로써 NF-AT의 탈인산화 및 핵 내부로의 이동 과정을 효과적으로 차단하여 IL-2와 같은 핵심 사이토카인의 생산을 억제하고 궁극적으로 T 세포의 활성화를 강력하게 억제하는 유사한 면역 억제 효과를 나타낸다. 흥미로운 점은 타크롤리무스가 사이클로스포린과 화학적 구조적으로는 뚜렷하게 다르지만, 칼시뉴린 억제라는 동일한 핵심 작용 기전을 통해 매우 유사한 전반적인 면역 억제 효과를 나타낸다는 것이다.

일부 임상 및 실험 연구에서는 타크롤리무스가 사이클로스포린보다 약 10배에서 100배 더 강력한 면역 억제 효과를 나타내는 것으로 보고되기도 한다. 또한, 타크롤리무스는 T 세포 활성화에 관여하는 다른 신호 전달 경로인 JNK 및 p38 MAPK 경로를 억제하고, 항섬유화 효과를 나타내는 TGF-β1의 발현을 증가시키는 등 사이클로스포린과 유사하거나 일부 다른 면역 조절 효과를 나타내는 것으로 알려져 있다.

사이클로스포린과 타크롤리무스는 신장, 간, 심장, 폐 등 다양한 고형 장기 이식 후 발생하는 급성 및 만성 거부 반응의 효과적인 예방 및 치료뿐만 아니라, 류마티스 관절염, 건선, 아토피 피부염, 크론병, 루푸스 신염과 같은 다양한 자가면역 질환 및 조혈모세포 이식 후 발생하는 심각한 합병증인 이식편대숙주병(Graft-versus-Host Disease, GVHD) 등 다양한 면역 매개 질환의 치료에도 광범위하게 사용되는 중요한 약물이다.

그러나 이들 칼시뉴린 억제제는 비교적 좁은 치료 범위(therapeutic window)와 다양한 잠재적인 부작용을 가질 수 있으므로, 환자의 상태에 따른 정확한 투여 용량 조절 및 정기적인 혈중 농도 모니터링이 임상적으로 매우 중요하다. 주요 부작용으로는 신장 독성, 고혈압, 신경 독성(떨림, 두통, 시각 이상, 발작), 감염 위험 증가, 고지혈증, 새로운 발병 당뇨병 등이 있으며, 이러한 부작용의 발현 정도는 환자 개개인의 유전적 및 생리적 특성에 따라 다르게 나타날 수 있다.

따라서 면역 억제제 사용 시에는 환자의 임상 상태를 면밀하게 관찰하고, 잠재적인 부작용을 최소화하면서 최적의 면역 억제 효과를 얻기 위한 개별화된 맞춤형 치료 전략이 필수적으로 요구된다. 최근에는 칼시뉴린 억제제의 장기적인 사용으로 인해 발생할 수 있는 다양한 부작용을 줄이기 위해 다른 작용 기전을 가진 면역 억제제와 병용하거나, 보다 선택적이고 안전한 새로운 면역 조절 전략을 개발하는 활발한 연구가 전 세계적으로 진행되고 있다.

4. 이식 허용성 증가 전략

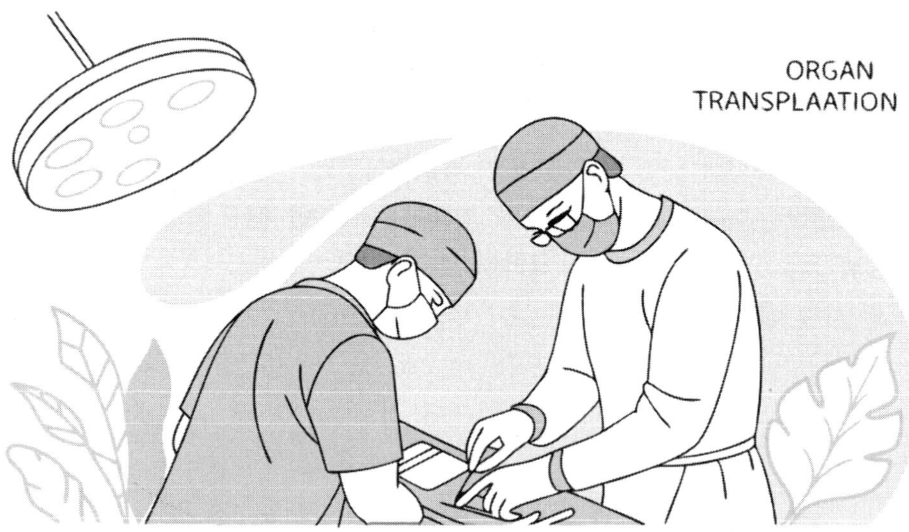

그림 12-5. 면역 관용 유도 방법

이식 허용성 증진 전략은 이식된 조직이나 장기에 대한 수혜자의 면역 체계의 파괴적인 거부 반응을 최소화하거나 궁극적으로 완전히 억제하여 이식편의 장기적인 생존율을 획기적으로 향상시키는 것을 주요 목표로 하는 활발한 연구 분야이다(그림 12-5).

현재 임상에서는 다양한 종류의 강력한 면역 억제제를 사용하여 이식 거부 반응을 효과적으로 예방하고 치료하고 있지만, 이러한 약물들은 전반적인 면역 기능 저하로 인한 심각한 감염 위험 증가, 신장 독성, 그리고 장기적인 사용 시 암 발생 위험 증가 등 다양한 심각한 부작용을 동반할 수 있다는 임상적인 한계를 가지고 있다. 따라서 기존의 면역 억제제 사용을 최소화하거나 완전히 대체할 수 있는 이상적인 면역 관용(immune tolerance) 유도 방법 개발이 이식 면역 분야의 가장 중요한 연구 목표 중 하나로 강력하게 부상하고 있다.

면역 관용은 특정 항원에 대해서만 특이적으로 면역 반응이 선택적으로 억제되는 매우 바람직한 상태를 의미하며, 이식된 장기의 특정 항원에 대해서만 면역 반응이 일어나지 않도록 정교하게 유도하는 것이 이상적인 임상 전략으로 간주된다. 이러한 목표를 달성하기 위해 다양한 혁신적인 접근 방식들이 활발하게 연구되고 있으며, 그중 몇 가지 주요하고 유망한 방법들은 다음과 같다.

첫째, 골수 키메라(bone marrow chimerism) 유도는 공여자의 조혈 줄기세포를 수혜자에게 이식하여 수혜자의 기존 면역 체계를 공여자의 것으로 부분적으로 또는 완전히 대체하는 근본적인 접근 방식이다. 이러한 과정을 통해 수혜자는 이식편의 세포 표면에 발현된 공여자의 MHC(주요 조직적합성 복합체) 분자를 '자기'로 인식하게 되어 결과적으로 이식된 장기에 대한 파괴적인 면역 반응을 효과적으로 억제할 수 있게 된다.

골수 키메라 유도는 강력하고 지속적인 면역 관용 유도 효과를 나타낼 수 있는 잠재력을 가지고 있지만, 이식편대숙주병(Graft-versus-Host Disease, GVHD)과 같은 심각하고 생명을 위협할 수 있는 합병증의 발생 위험이 높아 실제 임상 적용에는 상당한 제한적인 측면이 존재한다. 이러한 GVHD의 위험을 최소화하기 위해 전처치 강도 조절, 이식 전 공여자 조혈모세포에서 T 세포를 선택적으로 제거하는 방법 등 다양한 전략들이 활발하게 연구되고 있다.

둘째, 조절 T 세포(Regulatory T cells, Tregs)를 이용한 면역 관용 유도 전략은 자가 반응성 T 세포의 과도한 활성화를 억제하고 전반적인 면역 항상성을 유지하는 핵심적인 기능을 가진 Tregs를 적극적으로 활용하는 것이다. Tregs는 CD4+CD25+FoxP3+라는 특징적인 세포 표면 표현형을 가지며, IL-10, TGF-β와 같은 억제성 사이토카인을 분비하거나 CTLA-4, PD-1과 같은 억제성 분자를 세포 표면에 발현하여 주변의 다른 면역 세포들의 활성화를 효과적으로 억제하는 기능을 수행한다. 공여자의 특정 항원에 특이적인 Tregs를 체외에서 대량으로 증폭시켜 수혜자에게 직접 주입하거나, 수혜자 체내에서 Tregs의 생성을 선택적으로 유도하는 다양한 방법들이 현재 활발하게 연구되고 있다. Tregs를 이용한 면역 관용 유도 전략은 기존의 광범위한 면역 억제제에 비해 비교적 안전하고 이식된 장기에 대해서만 특이적인 면역 억제 효과를 기대할 수 있어 이식 면역 분야에서 많은 주목과 기대를 받고 있다.

셋째, 동종 항원 특이적 무반응(Donor-specific tolerance) 유도는 이식편의 특정 항원에 대해서만 선택적으로 면역 반응을 억제하는 것을 목표로 하는 정교한 전략이다. 이러한 접근 방식에는 공여자의 백혈구를 수혜자에게 이식 전에 미리 처리하는 방법(donor-specific transfusion, DST), 공여자의 MHC 분자를 가용성 형태로 수혜자에게 투여하여 면역 반응을 유도하는 T 세포를 클론적으로 제거하거나 무력화시키는 방법, 또는 특정 항원 제시 경로를 선택적으로 차단하는 방법 등이 포함된다. 이러한 동종 항원 특이적 무반응 유도 전략은 전반적인 면역 억제 없이 특정 이식편에 대한 면역 반응만을 선택적으로 억제함으로써 감염 위험과 같은 심각한 부작용을 최소화할 수 있다는 중요한 장점을 가지고 있다.

넷째, 코-자극 차단(Co-stimulatory blockade)은 T 세포가 활성화되기 위해 필요한 두 번째 활성화 신호, 즉 항원-MHC 복합체의 1차 신호 외에 필수적인 코-자극 분자 간의 상호작용을 선택적으로 차단하는 전략이다. T 세포가 항원-MHC 복합체를 인식하는 첫 번째 신호만으로는 완전한 T 세포 활성화 및 효과적인 면역 반응이 유도되지 않으며, CD28-B7 또는 CD40-CD40L과 같은 코-자극 분자들의 추가적인 상호작용이 반드시 필요하다. CTLA-4-Ig(아바타셉트)와 같은 약물은 B7 분자와 T 세포 표면의 CD28 수용체의 결합을 경쟁적으로 억제하여 T 세포의 완전한 활성화를 효과적으로 차단하고 궁극적으로 면역 관용을 유도하는 데 임상적으로 사용될 수 있다.

다섯째, 유전자 치료를 통한 면역 관용 유도는 수혜자의 면역 세포에 특정 유전자를 직접적으로 도입하여 면역 억제 기능을 강화하거나 이식 거부 반응을 유발하는 특정 유전자들의 발현을 선택적으로 억제하는 혁신적인 전략이다. 예를 들어, IL-10 또는 TGF-β와 같은 강력한 억제성 사이토카인 유전자를 수혜자의 T 세포나 항원 제시 세포(APC)에 도입하여 이식편 주변에 면역 억제적인 환경을 조성하거나, MHC 분자의 표면 발현을 조절하는 유전자를 유전자 편집 기술을 이용하여 조작하는 방법 등이 활발하게 연구되고 있다.

이러한 다양하고 혁신적인 면역 관용 유도 전략들은 아직 활발한 연구 개발 단계에 있거나 일부는 제한적인 범위 내에서 임상 시험 단계에 있으며, 아직까지 광범위한 임상 현장에서 일상적으로 사용되기 위해서는 극복해야 할 기술적 및 안전성 관련 과제들이 여전히 남아있다. 그러나 면역 관용 유도는 기존의 광범위한 면역 억제제의 심각한 한계를 근본적으로 극복하고 이식 환자의 장기적인 건강과 삶의 질을 획기적으로 향상시킬 수 있는 엄청난 잠재력을 가지고 있기 때문에, 이식 면역 분야에서 지속적이고 활발한 연구와 기술 발전이 꾸준히 이루어지고 있다.

5. 줄기세포 이식과 면역 재구성

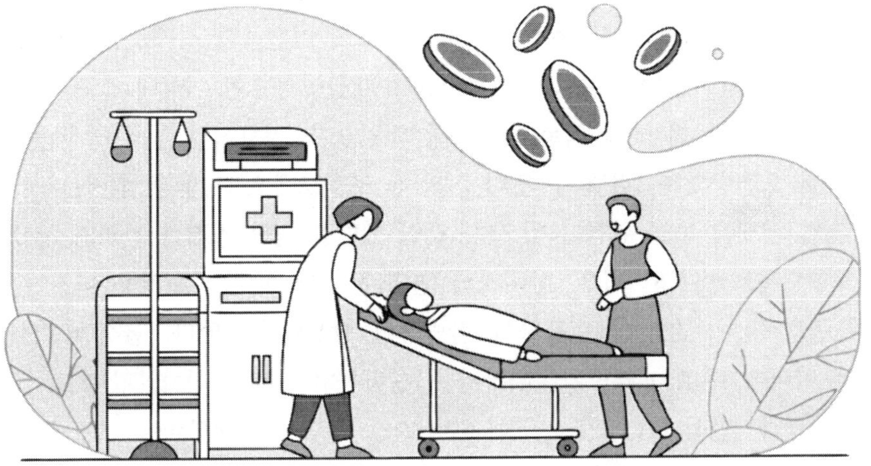

그림 12-6. 조혈모세포 이식 후 면역계 회복

조혈모세포 이식(Hematopoietic Stem Cell Transplantation, HSCT)은 혈액암, 중증 재생불량성 빈혈, 유전성 혈액 질환, 자가면역 질환 등 다양한 질환의 치료에 사용되는 중요한 치료법이다(그림 12-6).

이식 과정은 환자의 병든 조혈모세포를 고용량의 화학 요법이나 방사선 치료를 통해 제거하고, 건강한 조혈모세포를 환자에게 주입하여 새로운 혈액 세포와 면역 세포를 생성하도록 유도하는 것을 포함한다. 성공적인 조혈모세포 이식 후에는 환자의 면역 체계가 공여자의 조혈모세포로부터 유래된 새로운 면역 세포들로 재구성되는 중요한 과정을 거치게 된다. 이 면역 재구성은 감염 예방 및 재발 방지 측면에서 매우 중요하지만, 동시에 이식편대숙주병(Graft-versus-Host Disease, GVHD)과 같은 심각한 합병증의 위험을 내포하기도 한다.

조혈모세포 이식 후 면역계 재구성은 점진적으로 진행되며, 그 속도와 양상은 이식 종류(자가이식 vs 동종이식), 전처치 강도, 면역 억제제 사용, 환자의 나이 및 기저 질환 등 다양한 요인에 의해 영향을 받는다. 일반적으로 이식 후 초기에는 환자의 면역 세포 수가 현저히 감소된 상태로, 감염에 매우 취약하다. 주입된 조혈모세포가 환자의 골수에 생착하여 새로운 혈액 세포를 생성하기 시작하는 시점부터 면역 세포 수가 점차 증가하기 시작한다.

면역 세포 아형별 회복 시기를 살펴보면, 먼저 자연 살해 세포(NK cell)는 비교적 빠르게 회복되는 경향을 보인다. NK 세포는 이식 후 초기 감염 방어에 중요한 역할을 수행한다. T 림프구의 회복은 NK 세포보다 느리게 진행되며, CD4+ T 헬퍼 세포와 CD8+ 세포 독성 T 세포 모두 초기에는 기능적으로 미성숙한 상태로 나타난다.

T 세포 수와 기능이 완전히 회복되기까지는 수개월에서 1년 이상이 소요될 수 있다. B 림프구는 T 세포보다 더 늦게 회복되는 경향이 있으며, 정상적인 항체 생산 능력을 회복하는 데는 더 오랜 시간이 걸릴 수 있다. 따라서 조혈모세포 이식 후 환자는 장기간에 걸쳐 면역 저하 상태에 놓일 위험이 있으며, 감염 예방을 위한 철저한 관리가 필요하다.

동종 조혈모세포 이식의 경우, 공여자의 면역 세포가 환자의 조직을 비자기 항원으로 인식하여 공격하는 GVHD라는 독특한 합병증이 발생할 수 있다. 급성 GVHD는 이식 후 100일 이내에 주로 피부, 간, 위장관을 침범하며, 발진, 설사, 간 기능 이상 등의 증상을 나타낸다. 만성 GVHD는 이식 후 100일 이후에 발생하며, 피부, 구강, 눈, 간, 폐 등 다양한 장기를 침범하여 자가면역 질환과 유사한 증상을 유발할 수 있다. GVHD는 이식 성공의 중요한 장애 요인이므로, HLA(사람 백혈구 항원) 일치 정도를 높이고 면역 억제제를 사용하여 예방 및 치료한다.

면역 재구성은 GVHD 외에도 이식편대백혈병 효과(Graft-versus-Leukemia, GVL)라는 이점을 제공하기도 한다. 이는 공여자의 면역 세포가 환자의 잔존하는 암세포를 인식하여 제거하는 항종양 효과를 의미하며, 백혈병과 같은 혈액암 재발 방지에 중요한 역할을 한다. 따라서 조혈모세포 이식 후 면역 재구성은 GVHD와 GVL 사이의 섬세한 균형을 유지하는 것이 중요하다.

면역 재구성을 촉진하고 감염 위험을 줄이기 위한 다양한 연구들이 진행되고 있다. 여기에는 사이토카인 투여, T 세포 아형 선택적 증식 유도, 조절 T 세포(Treg) 주입, 유전자 치료 등이 포함된다. 또한, 이식 후 백신 접종 시기와 종류, 항바이러스 및 항진균제 예방 투여 기간 등 면역 방어 능력이 회복될 때까지의 감염 관리 프로토콜도 지속적으로 개선되고 있다.

결론적으로, 조혈모세포 이식 후 면역 재구성은 환자의 생존과 삶의 질에 결정적인 영향을 미치는 복잡하고 점진적인 과정이다. 새로운 면역 세포들의 출현과 기능 회복은 감염으로부터 환자를 보호하고 암 재발을 방지하는 데 필수적이지만, 동시에 GVHD라는 심각한 합병증의 위험을 수반하기도 한다. 따라서 이식 후 면역 재구성에 대한 깊이 있는 이해와 이를 조절하기 위한 다각적인 접근 방식은 조혈모세포 이식의 성공률을 높이는 데 매우 중요하다.

Chapter 13

자가면역 및 질병

Contents

13장. 자가면역 및 질병

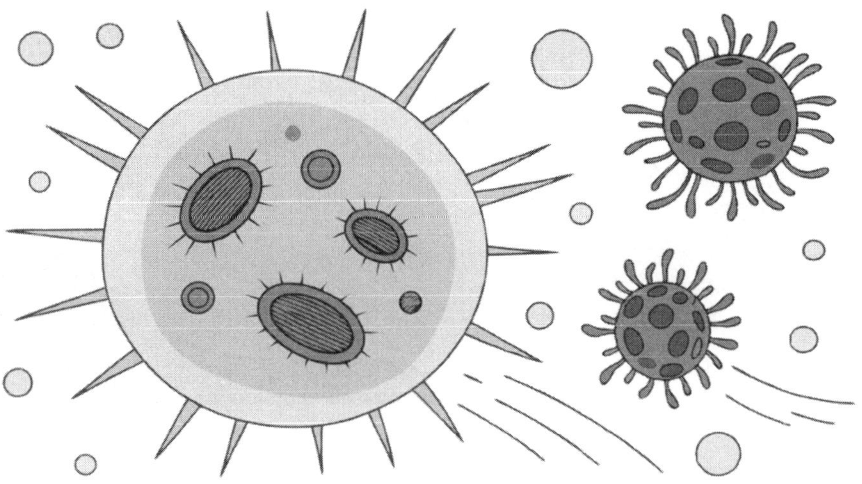

그림 13-1. 자가면역 및 질병

자가면역은 면역 체계가 실수로 자신의 정상 세포나 조직을 외부 침입자로 인식하여 공격하는 현상이다. 이는 조직 손상과 기능 이상을 초래하며 다양한 자가면역 질환을 유발한다. 발병 기전은 명확히 밝혀지지 않았으나 유전적, 환경적 요인, 면역 조절 이상 등이 복합적으로 작용한다. 특정 MHC 유전자형, 감염, 약물, 스트레스 등이 자가면역 반응을 촉진할 수 있으며, 자기 반응성 T/B 세포 제거 실패나 억제 T 세포 기능 이상도 원인이 된다(그림 13-1).

자가면역 질환은 류마티스 관절염, 제1형 당뇨병, 전신성 홍반 루푸스, 다발성 경화증 등 다양하며, 공격받는 표적 장기에 따라 특징적인 증상을 보인다. 진단은 증상, 임상 검사, 자가항체 검사 등을 종합하여 내린다.

치료는 완치보다는 증상 완화, 염증 조절, 장기 손상 예방에 초점을 맞추며, 비스테로이드성 항염제, 스테로이드, 면역 억제제, 생물학적 제제 등을 사용한다. 자가면역 질환은 만성적인 경과를 보이는 경우가 많으므로 장기적인 관리와 환자 교육이 중요하다.

1. 자가면역의 발생 메커니즘

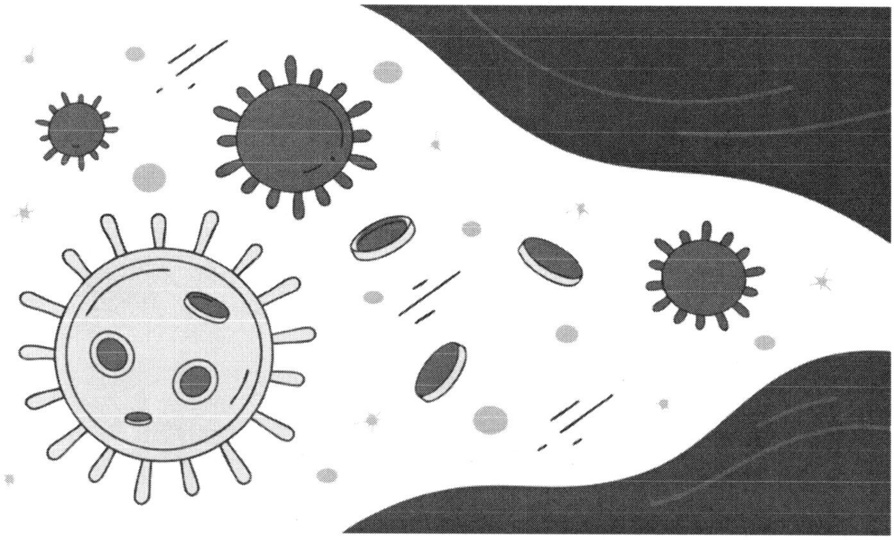

그림 13-2. 관용 파괴와 자가항체 생성

자가면역은 정상적인 상황에서는 면역 반응을 유도하지 않아야 할 자신의 신체 성분(자가 항원)에 대해 면역 체계가 부적절하게 활성화되어 공격하는 현상을 의미한다. 이러한 자가면역 반응은 다양한 자가면역 질환의 발병 기전의 핵심을 이루며, 조직 손상과 기능 이상을 초래한다. 자가면역 발생의 근본적인 원인은 면역 관용(immune tolerance)의 파괴와 자가항체의 생성, 그리고 자가 반응성 T 세포의 활성화이다(그림 13-2).

면역 관용은 면역 체계가 자기 성분에 대해 반응하지 않도록 하는 일련의 메커니즘을 의미한다. 이는 중추 관용(central tolerance)과 말초 관용(peripheral tolerance)의 두 가지 주요 형태로 이루어진다. 중추 관용은 T 세포와 B 세포가 성숙하는 과정에서 자기 항원에 대해 높은 친화력을 가진 자가 반응성 림프구를 제거하거나 그 기능을 억제하는 방식으로 확립된다.

T 세포는 흉선에서 자기 펩타이드-MHC 복합체와의 결합 강도에 따라 양성 선택과 음성 선택 과정을 거치며, 강하게 결합하는 자가 반응성 T 세포는 사멸하거나 조절 T 세포(Treg)로 분화한다. B 세포는 골수에서 자기 항원과의 결합 정도에 따라 클론 삭제 또는 수용체 편집 과정을 거쳐 자가 반응성을 제거하거나 억제한다.

말초 관용은 흉선과 골수를 벗어난 말초 조직에서 자가 반응성 림프구가 활성화되는 것을 방지하거나 그 활성화를 억제하는 다양한 메커니즘을 포함한다. 여기에는 무반응(anergy), 억제(suppression), 그리고 활성화 유도 세포 사멸(activation-induced cell death, AICD) 등이 있다. 무반응은 T 세포가 항원-MHC 복합체를 인식하더라도 공동 자극 신호가 부족할 경우 활성화되지 않고 기능적으로 불활성화되는 현상이다. 억제는 Treg 세포가 억제성 사이토카인(예: IL-10, TGF-β)을 분비하거나 CTLA-4와 같은 억제성 분자를 발현하여 자가 반응성 T 세포의 활성화를 억제하는 메커니즘이다. AICD는 활성화된 T 세포가 지속적인 항원 자극을 받을 경우 Fas-FasL 상호작용 등을 통해 스스로 사멸하는 현상이다.

자가면역 질환은 이러한 면역 관용 메커니즘의 하나 또는 여러 가지가 실패함으로써 발생한다. 중추 관용의 결함으로 인해 자가 반응성 림프구가 제대로 제거되지 않고 말초로 유출되거나, 말초 관용 메커니즘의 기능 이상으로 인해 이러한 자가 반응성 림프구가 억제되지 않고 활성화될 수 있다. 유전적 요인은 면역 관용 관련 유전자(예: MHC 유전자, 사이토카인 유전자, 면역 조절 분자 유전자)의 변이를 통해 자가면역 질환 발병 위험을 높일 수 있다.

환경적 요인 또한 자가면역 발생에 기여할 수 있다. 분자 모방(molecular mimicry)은 외부 병원체의 항원과 자가 항원의 구조적 유사성으로 인해 병원체에 대한 면역 반응이 자가 항원으로 교차 반응하여 자가면역을 유발하는 현상이다. 또한, 감염으로 인한 염증 환경은 APC를 활성화시키고 공동 자극 분자 발현을 증가시켜 자가 반응성 T 세포의 활성화를 촉진할 수 있다. 조직 손상이나 세포 사멸 시 방출되는 자가 항원이 정상적인 면역 관용 유도 경로를 거치지 않고 APC에 의해 제시될 경우 자가 반응성 T 세포가 활성화될 수도 있다(바이패스 활성화).

자가항체 생성은 자가면역 질환의 중요한 특징 중 하나이다. 자가 반응성 B 세포가 활성화되어 자신의 정상적인 세포 성분이나 조직에 대한 항체를 생산하게 된다. 이러한 자가항체는 다양한 메커니즘을 통해 조직 손상에 기여할 수 있다. 제2형 과민반응에서는 자가항체가 세포 표면 항원에 결합하여 보체 의존성 세포 용해(CDC) 또는 항체 의존성 세포 매개 세포 독성(ADCC)을 유도하여 세포를 파괴한다.

제3형 과민반응에서는 자가항체가 자가 항원과 결합하여 형성된 면역 복합체가 조직에 침착되어 염증 반응을 유발한다. 또한, 일부 자가항체는 세포 표면 수용체에 결합하여 수용체의 기능을 억제하거나 비정상적으로 활성화시키기도 한다(예: 중증 근무력증의 항아세틸콜린 수용체 항체, 그레이브스병의 항TSH 수용체 항체).

자가 반응성 T 세포의 활성화 또한 자가면역 질환 발생의 핵심적인 과정이다. 활성화된 자가 반응성 CD4+ T 헬퍼 세포는 다양한 사이토카인을 분비하여 염증 반응을 증폭시키고, 자가 반응성 B 세포의 자가항체 생산을 돕고, CD8+ 세포 독성 T 세포를 활성화시켜 자가 세포를 파괴하도록 유도한다. Th1, Th17 등 특정 T 헬퍼 세포 아형은 자가면역 질환의 종류에 따라 특징적인 역할을 수행하는 것으로 알려져 있다.

결론적으로, 자가면역 질환은 면역 관용의 파괴와 자가항체 생성, 그리고 자가 반응성 T 세포의 활성화라는 복합적인 메커니즘을 통해 발생한다. 유전적 소인과 환경적 요인의 상호작용, 그리고 면역 조절 이상이 이러한 과정에 기여하며, 다양한 자가면역 질환의 발병 기전을 이해하는 것은 효과적인 진단 및 치료 전략 개발에 필수적이다.

2. 주요 자가면역 질환

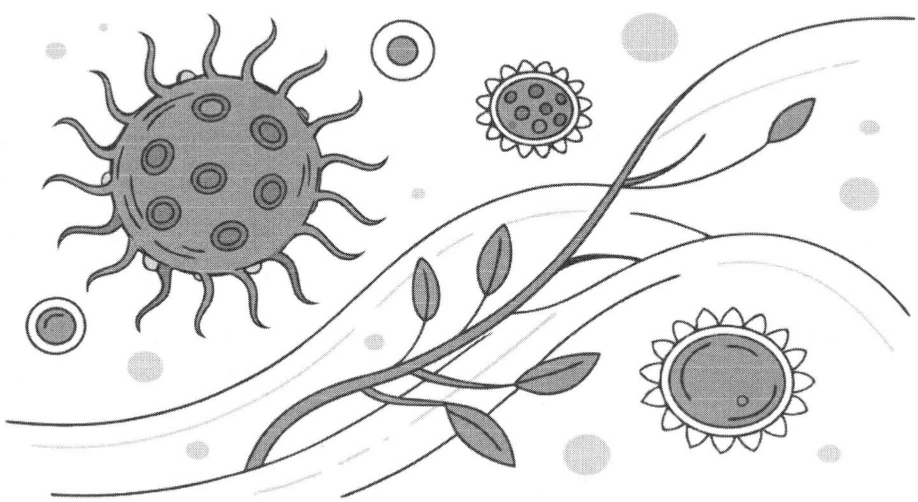

그림 13-3. 류마티스 관절염, SLE, 다발성 경화증

주요 자가면역 질환은 우리 몸의 면역 체계가 실수로 자신의 정상적인 세포나 조직을 외부 침입자로 인식하여 공격함으로써 발생하는 만성적인 염증성 질환들을 의미한다. 이러한 질환들은 다양한 장기와 조직을 침범하여 광범위한 임상 증상을 나타내며, 삶의 질을 크게 저하시킬 수 있다(그림 13-3).

대표적인 주요 자가면역 질환으로는 류마티스 관절염(Rheumatoid Arthritis, RA), 전신성 홍반 루푸스(Systemic Lupus Erythematosus, SLE), 그리고 다발성 경화증(Multiple Sclerosis, MS)이 있다. 이 세 가지 질환은 발병 기전, 표적 장기, 그리고 임상 양상에서 뚜렷한 차이를 보이지만, 모두 면역 체계의 자가 반응성으로 인해 발생하는 만성적인 염증성 질환이라는 공통점을 갖는다.

류마티스 관절염은 주로 관절을 침범하는 만성 염증성 자가면역 질환으로, 활막염을 특징으로 한다. 활막은 관절을 둘러싸고 있는 얇은 막으로, 류마티스 관절염에서는 이 활막에 만성적인 염증이 발생하여 관절 연골과 뼈를 파괴하고 관절 변형과 기능 장애를 유발한다. 주로 손과 발의 작은 관절부터 시작하여 점차 다른 관절로 진행되는 경향이 있으며, 아침에 뻣뻣함이 심하고 활동하면 호전되는 조조강직 증상이 특징적이다. 관절 통증, 부종, 열감, 운동 제한 등이 동반될 수 있으며, 질병이 진행되면 관절 변형으로 인해 일상생활에 심각한 어려움을 겪게 된다.

류마티스 인자(Rheumatoid Factor, RF)와 항-CCP 항체(Anti-Cyclic Citrullinated Peptide antibody)와 같은 자가항체가 진단에 중요한 역할을 하며, 만성 염증은 관절뿐만 아니라 폐, 심장, 혈관, 눈 등 다양한 전신 기관에도 영향을 미칠 수 있다. 류마티스 관절염의 발병 기전에는 유전적 요인과 환경적 요인이 복합적으로 작용하는 것으로 알려져 있으며, Th1 및 Th17 세포와 같은 T 헬퍼 세포와 다양한 염증성 사이토카인들이 질병 진행에 중요한 역할을 한다. 치료는 증상 완화와 관절 손상 진행 억제를 목표로 하며, 비스테로이드성 항염제, 항류마티스 약물(DMARDs), 생물학적 제제 등이 사용된다.

전신성 홍반 루푸스는 다양한 장기와 조직을 침범할 수 있는 만성 자가면역 질환으로, 피부, 관절, 신장, 뇌, 혈액 세포 등 신체 여러 부위에 염증을 일으킬 수 있다. '루푸스'라는 이름은 늑대에게 물린 자국과 유사한 얼굴의 붉은 발진에서 유래되었다. 전신성 홍반 루푸스는 다양한 자가항체(예: 항핵항체, 항dsDNA 항체, 항Sm 항체 등)의 생성과 이로 인한 면역 복합체 형성 및 침착이 특징적이며, 이는 다양한 장기의 염증과 손상을 유발하는 주요 기전으로 작용한다. 임상 증상은 매우 다양하게 나타나며, 피로감, 발열, 관절통, 피부 발진(특히 뺨의 나비 모양 발진), 구강 궤양, 탈모, 광과민성,

신장 이상, 신경학적 증상, 혈액학적 이상 등이 나타날 수 있다. 질병의 경과는 예측하기 어렵고, 악화와 완화를 반복하는 양상을 보인다. 전신성 홍반 루푸스의 발병 기전 역시 유전적 요인, 환경적 요인, 그리고 호르몬 등이 복합적으로 관여하는 것으로 알려져 있으며, T 세포, B 세포, 그리고 다양한 사이토카인들이 질병 활성에 중요한 역할을 한다. 치료는 증상 조절 및 장기 손상 예방을 목표로 하며, 항말라리아제, 비스테로이드성 항염제, 스테로이드, 면역 억제제, 생물학적 제제 등이 사용된다.

다발성 경화증은 중추 신경계(뇌와 척수)의 수초(신경 섬유를 둘러싸고 있는 절연 물질)가 손상되어 발생하는 만성 신경학적 자가면역 질환이다. 수초 손상은 신경 세포 간의 신호 전달을 방해하여 다양한 신경학적 증상을 유발한다. 증상은 매우 다양하게 나타나며, 시력 저하, 복시, 근력 약화, 감각 이상, 균형 장애, 피로감, 인지 기능 장애, 배뇨 및 배변 장애 등이 나타날 수 있다. 질병의 경과는 개인마다 다르며, 재발과 완화를 반복하는 재발-이완형, 점진적으로 악화되는 진행형 등 다양한 형태를 보인다.

다발성 경화증의 발병 기전에는 자가 반응성 T 세포(Th1 및 Th17 세포)가 중추 신경계로 침투하여 수초 성분에 대한 면역 반응을 유도하는 것이 중요한 역할을 하는 것으로 알려져 있다. 염증성 사이토카인과 B 세포에서 생성된 자가항체 또한 질병 진행에 기여할 수 있다. 유전적 소인과 바이러스 감염과 같은 환경적 요인이 질병 발병 위험을 높일 수 있다.

다발성 경화증의 진단은 임상 증상, 신경학적 검사, 뇌 MRI, 뇌척수액 검사 등을 종합하여 이루어진다. 치료는 급성 재발 시 스테로이드 치료, 질병 진행 억제 및 재발 예방을 위한 질병 조절 치료제(disease-modifying therapies, DMTs), 그리고 증상 완화를 위한 대증 요법 등이 사용된다.

결론적으로, 류마티스 관절염, 전신성 홍반 루푸스, 그리고 다발성 경화증은 대표적인 주요 자가면역 질환으로, 각각 관절, 전신 여러 장기, 그리고 중추 신경계를 주요 표적으로 하여 만성적인 염증과 기능 장애를 유발한다. 발병 기전에는 유전적, 환경적 요인이 복합적으로 작용하며, 자가항체 및 자가 반응성 T 세포를 포함한 면역 체계의 이상이 질병의 핵심적인 특징이다. 이들 질환은 삶의 질에 큰 영향을 미치므로, 조기 진단과 적절한 치료를 통해 질병의 진행을 억제하고 증상을 관리하는 것이 중요하다.

3. 자가면역 질환의 진단

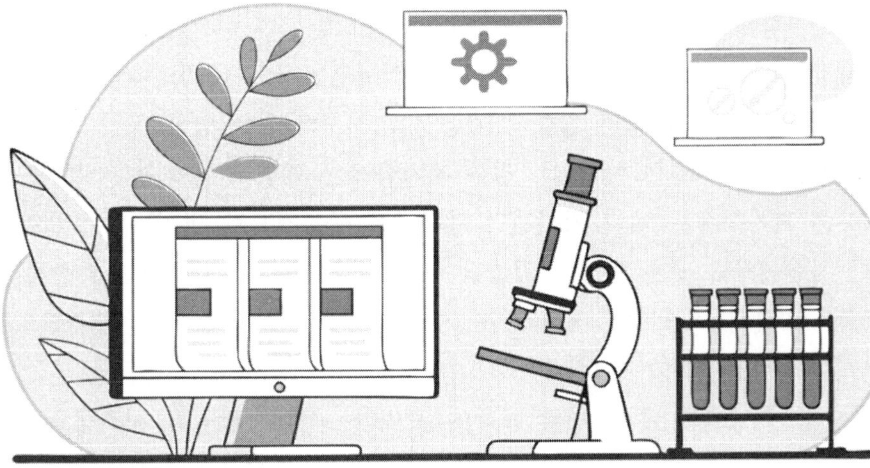

그림 13-4. 자가항체 검사와 보체 수치 측정

자가면역 질환의 진단은 복잡하고 다면적인 과정으로, 환자의 병력 청취, 임상 증상 평가, 신체 검진 소견, 그리고 다양한 실험실 검사 결과를 종합적으로 고려하여 이루어진다. 특히 자가항체 검사와 보체 수치 측정은 자가면역 질환의 진단 및 분류, 질병 활성도 평가, 그리고 치료 반응 모니터링에 중요한 역할을 수행하는 핵심적인 검사 방법이다(그림 13-4).

자가항체 검사는 환자의 혈액 또는 체액에서 자신의 정상적인 세포 또는 조직 성분에 대해 생성된 항체(자가항체)의 존재 유무와 그 농도를 확인하는 검사이다. 자가항체는 자가면역 질환의 병태생리 기전에 중요한 역할을 하며, 특정 자가항체의 존재는 특정 자가면역 질환의 진단에 강력한 지표가 될 수 있다. 다양한 자가항체들이 자가면역 질환과 관련되어 있으며, 질환의 종류에 따라 특징적인 자가항체 패널 검사가 시행된다.

예를 들어, 류마티스 관절염(RA)의 진단에는 류마티스 인자(RF)와 항-CCP 항체(Anti-Cyclic Citrullinated Peptide antibody) 검사가 필수적이며, 전신성 홍반 루푸스(SLE)의 진단에는 항핵항체(ANA), 항dsDNA 항체, 항Sm 항체, 항Ro/SSA 항체, 항La/SSB 항체 등 다양한 자가항체 검사가 활용된다. 다발성 경화증(MS)의 경우, 뇌척수액에서 올리고클로날 밴드(oligoclonal band) 검사가 진단에 도움을 줄 수 있다. 이 외에도 자가면역 갑상선 질환에는 항갑상선 과산화효소 항체(Anti-TPO antibody)와 항티로글로불린 항체(Anti-thyroglobulin antibody), 자가면역 간 질환에는 항미토콘드리아 항체(AMA)와 항평활근 항체(SMA), 혈관염에는 항중성구 세포질 항체(ANCA) 등 다양한 자가항체 검사가 특정 질환의 진단에 중요한 정보를 제공한다.

자가항체 검사는 ELISA, 면역형광법, 방사면역측정법 등 다양한 방법으로 수행될 수 있으며, 양성 결과는 자가면역 질환의 가능성을 시사하지만, 임상 증상 및 다른 검사 결과와 종합적으로 해석되어야 한다. 일부 자가항체는 특정 질환에 높은 특이도를 나타내지만, 다른 자가항체는 여러 자가면역 질환에서 공통적으로 발견될 수 있으며, 심지어 건강한 사람에서도 낮은 농도로 검출될 수 있기 때문이다. 따라서 자가항체 검사 결과는 반드시 임상적 맥락에서 해석되어야 하며, 단일 자가항체 양성 결과만으로 특정 자가면역 질환을 확진하기는 어렵다.

보체계는 선천 면역과 후천 면역 모두에 관여하는 혈장 단백질 시스템으로, 병원체 제거 및 염증 반응 조절에 중요한 역할을 수행한다. 자가면역 질환에서는 면역 복합체 형성 및 조직 침착, 그리고 자가항체에 의한 세포 손상 과정에서 보체계가 활성화될 수 있다. 따라서 혈중 보체 수치 측정은 특정 자가면역 질환의 진단 및 질병 활성도 평가에 유용한 정보를 제공할 수 있다. 주로 측정되는 보체 성분은 C3, C4, 그리고 CH50(총 보체 활성도)이다. 일부 자가면역 질환, 특히 면역 복합체 형성 및 침착이 주요 병태생리 기전인 질환(예: 전신성 홍반 루푸스, 류마티스 혈관염, 일부 사구체신염)에서는 질병 활성기에 보체 소모로 인해 혈중 C3 및 C4 수치가 감소하는 경향을 보인다. 따라서 낮은 보체 수치는 질병 활성도를 반영하거나 진단에 도움을 줄 수 있다.

반대로, 일부 자가면역 질환에서는 보체 성분의 생성이 증가하거나 정상 수치를 나타낼 수도 있다. 또한, 특정 유전적 결함으로 인해 특정 보체 성분이 결핍된 경우 자가면역 질환 발병 위험이 증가할 수 있으므로, 보체 수치 측정은 이러한 유전적 이상을 감별하는 데에도 활용될 수 있다. 보체 수치 측정은 일반적으로 면역비탁법 또는 방사면역측정법 등의 방법을 통해 이루어진다.

자가항체 검사와 마찬가지로, 보체 수치 결과 또한 환자의 임상 증상 및 다른 검사 결과와 함께 종합적으로 해석되어야 한다. 낮은 보체 수치는 특정 자가면역 질환의 가능성을 높이지만, 감염이나 다른 염증성 질환에서도 나타날 수 있으므로 감별 진단이 필요하다.

결론적으로, 자가항체 검사와 보체 수치 측정은 자가면역 질환의 진단 과정에서 중요한 역할을 수행하는 실험실 검사이다. 자가항체 검사는 특정 자가면역 질환에 특이적인 자가항체의 존재 유무를 확인하여 진단에 도움을 주고, 보체 수치 측정은 보체 소모 여부를 통해 질병 활성도를 평가하거나 특정 자가면역 질환의 진단에 간접적인 정보를 제공할 수 있다.

그러나 이들 검사 결과는 반드시 환자의 임상 양상 및 다른 검사 결과와 종합적으로 해석되어야 하며, 단독으로 특정 자가면역 질환을 확진하거나 배제하기는 어렵다. 정확한 진단과 적절한 치료 계획 수립을 위해서는 숙련된 의료진의 종합적인 판단이 필수적이다.

4. 자가면역 질환의 치료

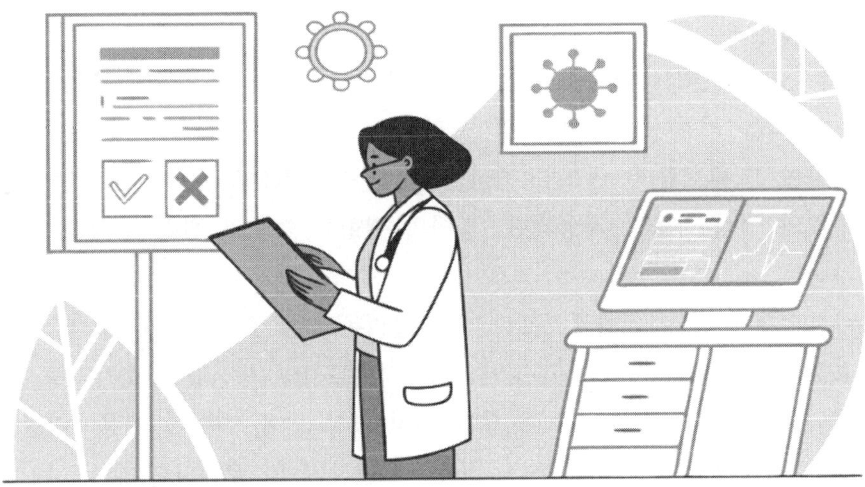

그림 13-5. 면역 억제제와 생물학적 제제

자가면역 질환의 치료는 면역 체계의 비정상적인 활성화를 억제하여 염증을 줄이고, 증상을 완화하며, 장기 손상을 예방하고 질병의 진행을 늦추는 것을 목표로 한다. 완치를 목표로 하는 치료법은 아직 제한적이며, 대부분의 치료는 장기적인 관리를 필요로 한다. 자가면역 질환 치료의 주요 전략은 면역 억제제와 생물학적 제제의 사용이다(그림 13-5).

면역 억제제는 면역 체계의 전반적인 활성을 감소시키는 약물로, 다양한 기전을 통해 면역 세포의 증식과 기능을 억제하여 자가면역 반응을 조절한다. 전통적인 면역 억제제로는 스테로이드, 합성 항류마티스 약물(synthetic Disease-Modifying Antirheumatic Drugs, sDMARDs), 그리고 칼시뉴린 억제제 등이 있다.

스테로이드(예: 프레드니솔론)는 강력한 항염증 및 면역 억제 효과를 나타내는 약물로, 염증성 사이토카인 생산을 억제하고 면역 세포의 활성 및 이동을 감소시킨다. 급성 염증 증상 완화에 효과적이지만, 장기 사용 시 감염 위험 증가, 골다공증, 체중 증가, 혈당 상승 등 다양한 부작용을 유발할 수 있으므로 가능한 단기간 또는 저용량으로 사용된다.

합성 항류마티스 약물(sDMARDs)은 다양한 기전을 통해 면역 반응을 조절하는 약물 그룹이다. 메토트렉세이트(Methotrexate)는 엽산 유사체로서 퓨린 및 피리미딘 합성을 억제하여 세포 증식을 억제하고 항염증 효과를 나타낸다. 설파살라진(Sulfasalazine)은 항염증 및 면역 조절 효과를 가지며, 염증성 사이토카인 생산을 억제하는 것으로 알려져 있다.

하이드록시클로로퀸(Hydroxychloroquine)은 면역 세포의 리소좀 기능을 방해하고 항원 제시 능력을 억제하는 효과가 있다. 레플루노마이드(Leflunomide)는 피리미딘 합성을 억제하여 T 세포와 B 세포의 증식을 억제한다. sDMARDs는 자가면역 질환의 장기적인 관리의 핵심 약물로 사용되며, 질병의 진행을 늦추고 관절 손상을 예방하는 효과를 나타낸다.

칼시뉴린 억제제(예: 사이클로스포린, 타크롤리무스)는 T 세포 활성화에 필수적인 칼시뉴린 효소의 작용을 억제하여 IL-2와 같은 사이토카인 생산을 감소시키고 T 세포 의존적인 면역 반응을 억제한다. 주로 장기 이식 거부 반응 예방에 사용되지만, 일부 자가면역 질환 치료에도 활용된다. 신장 독성, 고혈압 등의 부작용이 있을 수 있어 신중한 사용이 요구된다.

최근에는 자가면역 질환의 병태생리에 관여하는 특정 분자나 세포를 표적으로 하는 생물학적 제제(biologics)의 개발과 사용이 증가하고 있다. 생물학적 제제는 유전자 재조합 기술을 이용하여 생산된 단백질 기반 약물로, 특정 사이토카인, 세포 표면 분자, 또는 면역 세포를 선택적으로 차단하거나 조절하는 작용 기전을 갖는다.

TNF-α 억제제(예: 인플릭시맙, 에타너셉트, 아달리무맙)는 강력한 염증성 사이토카인인 TNF-α의 작용을 차단하여 염증 반응을 효과적으로 억제한다. 류마티스 관절염, 강직성 척추염, 크론병, 건선 등 다양한 자가면역 질환 치료에 사용된다.

IL-6 억제제(예: 토실리주맙, 사릴루맙)는 IL-6라는 염증성 사이토카인의 수용체에 결합하여 IL-6의 신호 전달을 차단하고 염증 반응을 억제한다. 류마티스 관절염 및 거대

세포 동맥염 치료에 사용된다.

B 세포 억제제(예: 리툭시맙)는 B 세포 표면의 CD20 분자를 표적으로 하여 B 세포를 선택적으로 제거함으로써 항체 생산 및 항원 제시 기능을 억제한다. 류마티스 관절염, 전신성 홍반 루푸스, 혈관염 등 B 세포가 병태생리에 중요한 역할을 하는 자가면역 질환 치료에 사용된다.

T 세포 공동 자극 억제제(예: 아바타셉트)는 T 세포 활성화에 필요한 공동 자극 분자인 CD28과 APC의 B7 분자 간의 상호작용을 차단하여 T 세포 활성화를 억제한다. 류마티스 관절염 치료에 사용된다.

IL-17 억제제(예: 세쿠키누맙, 익세키주맙)는 Th17 세포에서 분비되는 염증성 사이토카인인 IL-17의 작용을 차단하여 건선, 강직성 척추염 등의 치료에 사용된다.

JAK 억제제(예: 토파시티닙, 바리시티닙)는 세포 내 신호 전달 경로인 JAK-STAT 경로를 억제하여 다양한 사이토카인의 신호 전달을 차단하고 면역 세포의 활성화를 억제한다. 류마티스 관절염, 궤양성 대장염 등 다양한 자가면역 질환 치료에 사용된다.

생물학적 제제는 전통적인 면역 억제제에 비해 특정 면역 경로를 선택적으로 표적하므로 효과적일 수 있지만, 일반적으로 비용이 비싸고 감염 위험 증가와 같은 부작용 가능성을 내포하고 있다.

따라서 환자의 질병 활성도, 중증도, 동반 질환, 그리고 치료 반응 등을 종합적으로 고려하여 적절한 치료제를 선택하고, 치료 과정 동안 부작용 발생 여부를 면밀히 모니터링하는 것이 중요하다. 최근에는 다양한 작용 기전을 가진 새로운 생물학적 제제 및 표적 합성 약물 개발이 활발히 진행되고 있으며, 환자 맞춤형 치료 전략의 중요성이 더욱 강조되고 있다.

5. 자가면역과 환경 요인

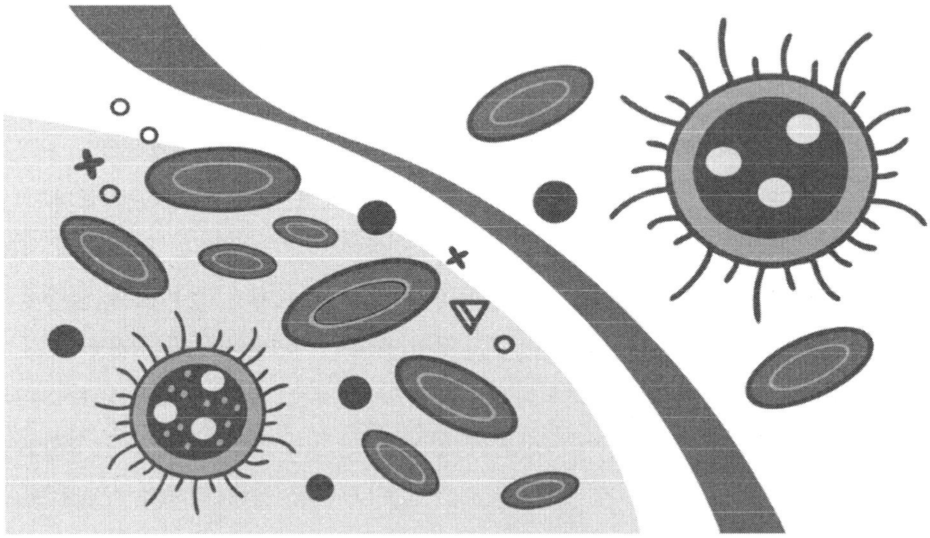

그림 13-6. 유전적/환경적 요인의 상호작용

자가면역 질환의 발병은 단일 요인에 의해 발생하는 것이 아니라, 유전적 소인과 다양한 환경적 요인들의 복합적인 상호작용에 의해 유도되는 다인성 질환으로 이해되고 있다. 특정 유전적 배경을 가진 individuals에서 특정 환경적 요인에 노출될 경우 면역 체계의 조절 이상이 발생하여 자가 반응성 면역 세포가 활성화되고, 결국 자가 조직을 공격하여 자가면역 질환이 발병할 수 있다(그림 13-6).

따라서 자가면역 질환의 발생 메커니즘을 이해하고 예방 및 치료 전략을 개발하기 위해서는 유전적 요인과 환경적 요인 간의 복잡한 상호작용을 심층적으로 분석하는 것이 필수적이다.

유전적 요인은 자가면역 질환 발병에 중요한 기반을 제공한다. 특정 유전자형은 면역 체계의 발달, 기능, 그리고 조절에 영향을 미쳐 자가면역 질환에 대한 감수성을 높일 수 있다. 특히 주요 조직적합성 복합체(Major Histocompatibility Complex, MHC) 유전자, 인간 백혈구 항원(Human Leukocyte Antigen, HLA) 유전자는 가장 강력한 유전적 위험 인자로 알려져 있다. 특정 HLA 대립유전자는 류마티스 관절염, 제1형 당뇨병, 강직성 척추염, 다발성 경화증 등 다양한 자가면역 질환의 발병 위험을 증가시키는 것으로 밝혀졌다.

HLA 분자는 T 세포에게 항원 펩타이드를 제시하는 역할을 수행하므로, 특정 HLA 유전자형은 자가 항원 펩타이드 제시 효율성을 높이거나 자가 반응성 T 세포의 선택 및 활성화에 영향을 미쳐 자가면역 반응을 유도할 수 있다. HLA 유전자 외에도 사이토카인, 사이토카인 수용체, 면역 조절 분자 등 다양한 면역 관련 유전자들의 변이 또한 자가면역 질환 발병 위험에 영향을 미칠 수 있다.

예를 들어, IL-2, TNF-α, CTLA-4 등의 유전자 다형성은 특정 자가면역 질환의 감수성과 관련이 있는 것으로 보고되었다. 그러나 유전적 소인만으로는 자가면역 질환이 발병하는 것이 아니며, 동일한 유전적 소인을 가진 individuals에서도 질병 발병 여부가 다를 수 있다는 점에서 환경적 요인의 중요성을 시사한다.

환경적 요인은 유전적으로 감수성이 있는 individuals에서 자가면역 반응을 유발하거나 촉진하는 역할을 할 수 있다. 다양한 환경적 요인들이 자가면역 질환 발병과 관련이 있는 것으로 연구되고 있으며, 대표적인 예로는 감염, 흡연, 특정 약물, 독성 물질 노출, 그리고 식습관 등이 있다.

감염은 자가면역 질환 발병의 중요한 유발 요인 중 하나로 여겨진다. 바이러스나 세균 감염은 면역 체계를 활성화시키고 염증 반응을 유도하며, 이러한 과정에서 자가면역 반응이 촉발될 수 있다. 분자 모방(molecular mimicry)은 감염균의 항원과 자가 항원의 구조적 유사성으로 인해, 감염에 대한 면역 반응이 자가 항원을 공격하는 교차 반응을 일으켜 자가면역 질환을 유발하는 메커니즘이다.

예를 들어, 연쇄상구균 감염 후 발생하는 류마티스열이나 길랑-바레 증후군은 분자 모방의 대표적인 예로 알려져 있다. 또한, 바이러스 감염은 MHC 분자 발현을 증가시키거나 공동 자극 분자 발현을 유도하여 자가 반응성 T 세포의 활성화를 촉진할 수 있다.

흡연은 류마티스 관절염, 다발성 경화증, 전신성 홍반 루푸스 등 다양한 자가면역 질환의 발병 위험을 증가시키는 강력한 환경적 요인으로 밝혀졌다. 흡연은 폐 조직에 만성적인 염증을 유발하고, 단백질 시트룰린화를 촉진하여 새로운 자가 항원을 생성하며, 면역 세포 기능에 영향을 미치는 등 다양한 방식으로 자가면역 반응을 유도하거나 악화시킬 수 있다.

특정 약물 또한 자가면역 질환을 유발하거나 악화시킬 수 있다. 예를 들어, 하이드랄라진, 프로카인아미드 등의 약물은 약물 유발성 루푸스를 일으킬 수 있으며, 인터페론-알파 치료는 일부 환자에서 자가면역 갑상선 질환이나 전신성 홍반 루푸스를 유발할 수 있다.

산업 화학 물질이나 환경 오염 물질과 같은 독성 물질에 대한 노출 또한 자가면역 질환 발병 위험을 증가시킬 수 있다는 연구 결과들이 있다. 예를 들어, 실리카 노출은 전신성 경화증, 류마티스 관절염, 전신성 홍반 루푸스 발병 위험 증가와 관련이 있는 것으로 보고되었다.

식습관 또한 장내 미생물 군집에 영향을 미치고 전신적인 염증 수준을 조절함으로써 자가면역 질환 발병에 영향을 미칠 수 있다는 연구들이 진행 중이다. 특정 식단 성분이나 영양소 결핍이 자가면역 반응을 촉진하거나 억제할 수 있다는 가설이 제시되고 있지만, 아직 명확한 인과 관계는 밝혀지지 않았다.

이처럼 자가면역 질환의 발병은 유전적 소인과 다양한 환경적 요인들의 복잡한 상호작용의 결과로 나타난다. 특정 유전적 배경을 가진 individuals가 특정 환경적 요인에 노출될 경우 면역 관용이 파괴되고 자가 반응성 면역 세포가 활성화되어 자가면역 질환이 발병할 위험이 증가한다.

따라서 자가면역 질환의 예방 및 치료 전략 개발에는 유전적 감수성을 가진 individuals를 식별하고, 위험한 환경적 요인에 대한 노출을 최소화하며, 면역 체계의 균형을 회복시키는 다각적인 접근 방식이 필요하다. 향후 유전체 연구와 환경 노출 연구를 통합하여 자가면역 질환 발병의 복잡한 상호작용 메커니즘을 더욱 깊이 이해하는 것이 중요할 것이다.

Chapter 14

종양 면역

Contents

14장. 종양 면역

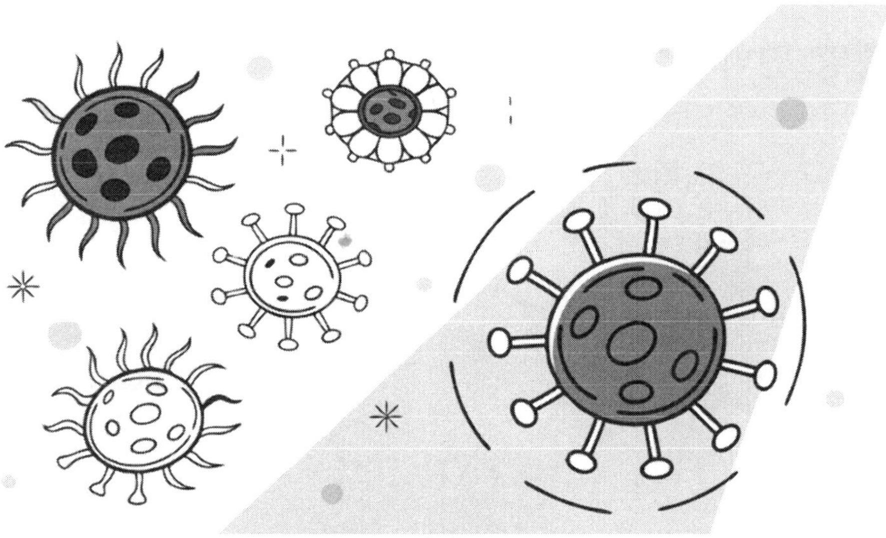

그림 14-1. 종양 면역

종양 면역은 인체 면역 체계가 종양 세포를 인지하고 반응하여 제거하는 과정을 포괄한다. 정상적인 면역 감시 시스템은 암 발생과 성장을 억제하며, T 세포, NK 세포, 대식세포 등이 종양 특이 항원을 발현하는 암세포를 직접 사멸시키거나 항종양 면역 반응을 유도한다(그림 14-1).

그러나 종양 세포는 MHC 분자 발현 감소, 종양 항원 소실, PD-L1, CTLA-4 등 면역 억제 분자 발현 증가, 면역 억제적인 종양 미세 환경 조성 등 다양한 기전으로 면역 감시를 회피한다.

최근 종양 면역학 발전을 기반으로 면역 항암 치료법이 주목받고 있다. 이는 환자 자신의 면역 체계를 활성화하거나 강화하여 암을 치료하는 전략이다. 주요 방법으로는 면역 관문 억제제, CAR-T 세포 치료, 종양 백신, 항체 치료제 등이 있다. 면역 관문 억제제는 종양 세포의 면역 억제 경로를 차단하여 T 세포의 항종양 능력을 회복시킨다. CAR-T 세포 치료는 환자 T 세포를 조작하여 암세포 특이 수용체를 발현시켜 암세포를 효과적으로 공격한다. 종양 백신은 암세포 항원을 투여하여 항종양 면역 반응을 유도하며, 항체 치료제는 암세포 표면 단백질을 표적하여 면역 세포의 암세포 파괴를 돕거나 암세포 성장 신호를 차단한다.

종양 면역 연구는 암 이해를 넓히고 혁신적인 치료 전략 개발에 기여하며, 암 환자 생존율 향상에 중요한 역할을 할 것으로 기대된다.

1. 종양 면역의 기본 개념

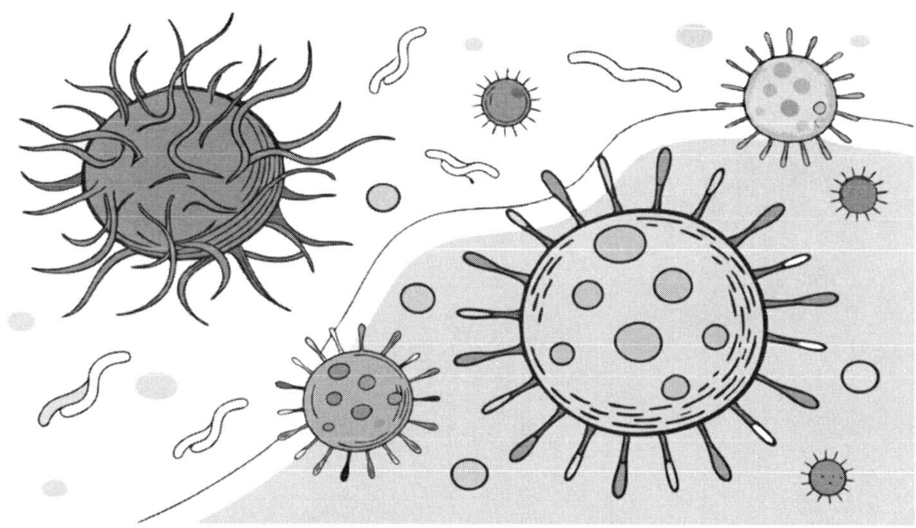

그림 14-2. 면역감시와 면역회피

종양 면역은 인체의 면역 체계가 암세포를 비정상적인 '자기' 또는 '비자기'로 인식하고 반응하여 종양의 성장과 확산을 억제하거나 제거하는 복잡한 생물학적 과정이다. 이 분야는 면역 체계와 암의 상호작용을 이해하고, 이를 기반으로 새로운 암 치료 전략을 개발하는 데 초점을 맞춘다. 종양 면역의 핵심적인 두 가지 개념은 면역 감시(immunosurveillance)와 면역 회피(immunoevasion)이다(그림 14-2).

면역 감시(immunosurveillance)는 면역 체계가 신체 내에서 발생하는 변이 세포, 특히 암으로 발전할 가능성이 있는 세포를 지속적으로 감시하고 제거하는 생리적 과정이다. 이 개념은 20세기 초 Paul Ehrlich에 의해 처음 제안되었으며, 이후 Frank Macfarlane Burnet과 Lewis Thomas에 의해 구체화되었다. 면역 감시의 주요 담당 세포는 세포 독성 T 림프구(Cytotoxic T Lymphocytes, CTLs), 자연 살해(Natural Killer, NK) 세포, 대식세포(Macrophages), 그리고 수지상 세포(Dendritic Cells, DCs) 등이다. 이들 면역 세포는 암세포가 발현하는 종양 특이 항원(Tumor-Specific Antigens, TSAs) 또는 종양 관련 항원(Tumor-Associated Antigens, TAAs)을 인식하여 암세포를 표적으로 삼는다.

종양 특이 항원은 정상 세포에서는 발현되지 않거나 매우 낮은 수준으로 발현되는 단백질로, 암 유전자 변이, 바이러스 감염, 또는 비정상적인 유전자 발현 패턴에 의해 생성될 수 있다. 종양 관련 항원은 정상 세포에서도 발현되지만, 암세포에서 과발현되거나 비정상적인 형태로 발현되는 항원이다. 수지상 세포는 종양 항원을 포획하여 림프절로 이동한 후 T 세포에게 제시하여 특이적인 항종양 면역 반응을 유도하는 중요한 역할을 수행한다.

활성화된 CTLs는 종양 항원을 발현하는 암세포를 직접적으로 인지하고 퍼포린(perforin)과 그랜자임(granzyme) 등의 세포 독성 물질을 분비하여 암세포를 사멸시킨다. NK 세포는 MHC 클래스 I 분자 발현이 감소된 암세포를 인식하여 사멸시키는데 중요한 역할을 하며, 이는 암세포가 MHC 클래스 I 발현을 낮춰 CTLs의 공격을 회피하려는 전략에 대한 방어 기전으로 작용한다. 대식세포는 종양 미세 환경에서 다양한 역할을 수행하며, 활성화된 M1 대식세포는 항종양 활성을 나타내는 반면, M2 대식세포는 종양 성장과 혈관 신생을 촉진하고 면역 억제적인 환경을 조성하기도 한다.

그러나 많은 암은 면역 체계의 감시를 회피하고 면역 공격으로부터 스스로를 보호하는 다양한 메커니즘, 즉 면역 회피(immunoevasion) 전략을 발전시킨다. 이러한 면역 회피는 종양의 성장과 전이를 가능하게 하는 중요한 요인이다. 주요 면역 회피 기전은 다음과 같다.

첫째, MHC 분자 발현 감소 또는 소실이다. MHC 클래스 I 분자는 세포 내에서 생성된 종양 항원 펩타이드를 세포 표면에 제시하여 CTLs의 인식을 유도하는 역할을 한다. 암세포는 MHC 클래스 I 분자 발현을 하향 조절하거나 소실시켜 CTLs의 인식을 회피할 수 있다.

둘째, 종양 항원 소실 또는 변이이다. 암세포는 면역 체계에 의해 표적되는 특정 종양 항원의 발현을 중단하거나 항원 구조를 변이시켜 면역 세포의 인식을 회피할 수 있다.

셋째, 면역 억제성 분자 발현 증가이다. 암세포는 PD-L1 (Programmed Death-Ligand 1)과 같은 면역 관문 리간드를 과발현하여 T 세포 표면의 PD-1 수용체와 결합함으로써 T 세포의 활성을 억제하고 기능적 소진을 유도한다. CTLA-4 (Cytotoxic T-Lymphocyte-Associated protein 4)와 같은 다른 면역 관문 분자들도 유사한 방식으로 T 세포 활성을 억제하는 데 관여한다.

넷째, 면역 억제성 종양 미세 환경 조성이다. 암세포는 다양한 사이토카인(예: TGF-β, IL-10), 케모카인, 성장 인자 등을 분비하여 종양 미세 환경 내에 면역 억제적인 세포(예: 골수 유래 억제 세포, Myeloid-Derived Suppressor Cells, MDSCs; 종양 관련 대식세포, Tumor-Associated Macrophages, TAMs; 조절 T 세포, Tregs)의 축적을 유도하고, 이들 세포는 항종양 면역 반응을 억제한다. 또한, 종양 미세 환경 내의 저산소 상태, 영양분 결핍 등도 면역 세포의 기능을 저하시킬 수 있다.

다섯째, 면역 세포 사멸 유도이다. 암세포는 Fas 리간드(FasL)와 같은 분자를 발현하여 활성화된 T 세포 표면의 Fas 수용체와 결합함으로써 T 세포의 세포 사멸을 유도하여 면역 공격을 회피할 수 있다.

이처럼 종양과 면역 체계는 끊임없이 서로를 견제하고 진화하는 복잡한 상호작용을 보인다. 면역 감시가 암 발생을 억제하는 중요한 방어 기전으로 작용하지만, 암세포는 다양한 면역 회피 전략을 통해 면역 공격을 극복하고 성장 및 전이를 지속할 수 있다. 종양 면역 연구는 이러한 상호작용의 기본 원리를 이해하고, 면역 감시 기능을 강화하거나 종양의 면역 회피 기전을 차단하는 새로운 면역 항암 치료 전략 개발에 중요한 기반을 제공한다.

2. 종양 항원의 특징

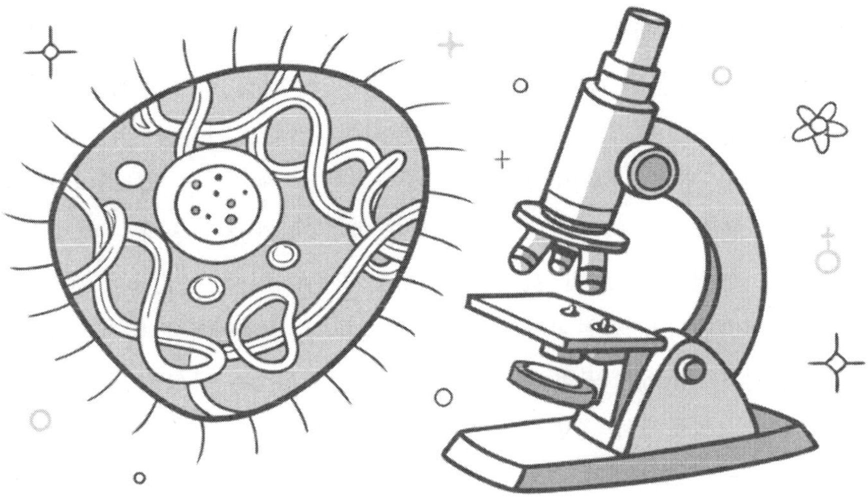

그림 14-3. 종양특이적 항원과 종양관련 항원

종양 항원은 암세포에서 발현되어 정상 세포와 구별될 수 있는 분자 구조를 의미하며, 면역 체계가 암세포를 비자기(non-self)로 인식하고 항종양 면역 반응을 유도하는 표적이 된다. 종양 항원은 그 발현 양상과 기원에 따라 크게 종양 특이적 항원(Tumor-Specific Antigens, TSAs)과 종양 관련 항원(Tumor-Associated Antigens, TAAs)의 두 가지 주요 범주로 분류할 수 있다. 이 두 가지 유형의 항원은 항종양 면역 반응을 유도하고 면역 기반 암 치료법을 개발하는 데 중요한 역할을 한다(그림 14-3).

종양 특이적 항원(TSAs)은 정상 세포에서는 발현되지 않거나 매우 낮은 수준으로만 발현되고, 암세포에서 특이적으로 발현되는 항원이다. 이러한 항원은 암세포에만 존재하므로, 면역 체계가 TSA를 인식하면 정상 세포에 대한 자가면역 반응의 위험 없이 암세포를 선택적으로 공격할 수 있다는 장점을 가진다. TSA의 주요 발생 기전은 다음과 같다.

첫째, 암 유전자 변이에 의한 신항원(Neoantigens)이다. 암 발생 과정에서 발생하는 체세포 유전자 변이는 정상 단백질의 아미노산 서열을 변경시켜 새로운 펩타이드, 즉 신항원을 생성할 수 있다. 이러한 신항원은 MHC 분자에 의해 세포 표면에 제시될 때 T 세포 수용체(TCR)에 의해 비자기로 인식되어 강력한 항종양 면역 반응을 유도할 수 있는 이상적인 표적이 된다. 신항원은 개인마다 고유한 변이에서 유래하므로, 종양마다 특이적인 특징을 가지며, 최근 개인 맞춤형 면역 치료 전략 개발에 중요한 역할을 하고 있다.

둘째, 바이러스 유래 항원이다. 특정 바이러스(예: 인유두종 바이러스, 엡스타인-바 바이러스) 감염이 원인인 암(예: 자궁경부암, 두경부암, 버킷 림프종)에서는 바이러스 유전체에서 유래한 단백질이 암세포 표면에 발현되어 TSA로 작용할 수 있다. 이러한 바이러스 항원에 대한 면역 반응은 암세포를 선택적으로 제거하는 데 기여할 수 있으며, 바이러스 항원을 표적으로 하는 면역 치료 전략 개발의 기반이 된다.

셋째, 암-정소 항원(Cancer-Testis Antigens, CTAs)이다. CTAs는 정상 성인 조직에서는 정소와 태반에서만 발현되지만, 다양한 종류의 암세포에서 비정상적으로 발현되는 단백질 그룹이다. 정소는 면역 특권 부위이므로, CTAs는 정상적인 면역 감시로부터 보호되어 있다가 암세포에서 발현될 경우 면역 체계에 의해 비자기로 인식될 수 있다. MAGE, NY-ESO-1 등이 대표적인 CTAs이며, 이들은 다양한 암종에서 발현되고 면역원성을 나타내므로 면역 치료의 표적으로 활용될 수 있다.

종양 관련 항원(TAAs)은 정상 세포에서도 발현되지만, 암세포에서 비정상적으로 과발현되거나 발현 패턴이 altered된 항원이다. TAAs는 TSA와 달리 정상 세포에서도 발현되기 때문에, TAA를 표적으로 하는 면역 치료는 자가면역 반응의 위험을 내포할 수 있다. 그러나 많은 암에서 TAAs가 높은 수준으로 발현되므로, 항종양 면역 반응을 유도하기 위한 중요한 표적이 될 수 있다. TAA의 주요 유형은 다음과 같다.

첫째, 분화 항원(Differentiation Antigens)이다. 이들은 특정 세포 계통의 정상 발달 단계에서 발현되는 단백질이지만, 암세포에서 과발현되거나 부적절하게 발현될 수 있다. 흑색종에서 발현되는 MART-1, gp100, 티로시나제 등이 대표적인 분화 항원이다. 이들은 정상 멜라닌 세포에서도 발현되므로, 이들 항원을 표적으로 하는 면역 치료는 피부 탈색과 같은 자가면역 부작용을 일으킬 수 있다.

둘째, 과발현된 정상 세포 단백질이다. 일부 정상 세포 단백질은 암세포에서 세포 성장, 생존, 또는 혈관 신생 촉진과 같은 역할을 수행하기 위해 정상 수준보다 훨씬 높은 농도로 발현될 수 있다. 이러한 과발현된 단백질은 면역 체계에 의해 비정상적인 것으로 인식되어 항종양 면역 반응의 표적이 될 수 있다. HER2/neu, EGFR 등이 대표적인 예이다.

셋째, 종양 배아 항원(Carcinoembryonic Antigens, CEAs)이다. 이들은 태아 발달 시기에 높은 수준으로 발현되지만, 성인에서는 발현이 매우 낮거나 소실되는 단백질이다. 그러나 많은 종류의 암에서 CEA가 재발현되어 면역 치료의 표적이 될 수 있다. CEA는 대장암, 췌장암, 폐암 등 다양한 암종에서 발현된다.

넷째, 변형된 당지질 및 당단백질이다. 암세포는 정상 세포와 다른 당화 패턴을 나타낼 수 있으며, 이러한 변형된 당지질 또는 당단백질은 새로운 에피토프를 생성하여 면역 반응의 표적이 될 수 있다. 예를 들어, 특정 혈액형 항원의 변형된 형태가 암세포에서 발현될 수 있다.

종양 항원의 특징을 이해하는 것은 효과적인 면역 기반 암 치료법 개발에 매우 중요하다. TSA는 높은 종양 특이성으로 인해 강력하고 안전한 면역 반응을 유도할 수 있는 이상적인 표적이지만, 모든 암에서 TSA가 발견되는 것은 아니며, TSA의 종류 또한 다양하다. TAA는 많은 암에서 발현되므로 광범위한 적용 가능성을 가지지만, 자가면역 반응의 위험을 고려해야 한다. 최근에는 종양 항원 발굴 기술의 발전과 함께, 환자 맞춤형 신항원 기반 면역 치료, 다양한 TAA를 표적으로 하는 항체 치료제 및 세포 치료제 개발이 활발히 진행되고 있다. 또한, TSA와 TAA를 동시에 표적으로 하거나, 면역관문 억제제와 병용하여 항종양 면역 반응을 증진시키는 전략 등 다양한 조합 치료법이 연구되고 있다.

3. 면역 요법의 원리

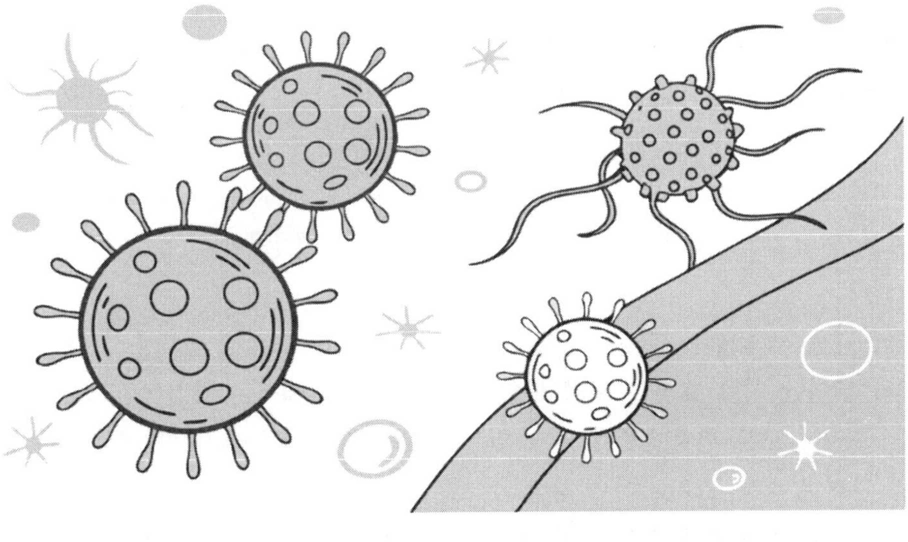

그림 14-4. 면역관문억제제와 CAR-T 세포 요법

면역 요법은 환자 자신의 면역 체계를 활성화하거나 강화하여 암을 치료하는 혁신적인 접근 방식이다. 기존의 화학 요법이나 방사선 요법과는 달리, 면역 요법은 암세포를 직접적으로 공격하는 대신, 면역 세포가 암세포를 효과적으로 인식하고 파괴할 수 있도록 돕는 데 초점을 맞춘다. 면역 요법은 암 치료의 패러다임을 전환시키고 있으며, 특히 진행성 또는 전이성 암 환자에서 괄목할 만한 치료 효과를 보이고 있다. 주요 면역 요법 전략으로는 면역 관문 억제제(Immune Checkpoint Inhibitors)와 CAR-T 세포 요법(Chimeric Antigen Receptor T-cell Therapy)이 대표적이다(그림 14-4).

면역 관문 억제제는 T 세포와 같은 면역 세포의 활성화를 조절하는 면역 관문(immune checkpoint) 단백질의 작용을 차단하여 항종양 면역 반응을 증진시키는 치료법이다. 면역 관문은 정상적인 상황에서는 과도한 면역 반응을 억제하고 자가면역 질환의 발생을 방지하는 역할을 하지만, 암세포는 이러한 면역 관문 경로를 교묘하게 이용하여 면역 세포의 공격으로부터 스스로를 보호한다. 면역 관문 억제제는 이러한 억제 신호를 차단함으로써 T 세포의 항종양 활성을 회복시키고 지속적인 항암 효과를 유도할 수 있다.

대표적인 면역 관문으로는 CTLA-4 (Cytotoxic T-Lymphocyte-Associated protein 4)와 PD-1 (Programmed Death-1)이 있다. CTLA-4는 활성화된 T 세포 표면에 발현되어 항원 제시 세포(APC)의 B7 분자와 결합함으로써 T 세포 활성화를 억제하는 역할을 한다. CTLA-4 억제제(예: 이필리무맙)는 CTLA-4와 B7의 결합을 차단하여 T 세포 활성화를 촉진하고 항종양 면역 반응을 강화한다.

PD-1은 활성화된 T 세포 표면에 발현되어 암세포 또는 종양 미세 환경 내의 다른 면역 세포가 발현하는 PD-L1 (PD-1 ligand 1) 또는 PD-L2와 결합함으로써 T 세포의 기능적 소진을 유도하고 항종양 활성을 억제한다. PD-1 억제제(예: 니볼루맙, 펨브롤리주맙)와 PD-L1 억제제(예: 아테졸리주맙, 아벨루맙, 더발루맙)는 PD-1과 PD-L1/PD-L2의 결합을 차단하여 T 세포의 기능 소진을 막고 항종양 면역 반응을 회복시킨다.

면역 관문 억제제는 흑색종, 폐암, 신장암, 방광암, 호지킨 림프종 등 다양한 종류의 암에서 뛰어난 치료 효과를 보이고 있으며, 일부 환자에서는 장기적인 생존을 가능하게 한다. 그러나 모든 환자에게 효과가 있는 것은 아니며, 자가면역 반응과 관련된 부작용(면역 관련 부작용, irAEs)이 발생할 수 있다는 단점이 있다.

CAR-T 세포 요법은 환자의 T 세포를 유전적으로 조작하여 암세포 표면에 특이적으로 발현되는 항원(예: CD19)을 인식할 수 있는 키메라 항원 수용체(Chimeric

Antigen Receptor, CAR)를 발현하도록 만든 후, 이 CAR-T 세포를 환자에게 다시 주입하여 암세포를 효과적으로 공격하고 파괴하도록 하는 세포 기반 면역 치료법이다.

CAR는 암세포 표면의 특정 항원에 결합하는 항체 유래의 단일 사슬 가변 단편(single-chain variable fragment, scFv)과 T 세포 활성화 및 생존에 필요한 세포 내 신호 전달 도메인으로 구성된다. 환자의 혈액에서 T 세포를 분리한 후, 바이러스 벡터를 이용하여 CAR 유전자를 T 세포에 도입하고 체외에서 증식시킨다. 증식된 CAR-T 세포는 환자에게 다시 주입되면 암세포 표면의 특정 항원에 결합하여 T 세포를 활성화시키고, 퍼포린과 그랜자임과 같은 세포 독성 물질을 분비하여 암세포를 직접적으로 사멸시킨다. 또한, 활성화된 CAR-T 세포는 사이토카인을 분비하여 항종양 면역 반응을 증폭시키고, 체내에서 증식하여 지속적인 항암 효과를 나타낼 수 있다.

CAR-T 세포 요법은 특히 재발성 또는 불응성 B세포 림프종 및 급성 림프구성 백혈병 환자에서 혁신적인 치료 효과를 보여주며, 일부 환자에서는 완전 관해를 달성하기도 한다. 그러나 CAR-T 세포 요법 역시 사이토카인 방출 증후군(Cytokine Release Syndrome, CRS) 및 신경 독성과 같은 심각한 부작용을 유발할 수 있으며, 치료 대상 암종이 제한적이라는 단점이 있다.

최근에는 면역 관문 억제제와 CAR-T 세포 요법 외에도 다양한 면역 요법 전략들이 연구 개발되고 있다. 종양 백신은 암세포의 특정 항원을 환자에게 투여하여 항종양 특이적인 T 세포 반응을 유도하는 치료법이며, 종양 용해성 바이러스 요법은 암세포를 선택적으로 감염시켜 사멸시키고 항종양 면역 반응을 유도하는 전략이다.

또한, 암세포를 표적으로 하는 항체 치료제는 암세포의 성장 신호를 차단하거나, 항체 의존성 세포 매개 세포 독성(ADCC) 또는 보체 의존성 세포 독성(CDC)과 같은 면역 기전을 통해 암세포를 제거하는 데 활용된다.

면역 요법은 기존의 암 치료법과 병용하여 치료 효과를 증진시키거나, 다른 면역 요법들과 조합하여 시너지 효과를 유도하는 연구도 활발히 진행되고 있다. 또한, 환자 개개인의 종양 특성과 면역 반응 특성을 고려한 맞춤형 면역 요법 개발이 중요한 방향으로 나아가고 있다. 종양 미세 환경 조절을 통해 면역 세포의 침투와 활성을 증진시키는 전략, 그리고 면역 억제적인 세포를 표적으로 제거하거나 기능을 억제하는 연구 등 다양한 접근 방식들이 암 치료의 새로운 가능성을 제시하고 있다.

4. 종양 미세환경

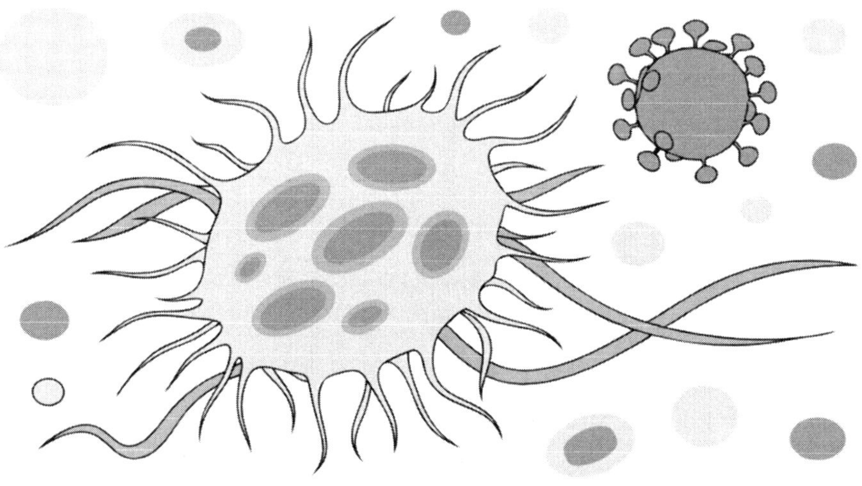

그림 14-5. 면역 억제적 미세환경의 역할

종양 미세환경(Tumor Microenvironment, TME)은 종양 세포 주변을 둘러싸고 있는 복잡하고 역동적인 생태계로, 암세포 자체뿐만 아니라 다양한 종류의 숙주 세포, 세포외 기질(Extracellular Matrix, ECM), 혈관, 림프관, 그리고 용해성 인자(사이토카인, 케모카인, 성장 인자 등)로 구성된다(그림 14-5).

이러한 종양 미세환경은 종양의 성장, 혈관 신생, 침윤, 전이, 그리고 치료 반응에 결정적인 영향을 미칠 뿐만 아니라, 면역 세포의 기능과 항종양 면역 반응에도 심오한 영향을 미친다. 특히 많은 종양은 면역 세포의 항종양 활성을 억제하고 종양 성장을 촉진하는 면역 억제적 미세환경을 조성하여 면역 감시로부터 회피하고 치료에 대한 저항성을 획득한다.

면역 억제적 종양 미세환경은 다양한 메커니즘을 통해 항종양 면역 반응을 무력화시킨다. 주요 면역 억제 세포로는 골수 유래 억제 세포(Myeloid-Derived Suppressor Cells, MDSCs), 종양 관련 대식세포(Tumor-Associated Macrophages, TAMs), 조절 T 세포(Regulatory T cells, Tregs), 그리고 종양 연관 중성구(Tumor-Associated Neutrophils, TANs) 등이 있다.

골수 유래 억제 세포(MDSCs)는 미성숙한 골수 세포의 이질적인 집단으로, 종양 미세환경 내에 다량으로 축적되어 강력한 면역 억제 기능을 수행한다. MDSCs는 아르기나제-1, 산화질소 합성 효소(iNOS), 활성 산소 종(ROS) 등을 분비하여 T 세포의 증식과 기능을 억제하고, 항원 제시 세포의 성숙과 기능을 방해하며, Treg 세포의 생성을 촉진하는 등 다양한 방식으로 항종양 면역 반응을 억제한다.

종양 관련 대식세포(TAMs)는 종양 미세환경에서 가장 풍부한 면역 세포 중 하나이며, M2 형질로 분극되어 종양 성장, 혈관 신생, 세포외 기질 재형성, 그리고 면역 억제를 촉진하는 기능을 수행한다. M2 TAMs는 IL-10, TGF-β와 같은 면역 억제성 사이토카인을 분비하고, PD-L1과 같은 면역 관문 분자를 발현하며, T 세포의 활성을 억제하는 케모카인을 분비하여 항종양 면역 반응을 억제하는 데 중요한 역할을 한다.

조절 T 세포(Tregs)는 CD4+CD25+FoxP3+ 표현형을 가지는 T 세포의 하위 집단으로, IL-10, TGF-β와 같은 억제성 사이토카인을 분비하거나 CTLA-4와 같은 억제성 분자를 발현하여 자가 반응성 T 세포뿐만 아니라 항종양 T 세포의 활성화와 기능을 억제함으로써 면역 항상성을 유지하는 역할을 한다. 많은 종양에서 Tregs의 축적이 관찰되며, 이들은 항종양 면역 반응을 억제하고 종양의 면역 회피에 기여한다.

종양 연관 중성구(TANs)는 종양 미세환경 내에서 N1 형질과 N2 형질로 분극될 수 있다. N1 TANs는 항종양 활성을 나타내는 반면, N2 TANs는 혈관 신생과 종양 진행을 촉진하고 면역 억제적인 역할을 수행한다. 종양의 종류와 단계에 따라 TANs의 형질 분포가 달라지며, 면역 억제적 미세환경 조성에 기여할 수 있다.

이러한 면역 억제 세포 외에도, 종양 미세환경 내의 다양한 용해성 인자들 또한 면역 억제적인 환경을 조성하는 데 기여한다. TGF-β는 T 세포의 증식과 활성화를 억제하고 Treg 세포의 분화를 촉진하며, IL-10은 항원 제시 세포의 기능을 억제하고 Th1 세포의 반응을 억제한다.

종양 세포와 종양 미세환경 내의 다른 세포들이 분비하는 VEGF는 혈관 신생을 촉진하고 수지상 세포의 성숙과 기능을 억제하며, T 세포의 종양 침투를 방해한다. 또한, 종양 미세환경 내의 저산소 상태는 T 세포의 세포 독성 기능을 저하시키고 MDSCs의 축적을 유도하는 등 면역 억제적인 환경을 더욱 악화시킨다. 대사적으로도 종양 세포는 포도당과 아미노산을 과도하게 소모하여 주변 면역 세포의 영양분 결핍을 유발하고 기능을 저하시킬 수 있다.

종양 세포 자체도 PD-L1과 같은 면역 관문 분자를 발현하여 T 세포의 활성을 직접적으로 억제함으로써 면역 회피를 도울 수 있다. 또한, 종양 세포는 Fas 리간드를 발현하여 활성화된 T 세포의 세포 사멸을 유도하기도 한다. 종양 미세환경 내의 세포외 기질(ECM)의 물리적 장벽 또한 면역 세포의 종양 침투를 방해하여 효과적인 항종양 면역 반응을 어렵게 만들 수 있다.

결론적으로, 면역 억제적 종양 미세환경은 다양한 면역 억제 세포와 용해성 인자들의 복합적인 작용을 통해 항종양 면역 반응을 효과적으로 무력화시키고 종양의 성장과 전이를 촉진하는 핵심적인 역할을 수행한다. 따라서 성공적인 암 치료를 위해서는 종양 세포 자체뿐만 아니라 종양 미세환경의 특성을 정확히 이해하고, 면역 억제적 미세환경을 극복하고 항종양 면역 반응을 증진시킬 수 있는 새로운 치료 전략 개발이 필수적이다.

최근에는 종양 미세환경을 표적으로 하는 치료법(예: MDSC 억제제, TAM 재극성 유도제, Treg 억제제, 혈관 신생 억제제, ECM 재형성 억제제)과 면역 관문 억제제를 병용하는 전략 등 다양한 시도들이 활발하게 연구되고 있다.

5. 종양 면역의 미래

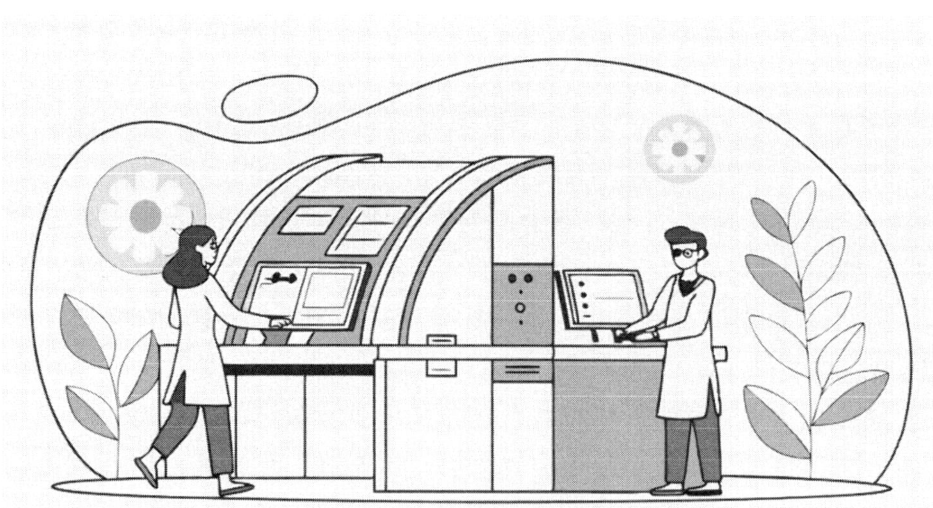

그림 14-6. 개인 맞춤형 면역 요법

종양 면역 분야는 지난 수십 년간 눈부신 발전을 거듭하며 암 치료의 새로운 패러다임을 제시해 왔다. 특히 면역 관문 억제제와 CAR-T 세포 요법의 임상적 성공은 면역 체계가 암을 효과적으로 제어할 수 있다는 가능성을 입증했다. 이제 종양 면역의 미래는 환자 개개인의 암 특성과 면역 반응 특성을 고려한 개인 맞춤형 면역 요법(Personalized Cancer Immunotherapy) 개발에 초점을 맞추고 있다. 이는 획일적인 치료법의 한계를 극복하고, 더 많은 환자에게 더 높은 치료 효과와 낮은 부작용을 제공하는 것을 목표로 한다.

개인 맞춤형 면역 요법의 핵심 전략 중 하나는 신항원(Neoantigen) 기반 면역 치료이다. 신항원은 암세포에서 발생하는 체세포 유전자 변이로 인해 새롭게 생성되는 펩타이드로, 정상 세포에는 존재하지 않기 때문에 강력한 종양 특이적인 T 세포 반응을 유도할 수 있는 이상적인 표적이다.

차세대 염기서열 분석(Next-Generation Sequencing, NGS) 기술의 발전으로 각 환자의 종양에서 발생하는 고유한 유전자 변이를 정확하게 식별하고, 면역원성이 높은 신항원 펩타이드를 예측하는 것이 가능해졌다. 이러한 예측된 신항원 펩타이드를 기반으로 개인 맞춤형 백신을 제작하거나, 신항원 특이적인 T 세포를 체외에서 증폭하여 환자에게 주입하는 세포 치료법 개발이 활발히 진행되고 있다. 또한, 신항원 특이적인 T 세포 수용체(TCR) 유전자를 환자의 T 세포에 도입하여 암세포를 표적하도록 하는 유전자 편집 기반 세포 치료법도 연구되고 있다.

또 다른 중요한 방향은 종양 미세환경(Tumor Microenvironment, TME) 조절을 통한 면역 요법 효능 증진이다. 앞서 언급했듯이, 많은 종양은 면역 억제적인 미세환경을 조성하여 면역 세포의 침투와 기능을 방해한다. 따라서 종양 미세환경의 특성을 분석하고, 이를 면역 활성적인 방향으로 전환시키는 전략이 개인 맞춤형 면역 요법의 중요한 축을 이룬다. 예를 들어, 특정 케모카인 수용체를 억제하여 면역 억제 세포(MDSCs, TAMs, Tregs)의 종양 내 축적을 막거나, 이들 세포의 기능을 억제하는 약물을 개발하는 연구가 진행 중이다.

또한, 종양 혈관 정상화를 통해 면역 세포의 종양 침투를 개선하고, 종양 내 저산소 상태를 완화하여 T 세포 기능을 회복시키는 전략도 연구되고 있다. 세포외 기질(ECM)의 물리적 장벽을 분해하거나 재형성을 억제하여 면역 세포의 접근성을 높이는 방법도 고려되고 있다.

다중 오믹스(Multi-omics) 데이터 통합 분석은 개인 맞춤형 면역 요법 개발에 필수적인 요소이다. 유전체(Genomics), 전사체(Transcriptomics), 단백체(Proteomics), 대사체(Metabolomics) 등 다양한 수준의 데이터를 통합적으로 분석함으로써 각 환자의 종양 특성, 면역 세포 구성 및 기능, 그리고 종양 미세환경의 특징을 종합적으로 파악할 수 있다.

이러한 다중 오믹스 데이터를 기반으로 환자별 맞춤형 바이오마커를 발굴하고, 치료 반응 예측 모델을 개발하여 최적의 면역 요법 전략을 선택하는 데 활용할 수 있다. 인공지능(Artificial Intelligence, AI) 및 머신러닝(Machine Learning) 기술은 방대한 다중 오믹스 데이터를 분석하고 복잡한 생물학적 패턴을 식별하여 개인 맞춤형 치료 전략 개발을 가속화하는 데 중요한 역할을 할 것으로 기대된다.

액체 생검(Liquid Biopsy) 기술 또한 개인 맞춤형 면역 요법의 발전을 위한 중요한 도구이다. 혈액, 소변 등 체액 내에 존재하는 순환 종양 DNA(ctDNA), 순환 종양 세포(CTCs), 엑소좀 등을 분석하여 종양의 유전적 변이, 치료 반응, 그리고 내성 메커니즘을 실시간으로 모니터링할 수 있다. 액체 생검을 통해 얻은 정보는 치료 과정 중 환자의 상태 변화에 따라 면역 요법 전략을 유연하게 조정하는 데 활용될 수 있다.

마지막으로, 개인 맞춤형 면역 요법의 성공적인 개발과 임상 적용을 위해서는 환자-유래 오가노이드(Patient-Derived Organoids, PDOs) 및 환자-유래 이종 이식 모델(Patient-Derived Xenografts, PDXs)과 같은 정밀 종양 모델 개발이 필수적이다. 이러한 모델은 환자의 종양 특성을 체외 또는 생체 내에서 재현하여 개인 맞춤형 면역 요법의 효능을 예측하고 최적의 치료 전략을 선별하는 데 활용될 수 있다.

결론적으로, 종양 면역의 미래는 각 환자의 고유한 암 특성과 면역 반응 특성을 고려한 개인 맞춤형 면역 요법 개발에 달려있다. 신항원 기반 치료, 종양 미세환경 조절, 다중 오믹스 데이터 통합 분석, 액체 생검 활용, 그리고 정밀 종양 모델 개발은 이러한 목표를 달성하기 위한 핵심 전략이며, 이들 기술의 융합과 발전을 통해 암 치료의 새로운 시대가 열릴 것으로 기대된다.

Chapter 15

면역 결핍

Contents

15장. 면역 결핍

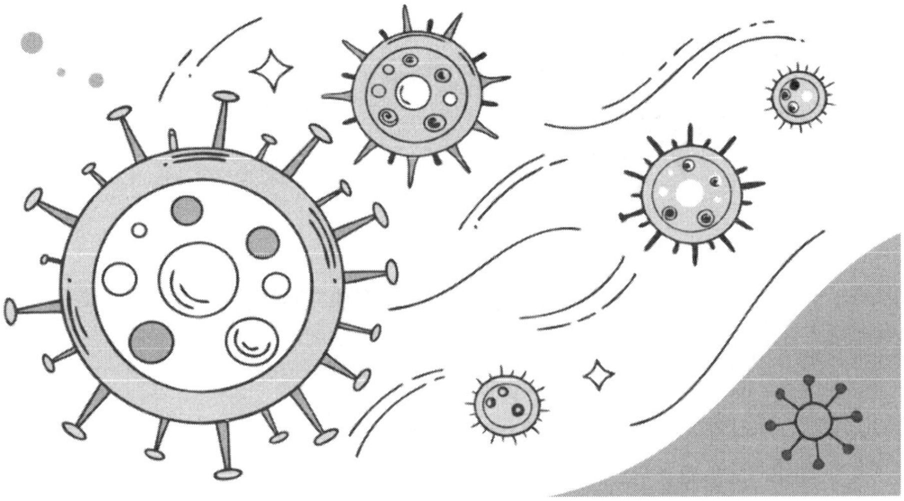

그림 15-1. 면역 결핍

면역 결핍은 면역 체계의 일부 또는 전체 기능 저하로 감염에 취약해지는 상태다. 선천적인 일차성 면역 결핍은 유전적 결함으로 발생하며, 후천적인 이차성 면역 결핍은 감염, 영양 불량, 약물 등으로 인해 나타난다(그림 15-1).

증상은 경미한 반복 감염부터 생명을 위협하는 기회 감염까지 다양하다. 면역 결핍 환자는 일반 감염도 심하게 앓고, 치료 반응이 낮으며 재발이 잦다. 일부 질환은 자가면역 질환, 알레르기, 암 위험을 높이기도 한다.

진단은 병력, 신체 검진과 함께 면역글로불린 수치, 항체 반응, 림프구 분석 등 면역학적 검사를 통해 이루어진다. 치료는 원인과 종류에 따라 다르며, 일차성은 면역글로불린 보충, 예방적 항생제, 조혈모세포 이식을 고려한다. 이차성은 원인 치료가 우선이며, 항균 요법을 병행한다. 감염 예방을 위한 위생 관리와 예방 접종이 중요하다.

1. 면역 결핍의 분류

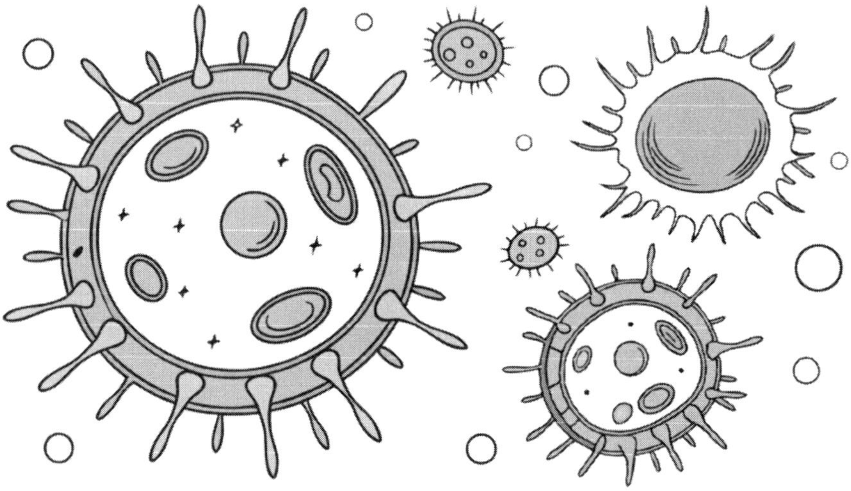

그림 15-2. 선천성과 후천성 면역 결핍

면역 결핍은 면역 체계의 하나 또는 그 이상의 구성 요소가 기능 부전 또는 결핍 상태에 있어 정상적인 면역 반응을 수행하지 못하고, 그 결과 감염에 대한 감수성이 증가하는 병적인 상태를 의미한다. 면역 결핍은 발생 원인에 따라 크게 선천성(일차성) 면역 결핍과 후천성(이차성) 면역 결핍의 두 가지 주요 범주로 분류된다. 이러한 분류는 면역 결핍의 원인을 이해하고, 적절한 진단 및 치료 전략을 수립하는 데 중요한 기초가 된다 (그림 15-2).

선천성 면역 결핍(Primary Immunodeficiency, PID)은 유전적 결함에 의해 발생하는 질환군으로, 면역 체계의 발달 또는 기능에 이상이 초래된다. 이러한 유전적 결함은 단일 유전자 이상에서부터 여러 유전자 이상이 복합적으로 작용하는 경우까지 다양하며, 그 결과 면역 세포의 수적 감소, 기능 이상, 또는 조절 장애 등 다양한 형태의 면역 결핍이 나타날 수 있다.

현재까지 400가지가 넘는 다양한 일차성 면역 결핍 질환이 밝혀졌으며, 각 질환은 특정 유전자 이상과 그로 인한 면역 체계의 특정 결함 및 특징적인 임상 양상을 보인다.

일차성 면역 결핍은 침범하는 면역 체계의 구성 요소에 따라 세부적으로 분류될 수 있다. 예를 들어, B 세포 결핍 또는 기능 이상(예: X-연관 무감마글로불린혈증, 공통 가변성 면역 결핍증), T 세포 결핍 또는 기능 이상(예: 중증 복합 면역 결핍증, 디죠지 증후군), 복합 B 및 T 세포 결핍(예: 중증 복합 면역 결핍증), 식세포 결함(예: 만성 육아종증, 코스트만 증후군), 보체 결함(예: C3 결핍, C1-에스테라제 억제제 결핍), 자연 살해(NK) 세포 결함 등 다양한 유형이 존재한다. 각 유형의 일차성 면역 결핍 질환은 특징적인 감염 패턴과 임상 증상을 나타낸다. 예를 들어, B 세포 결핍 질환 환자는 주로 세균 감염에 취약한 반면, T 세포 결핍 질환 환자는 바이러스, 진균, 그리고 특정 기회 감염균에 더 취약한 경향을 보인다.

일차성 면역 결핍 질환은 비교적 드물게 발생하지만, 조기 진단과 적절한 치료가 이루어지지 않으면 심각한 감염, 자가면역 질환, 알레르기 질환, 또는 암 발생 위험 증가와 같은 합병증을 유발할 수 있다. 일차성 면역 결핍의 진단은 환자의 병력(반복적인 감염, 가족력 등), 신체 검진 소견, 그리고 혈액 검사(면역글로불린 수치, 림프구 아형 분석, T 세포 기능 검사, 보체 기능 검사 등) 및 유전자 검사를 통해 이루어진다. 치료는 결핍된 면역 성분을 보충하거나 면역 기능을 강화하는 것을 목표로 하며, 면역글로불린 주사, 예방적 항생제 또는 항바이러스제 투여, 조혈모세포 이식, 유전자 치료 등이 고려될 수 있다.

후천성 면역 결핍(Secondary Immunodeficiency)은 유전적 원인이 아닌 후천적인 요인에 의해 면역 체계가 손상되어 발생하는 경우를 말한다. 이는 다양한 외부 요인이나 질병 상태로 인해 정상적으로 발달하고 기능하던 면역 체계가 약화되거나 억제되어 발생할 수 있으며, 일차성 면역 결핍보다 훨씬 더 흔하게 발생한다. 후천성 면역 결핍의 원인은 매우 다양하며, 주요 원인은 다음과 같다.

첫째, 감염이다. 가장 대표적인 후천성 면역 결핍의 원인은 인간 면역결핍 바이러스(Human Immunodeficiency Virus, HIV) 감염으로, HIV는 CD4+ T 헬퍼 세포를 파괴하여 심각한 세포성 면역 결핍을 유발하고, 결국 후천성 면역결핍 증후군(Acquired Immunodeficiency Syndrome, AIDS)으로 진행된다. 이 외에도 홍역 바이러스, 거대세포 바이러스(CMV), 엡스타인-바 바이러스(EBV) 등 일부 다른 바이러스 감염도 일시적 또는 지속적인 면역 억제를 유발할 수 있다.

둘째, 영양 불량이다. 심각한 단백질-에너지 영양실조는 T 세포 기능 저하, 보체 활성 감소, 식세포 기능 저하 등 전반적인 면역 기능 저하를 초래하여 감염 위험을 증가시킨다.

셋째, 약물 치료이다. 면역 억제제(예: 코르티코스테로이드, 사이클로스포린, 타크롤리무스, 아자티오프린)는 자가면역 질환, 장기 이식 거부 반응 예방 등의 목적으로 사용되지만, 의도적으로 면역 체계를 억제하여 감염에 대한 취약성을 증가시킬 수 있다. 항암 화학 요법 또한 빠르게 분열하는 면역 세포를 포함한 모든 세포에 독성을 나타내어 골수 억제와 면역 저하를 유발할 수 있다.

넷째, 특정 질환이다. 암(특히 혈액암인 백혈병, 림프종, 다발성 골수종)은 정상적인 혈액 세포 및 면역 세포 생산을 방해하고 면역 기능을 저하시킬 수 있다. 신부전, 당뇨병과 같은 만성 질환 또한 면역 기능 이상과 관련이 있다. 비장 절제술을 받은 환자는 특정 피막성 세균 감염에 대한 방어 능력이 저하될 수 있다.

다섯째, 환경적 요인이다. 방사선 노출은 골수 억제와 림프구 감소를 유발하여 면역 저하를 초래할 수 있다. 심한 스트레스 또한 일시적인 면역 기능 저하와 관련이 있을 수 있다.

후천성 면역 결핍의 진단은 원인 질환 또는 요인을 확인하고 면역 기능 평가를 통해 이루어진다. 치료는 가능한 경우 원인 질환을 치료하거나 원인 요인을 제거하는 것이 우선적이다. 예를 들어, HIV 감염 환자에게는 항레트로바이러스 치료를 시행하여 바이러스 증식을 억제하고 면역 기능을 회복시키는 것을 목표로 한다. 약물 유발성 면역 저하의 경우, 약물 용량을 조절하거나 다른 약물로 변경하는 것을 고려할 수 있다. 영양 불량 환자에게는 적절한 영양 공급이 중요하다. 후천성 면역 결핍 환자의 관리에는 감염 예방을 위한 위생 교육, 예방 접종, 그리고 필요에 따른 항균 요법(예방적 항생제, 항바이러스제, 항진균제)이 포함된다.

결론적으로, 면역 결핍은 발생 원인에 따라 선천성과 후천성으로 분류되며, 각 유형은 다양한 원인과 특징적인 임상 양상을 보인다. 정확한 분류와 원인 진단은 적절한 치료 및 관리 전략 수립에 필수적이며, 면역 결핍 환자의 삶의 질 향상과 예후 개선에 중요한 역할을 한다.

2. 주요 선천성 면역 결핍

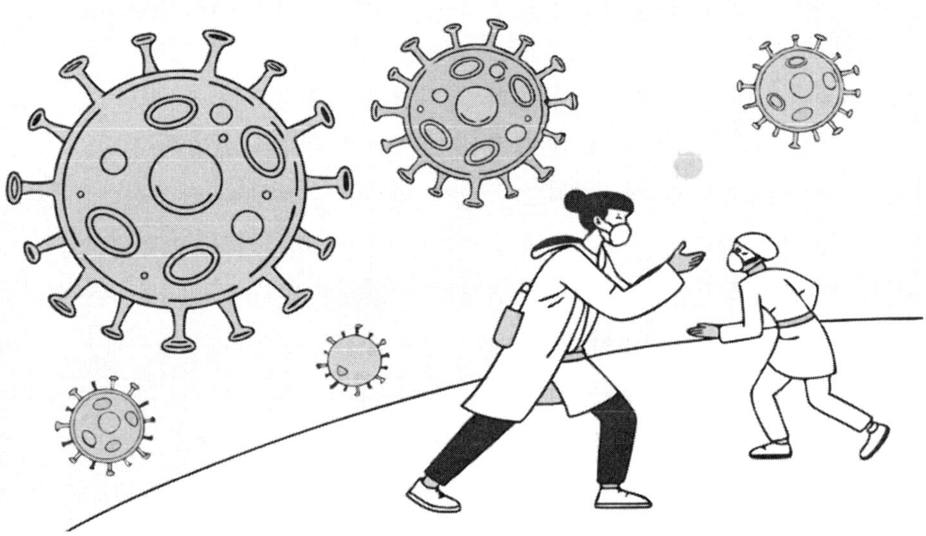

그림 15-3. SCID, CGD, XLA 등

면역학은 우리 몸을 외부의 침입자로부터 보호하는 면역 체계라는 복잡하고 정교한 시스템을 연구하는 학문이다. 이 면역 체계는 세균, 바이러스, 곰팡이, 기생충과 같은 다양한 병원균은 물론, 우리 몸에서 비정상적으로 자라나는 암세포까지 인식하고 제거하는 중요한 역할을 수행한다. 이러한 방어 작용, 즉 면역 반응은 크게 선천성 면역과 후천성 면역이라는 두 가지 주요 메커니즘으로 나뉘며, 이 두 가지 시스템은 서로 긴밀하게 협력하여 우리 몸을 외부의 위험으로부터 효과적으로 보호한다(그림 15-3).

때로는 우리 몸의 면역 체계가 특정 외부 물질, 즉 항원에 대해 지나치게 강하게 반응하여 오히려 우리 몸에 해로운 결과를 초래할 수 있다. 이러한 과도한 면역 반응을 과민반응이라고 부른다. 과민반응은 그 특징과 발생하는 메커니즘에 따라 Gell-Coombs 분류법이라는 기준에 의해 제1형, 제2형, 제3형, 그리고 제4형의 네 가지 유형으로 나눌 수 있다. 제2형 과민반응은 항체라는 특정 면역 단백질이 우리 몸의 세포 표면에 있는 항원과 결합하면서 발생하는 면역 반응이다.

이 유형의 과민반응은 항체가 매개하는 세포 손상을 특징으로 한다. 구체적으로, IgG 또는 IgM이라는 종류의 항체가 우리 몸의 세포 표면에 있는 자기 항원(우리 몸 스스로의 성분) 또는 외부 항원(예를 들어 수혈받은 혈액의 항원)에 결합하게 되면, 보체 의존성 세포 용해라는 과정이나 항체 의존성 세포 매개 세포 독성이라는 메커니즘을 통해 이들 표적 세포가 파괴된다. 제2형 과민반응은 수혈 부적합 반응, 신생아 용혈성 질환, 자가면역 용혈성 빈혈, 굿파스처 증후군, 그리고 중증 근무력증과 같은 다양한 질환의 발병과 관련이 있다.

제3형 과민반응은 우리 몸에서 항원과 항체가 결합하여 형성된 면역 복합체라는 물질이 혈액 속을 순환하다가 특정 조직에 쌓이면서 발생하는 면역 반응이다. 이 유형의 과민반응은 면역 복합체의 침착과 그로 인해 발생하는 염증이 특징이다. 조직에 쌓인 면역 복합체는 보체계라는 또 다른 면역 시스템을 활성화시키고, 염증을 일으키는 세포들을 해당 부위로 끌어들여 결국 조직 손상과 염증을 유발한다. 제3형 과민반응은 혈청병, 전신성 홍반 루푸스, 류마티스 관절염, 사구체신염, 그리고 혈관염과 같은 여러 질환의 발병 기전에 중요한 역할을 한다.

제4형 과민반응은 다른 유형의 과민반응과는 달리 항체라는 단백질보다는 T 림프구라는 면역 세포, 특히 CD4+ T 헬퍼 1 세포와 CD8+ 세포 독성 T 세포에 의해 매개되는 면역 반응이다. 특정 항원에 우리 몸이 노출된 후 활성화된 이들 T 세포는 사이토카인이라는 신호 물질을 분비하여 염증 반응을 일으키거나, 직접적으로 표적 세포를 죽인다. 제4형 과민반응은 접촉성 피부염, 결핵 반응 검사, 이식 거부 반응, 그리고 육아종성 질환과 같은 다양한 질환과 관련이 있다. 이 반응은 항원 노출 후 비교적 늦게, 보통 24시간에서 72시간 이후에 증상이 나타나기 때문에 지연형 과민반응이라고도 불린다.

이식 면역은 유전적으로 다른 개체로부터 얻은 조직이나 장기, 즉 이식편이 우리 몸(수혜자)의 면역 체계에 의해 비자기(non-self)로 인식되어 거부되는 현상을 연구하는 분야이다. 이식의 종류는 공여자와 수혜자 간의 유전적 관계에 따라 자가이식, 동계이식, 동종이식, 이종이식으로 나뉜다. 대부분의 인간 장기 이식은 동종이식에 해당하며, MHC 분자의 유전적 불일치가 이식 거부 반응의 주요 원인이다.

이식 거부 반응은 시간 경과에 따라 초급성 거부 반응, 급성 거부 반응, 만성 거부 반응으로 분류된다. 급성 거부 반응은 이식 후 수일에서 수개월 내에 발생하며, 주로 수혜자의 T 세포가 이식편의 MHC 분자를 비자기로 인식하여 활성화된 세포성 면역 반응에 의해 유도된다. 만성 거부 반응은 이식 후 수개월에서 수년 후에 서서히 진행되며, T 세포 매개 면역 반응과 함께 항체, 사이토카인 등 다양한 요인이 복합적으로 작용하여 이식편의 기능 저하 및 섬유화를 유발한다. 이식 거부 반응을 억제하기 위해 다양한 면역 억제제가 사용된다.

사이클로스포린과 타크롤리무스는 칼시뉴린 억제제로서 T 세포 활성화의 핵심 경로를 차단하는 주요 약물이다. 이식 허용성을 증가시키기 위한 전략으로는 골수 키메라 유도, 조절 T 세포(Tregs) 이용, 동종 항원 특이적 무반응 유도, 코-자극 차단, 유전자 치료 등이 연구되고 있다. 조혈모세포 이식 후에는 환자의 면역 체계가 공여자의 조혈모세포로부터 유래된 새로운 면역 세포들로 재구성되는 면역 재구성 과정을 거친다. 이 과정은 감염 예방에 중요하지만, 이식편대숙주병(GVHD)과 같은 합병증의 위험도 수반한다.

자가면역은 면역 체계가 실수로 자신의 정상적인 세포나 조직을 외부 침입자로 인식하여 공격하는 현상이다. 이는 면역 관용의 파괴와 자가항체의 생성, 그리고 자가 반응성 T 세포의 활성화를 통해 발생한다. 유전적 요인, 환경적 요인, 그리고 면역 조절 이상 등이 자가면역 질환 발생에 기여할 수 있다. 주요 자가면역 질환으로는 류마티스 관절염(RA), 전신성 홍반 루푸스(SLE), 다발성 경화증(MS) 등이 있다. 류마티스 관절염은 주로 관절을 침범하는 만성 염증성 질환이며, SLE는 다양한 장기와 조직을 침범할 수 있는 전신성 질환이다.

다발성 경화증은 중추 신경계의 수초 손상으로 인해 신경학적 증상을 유발한다. 자가면역 질환의 진단에는 자가항체 검사와 보체 수치 측정이 중요한 역할을 한다. 자가항체 검사는 특정 자가항체의 존재 유무를 확인하여 진단에 도움을 주고, 보체 수치 측정은 질병 활성도를 평가하는 데 활용될 수 있다. 치료는 면역 억제제와 생물학적 제제를 사용하여 면역 반응을 조절하고 염증을 완화하며 장기 손상을 예방하는 것을 목표로 한다. 유전적 요인과 환경적 요인의 상호작용 또한 자가면역 질환 발생에 중요한 영향을 미친다.

종양 면역은 면역 체계가 종양 세포를 인지하고 반응하여 제거하는 과정을 연구하는 분야이다. 면역 감시는 면역 체계가 암세포의 발생과 성장을 억제하는 역할을 하지만, 종양 세포는 면역 회피 기전을 통해 면역 감시를 회피할 수 있다. 종양 항원은 암세포에서 발현되어 면역 반응의 표적이 되는 분자로, 종양 특이적 항원(TSAs)과 종양 관련 항원(TAAs)으로 분류된다.

면역 요법은 환자 자신의 면역 체계를 활성화하거나 강화하여 암을 치료하는 전략이다. 면역 관문 억제제는 면역 세포의 억제 신호를 차단하여 항종양 면역 반응을 증진시키고, CAR-T 세포 요법은 환자의 T 세포를 조작하여 암세포를 특이적으로 공격하도록 한다. 종양 미세환경은 종양 세포 주변의 다양한 세포와 물질로 구성되며, 면역 억제적 미세환경은 항종양 면역 반응을 억제한다. 종양 면역의 미래는 환자 개개인의 특성에 맞춘 개인 맞춤형 면역 요법 개발에 초점을 맞추고 있다.

면역 결핍은 면역 체계의 기능 부전 또는 결핍으로 인해 감염에 대한 취약성이 증가하는 상태이다. 발생 원인에 따라 선천성(일차성) 면역 결핍과 후천성(이차성) 면역 결핍으로 분류된다. 선천성 면역 결핍은 유전적 결함으로 인해 발생하며, 중증 복합 면역 결핍증(SCID), 만성 육아종증(CGD), X-연관 무감마글로불린혈증(XLA) 등이 대표적인 질환이다. 후천성 면역 결핍은 감염(예: HIV), 영양 불량, 약물 치료, 특정 질환 등에 의해 발생할 수 있다. 면역 결핍의 진단은 병력, 신체 검진, 그리고 다양한 면역학적 검사를 통해 이루어지며, 치료는 원인과 종류에 따라 면역글로불린 보충, 예방적 항균 요법, 조혈모세포 이식 등이 고려될 수 있다.

3. 후천성 면역 결핍(AIDS)

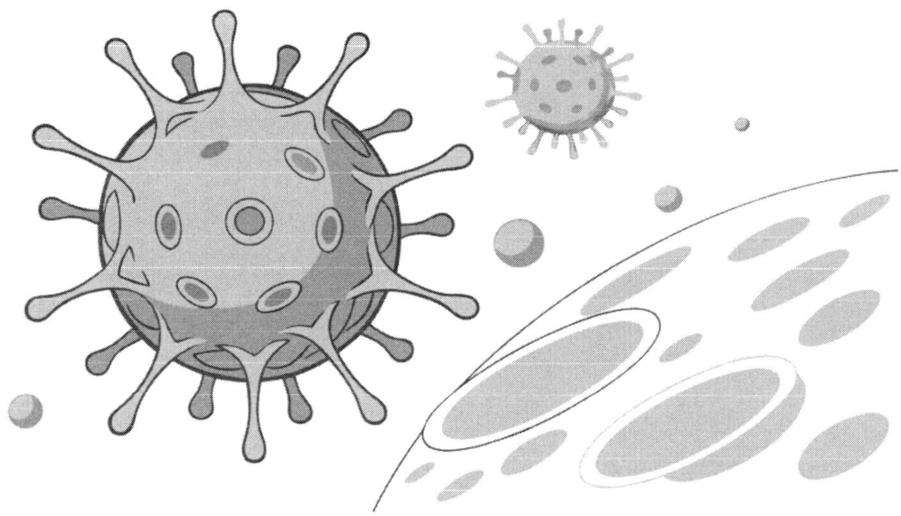

그림 15-4. HIV 감염과 면역계 붕괴

후천성 면역 결핍 증후군(AIDS)은 인간 면역결핍 바이러스(HIV) 감염으로 인해 발생하는 심각한 면역 질환이다. HIV는 우리 몸의 면역 체계를 구성하는 핵심 세포인 CD4 양성 T 림프구를 표적으로 삼아 파괴함으로써 면역 기능을 점진적으로 저하시킨다. 시간이 지남에 따라 CD4 T 림프구 수가 심각하게 감소하면, 우리 몸은 각종 기회 감염과 특정 암에 매우 취약해지는데, 이 단계를 AIDS라고 정의한다. AIDS는 HIV 감염의 최종 단계이며, 적절한 치료를 받지 않으면 생명을 위협하는 심각한 상태로 진행될 수 있다(그림 15-4).

HIV는 레트로바이러스의 일종으로, 자신의 유전 정보를 RNA 형태로 가지고 있어 숙주 세포 내에서 역전사 효소를 이용하여 DNA로 변환시킨 후 숙주 세포의 DNA에 삽입하여 증식하는 특징을 지닌다. HIV 감염은 주로 감염된 혈액, 정액, 질 분비물, 모유 등을 통해 전파된다. 성 접촉, 오염된 주사기 공동 사용, 수직 감염(모체에서 태아로의 전파) 등이 주요 감염 경로이다. HIV는 공기 중이나 일상적인 접촉으로는 전파되지 않는다.

HIV에 감염된 후 초기에는 급성 HIV 증후군이라고 불리는 독감 유사 증상이 나타날 수 있다. 발열, 인후통, 림프절 비대, 피로감, 근육통, 발진 등이 나타날 수 있지만, 이러한 증상은 비특이적이어서 HIV 감염으로 인식되지 않고 지나치는 경우가 많다. 급성 감염 단계를 거친 후에는 무증상 잠복기가 길게 지속될 수 있다. 이 기간 동안 HIV는 계속해서 CD4 T 림프구를 파괴하지만, 환자는 겉으로 보기에 건강해 보일 수 있다. 그러나 면역 체계는 서서히 약화되고 있으며, HIV 감염자는 이 기간 동안에도 다른 사람에게 바이러스를 전파할 수 있다.

무증상 잠복기의 길이는 개인마다 다르지만, 평균적으로 8~10년 정도 지속될 수 있다. 이 기간 동안 혈액 내 HIV 바이러스의 양은 서서히 증가하고 CD4 T 림프구 수는 점진적으로 감소한다. CD4 T 림프구 수가 특정 수준 이하로 떨어지면 면역 체계가 심각하게 손상되어 각종 기회 감염이 발생하기 시작한다. 기회 감염은 정상적인 면역 기능을 가진 사람에게는 잘 발생하지 않지만, 면역력이 저하된 AIDS 환자에게는 심각한 질병을 유발할 수 있는 감염이다.

AIDS의 진단 기준은 CD4 T 림프구 수가 혈액 1ml당 200개 미만으로 감소하거나, 특정 기회 감염(예: 폐포자충 폐렴, 카포시 육종, 결핵 등)이 발생한 경우에 해당된다. AIDS 환자는 다양한 기회 감염과 악성 종양에 취약해지며, 이러한 합병증이 주요 사망 원인이 된다. 흔하게 발생하는 기회 감염으로는 폐렴, 뇌염, 결핵, 칸디다증, 거대세포 바이러스 감염 등이 있으며, 카포시 육종, 림프종과 같은 특정 암 발생 위험도 증가한다.

HIV 감염으로 인한 면역계 붕괴는 CD4 T 림프구의 점진적인 파괴에서 비롯된다. CD4 T 림프구는 면역 반응을 조절하고 다른 면역 세포들을 활성화시키는 핵심적인 역할을 수행한다. CD4 T 림프구 수가 감소함에 따라 체액성 면역과 세포성 면역 모두 심각하게 손상된다. B 림프구의 항체 생산 능력이 저하되고, 세포 독성 T 림프구와 자연 살해 세포의 기능도 저하되어 감염된 세포나 암세포를 효과적으로 제거하지 못하게 된다. 또한, 사이토카인 분비 이상으로 인해 면역 반응의 균형이 깨지고 만성적인 염증이 유발될 수 있다.

HIV 감염의 진단은 혈액 검사를 통해 HIV 항체 또는 바이러스 RNA를 확인하는 방식으로 이루어진다. 조기 진단은 HIV 감염자가 즉시 항레트로바이러스 치료(Antiretroviral Therapy, ART)를 시작하여 AIDS로의 진행을 늦추고 건강한 삶을 유지하는 데 매우 중요하다. ART는 HIV 바이러스의 복제를 억제하여 혈중 바이러스 양을 감소시키고 CD4 T 림프구 수를 증가시키는 치료법이다. 꾸준한 ART 치료를 통해 HIV 감염자는 AIDS 발병을 예방하고 일반인과 거의 유사한 수명과 삶의 질을 유지할 수 있게 되었다.

HIV 감염 예방은 안전한 성관계, 주사기 공유 금지, 수혈 전 혈액 검사 등을 통해 이루어질 수 있다. 또한, HIV 감염 위험에 노출된 경우 예방적 항레트로바이러스 약물 복용(Post-Exposure Prophylaxis, PEP)이 감염 위험을 줄일 수 있다. HIV 감염인에 대한 사회적 낙인과 차별을 없애고, 정확한 정보 제공과 교육을 통해 HIV 예방과 감염인 지원에 힘쓰는 것이 중요하다.

결론적으로, 후천성 면역 결핍 증후군(AIDS)은 HIV 감염으로 인해 CD4 T 림프구가 파괴되어 심각한 면역 기능 저하가 발생하는 질환이다. HIV 감염은 무증상 잠복기를 거쳐 AIDS로 진행될 수 있으며, AIDS 환자는 각종 기회 감염과 악성 종양에 취약해진다. 조기 진단과 항레트로바이러스 치료는 AIDS로의 진행을 늦추고 HIV 감염자의 삶의 질과 수명을 크게 향상시킬 수 있다. HIV 예방과 감염인에 대한 사회적 지원 또한 중요한 과제이다.

4. 면역 결핍의 진단

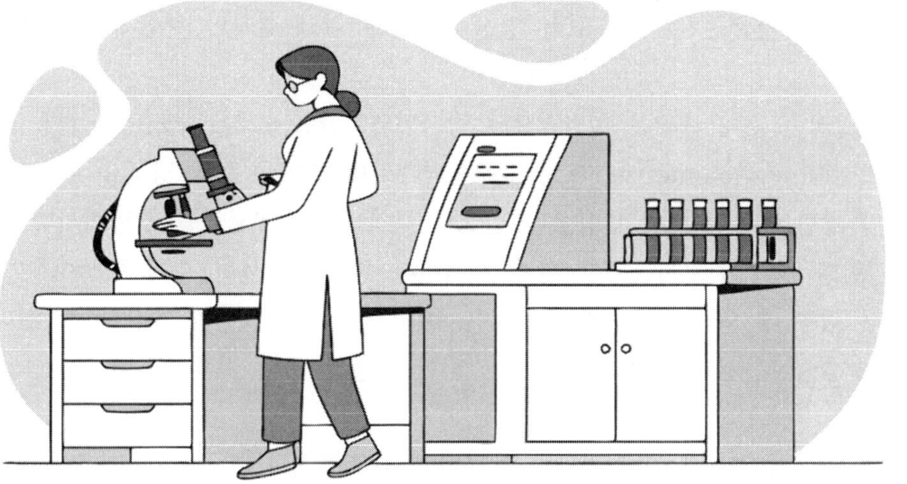

그림 15-5. 면역글로불린 수치와 림프구 서브셋 분석

면역 결핍의 진단은 환자의 병력 청취, 신체 검진과 함께 다양한 실험실적 검사를 통해 이루어진다. 특히 면역글로불린 수치 측정과 림프구 서브셋 분석은 면역 체계의 이상을 확인하고 면역 결핍 질환의 유형을 분류하는 데 중요한 정보를 제공한다(그림 15-5).

면역글로불린은 체액성 면역의 핵심 구성 요소로서, 외부 항원에 대한 항체 역할을 수행하는 단백질이다. IgG, IgA, IgM, IgE, IgD의 다섯 가지 주요 종류가 있으며, 각각 고유한 기능과 분포를 갖는다. 면역글로불린 수치 측정은 혈액 검체를 이용하여 각 종류별 면역글로불린의 양을 정량적으로 분석하는 것이다. 이 검사를 통해 특정 면역글로불린의 결핍 또는 과다를 확인할 수 있으며, 이는 특정 면역 결핍 질환을 진단하는 데 중요한 단서가 된다.

예를 들어, X-연관 무감마글로불린혈증(XLA) 환자의 경우 BTK 유전자 이상으로 인해 B 세포의 성숙이 억제되어 혈중 IgG, IgA, IgM 수치가 현저히 낮게 나타난다. 공통 가변성 면역 결핍증(CVID) 환자 역시 IgG를 포함한 여러 종류의 면역글로불린 수치가 감소하는 특징을 보인다. 반대로, 일부 면역 결핍 질환에서는 특정 면역글로불린의 과다 생성이 관찰될 수 있다.

예를 들어, 고 IgE 증후군 환자는 IgE 수치가 매우 높게 나타나며, 이는 알레르기 질환과 반복적인 감염의 특징적인 임상 양상과 관련이 있다. 또한, 특정 감염이나 자가면역 질환에서도 면역글로불린 수치가 일시적 또는 지속적으로 증가할 수 있으므로, 면역글로불린 수치 변화는 환자의 임상 양상 및 다른 검사 결과와 종합적으로 해석되어야 한다.

면역글로불린 수치 측정은 일반적으로 방사면역확산법(radial immunodiffusion), 네펠로메트리법(nephelometry), 또는 효소면역측정법(ELISA) 등의 방법을 이용하여 수행된다. 각 방법은 항원-항체 반응을 기반으로 특정 면역글로불린을 정량화하며, 검사 결과는 연령별 정상 참고치와 비교하여 해석된다. 면역글로불린 수치 이상이 발견될 경우, 백신 접종 후 항체 반응 평가와 같은 추가적인 기능 검사가 필요할 수 있다. 이는 단순히 면역글로불린의 양적 결핍뿐만 아니라 기능적 이상 여부를 확인하는 데 중요하다.

림프구 서브셋 분석은 말초 혈액 내 다양한 종류의 림프구 비율과 절대 수를 측정하는 검사이다. 림프구는 면역 반응의 핵심적인 역할을 수행하는 백혈구의 한 종류로, T 세포, B 세포, 자연 살해(NK) 세포 등으로 나뉜다. 각 림프구 서브셋은 고유한 기능과 표면 마커를 가지며, 이들의 수적 변화나 비율 이상은 특정 면역 결핍 질환의 진단에 중요한 정보를 제공한다.

림프구 서브셋 분석은 주로 유세포 분석법(flow cytometry)이라는 기술을 이용하여 수행된다. 유세포 분석법은 형광 물질로 표지된 특정 항체들을 이용하여 세포 표면이나 세포 내부에 존재하는 단백질을 검출하고, 이를 기반으로 세포의 종류와 특성을 분석하는 방법이다. 말초 혈액 검체에 다양한 림프구 서브셋에 특이적으로 결합하는 형광 표지 항체들을 처리한 후, 유세포 분석기를 통해 각 세포가 발현하는 형광의 강도를 측정하여 림프구의 종류와 비율을 정량적으로 분석한다.

예를 들어, 중증 복합 면역 결핍증(SCID) 환자의 경우 T 세포와 NK 세포가 현저히 감소하거나 없을 수 있으며, B 세포 수는 정상 또는 감소되어 있을 수 있다. 디죠지 증후군 환자는 T 세포, 특히 CD3+ T 세포 수가 감소하는 특징을 보인다. X-연관 무감마글로불린혈증(XLA) 환자는 B 세포 수가 현저히 감소되어 나타난다. HIV 감염으로 인한 후천성 면역 결핍 증후군(AIDS) 환자의 경우 CD4+ T 헬퍼 세포 수가 특징적으로 감소하며, 이는 AIDS 진단의 중요한 지표로 활용된다. 또한, 특정 일차성 면역 결핍 질환에서는 NK 세포 수의 감소나 기능 이상이 관찰될 수 있다.

림프구 서브셋 분석 결과는 환자의 연령별 정상 참고치와 비교하여 해석하며, T 세포 아형(CD4+, CD8+), B 세포 수(CD19+), NK 세포 수(CD16+/CD56+) 등의 정보를 제공한다. 이러한 정보는 특정 면역 결핍 질환을 진단하고, 질환의 중증도를 평가하며, 치료 반응을 모니터링하는 데 유용하게 활용된다. 림프구 서브셋 분석 결과 역시 환자의 임상 양상 및 다른 검사 결과와 종합적으로 판단해야 하며, 필요에 따라 T 세포 기능 검사, NK 세포 기능 검사 등 추가적인 기능 평가가 이루어질 수 있다.

결론적으로, 면역글로불린 수치 측정과 림프구 서브셋 분석은 면역 결핍을 진단하고 분류하는 데 필수적인 검사이다. 이 두 가지 검사를 통해 체액성 면역과 세포성 면역의 주요 구성 요소들의 양적 및 질적 이상을 파악할 수 있으며, 이는 정확한 진단과 적절한 치료 계획 수립에 중요한 기반이 된다. 그러나 면역 결핍의 진단은 단일 검사 결과만으로 이루어지는 것이 아니라, 환자의 임상 양상, 병력, 그리고 다양한 면역학적 검사 결과를 종합적으로 고려하여 이루어져야 한다.

5. 면역 결핍의 치료

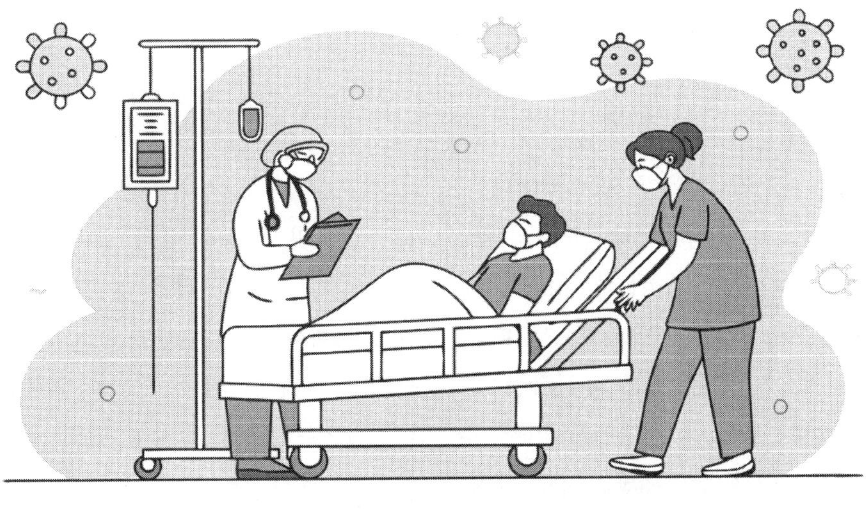

그림 15-6. 면역 재구성과 면역 요법

면역 결핍 질환의 치료는 손상된 면역 체계를 회복시키거나 기능을 보완하여 감염에 대한 취약성을 줄이고 삶의 질을 향상시키는 것을 목표로 한다. 치료 전략은 면역 결핍의 종류, 심각도, 그리고 환자의 전반적인 건강 상태에 따라 맞춤형으로 접근해야 한다. 주요 치료 방법으로는 면역 재구성(immune reconstitution)과 면역 요법(immunotherapy)이 있으며, 이 두 가지 접근 방식은 때로는 상호 보완적으로 사용되기도 한다(그림 15-6).

면역 재구성은 손상되거나 결핍된 면역 체계를 근본적으로 복원하는 것을 목표로 하는 치료 전략이다. 이는 주로 선천성 면역 결핍 질환에서 고려되며, 가장 대표적인 방법은 조혈모세포 이식(Hematopoietic Stem Cell Transplantation, HSCT)이다. 조혈모세포는 혈액 세포와 면역 세포를 포함한 모든 혈액 세포를 생성하는 능력을 가진 줄기세포로, 건강한 공여자의 조혈모세포를 환자에게 이식하여 환자의 결함 있는 면역 체계를 정상적인 기능의 면역 체계로 대체하는 것이다.

조혈모세포 이식은 중증 복합 면역 결핍증(SCID), 만성 육아종증(CGD)의 일부 형태, 위스코트-올드리치 증후군(Wiskott-Aldrich syndrome), 그리고 특정 유형의 백혈구 부착 결핍증(Leukocyte Adhesion Deficiency)과 같은 심각한 일차성 면역 결핍 질환에서 완치를 기대할 수 있는 유일한 치료법이다. 이식 과정은 공여자 선정, 조혈모세포 채집, 환자의 기존 면역 체계 제거를 위한 전처치(화학 요법 및 방사선 치료), 그리고 조혈모세포 주입으로 이루어진다.

이식 후에는 이식된 조혈모세포가 환자의 골수에서 생착하여 새로운 면역 세포들을 생성하기까지 수개월에서 수년의 시간이 소요된다. 이 기간 동안 감염 예방을 위한 엄격한 격리, 예방적 항생제, 항진균제, 항바이러스제 투여, 그리고 면역글로불린 보충 요법과 같은 지지적 치료가 필수적이다. 조혈모세포 이식의 성공률은 공여자와 환자의 HLA 적합성, 환자의 나이와 건강 상태, 그리고 질환의 종류에 따라 달라진다. 이식 후에는 이식편대숙주병(Graft-versus-Host Disease, GVHD)과 같은 심각한 합병증이 발생할 수 있으며, 이를 예방하고 관리하는 것이 중요하다.

유전자 치료는 결함 있는 유전자를 정상 유전자로 대체하거나 기능을 회복시키는 것을 목표로 하는 또 다른 형태의 면역 재구성 전략이다. 특정 일차성 면역 결핍 질환의 경우, 환자의 혈액 줄기세포를 채집하여 결함 있는 유전자를 정상 유전자로 교정한 후 환자에게 다시 주입하는 방식이 연구되고 있다. X-연관 SCID와 ADA 결핍 SCID에서 유전자 치료가 일부 성공적인 결과를 보였으나, 아직 연구 단계에 있으며 장기적인 안전성과 효능에 대한 추가적인 연구가 필요하다.

면역 요법은 결핍된 특정 면역 성분을 보충하거나, 남아있는 면역 체계의 기능을 강화하여 감염에 대한 방어력을 높이는 것을 목표로 하는 치료 전략이다. 이는 일차성 및 이차성 면역 결핍 질환 모두에서 활용될 수 있다.

면역글로불린 보충 요법은 체액성 면역 결핍 환자에게 필수적인 치료 방법이다. 혈액에서 추출한 정상인의 면역글로불린(주로 IgG)을 정맥 또는 피하 주사를 통해 환자에게 정기적으로 투여하여 항체 결핍을 보충하고 감염 위험을 줄인다. XLA, CVID, 그리고 일부 IgG 아형 결핍 환자에게 효과적이며, 감염의 빈도와 중증도를 감소시키고 삶의 질을 향상시킨다.

사이토카인 요법은 특정 사이토카인을 투여하여 면역 세포의 기능과 수를 증진시키는 치료 방법이다. 인터페론-감마는 만성 육아종증 환자의 식세포 기능을 향상시켜 감염 예방에 도움을 줄 수 있으며, 과립구 콜로니 자극 인자(G-CSF)는 선천성 호중구 감소증 환자의 호중구 수를 증가시켜 감염 위험을 감소시킬 수 있다.

예방적 항균 요법은 특정 병원체에 대한 감염 위험이 높은 면역 결핍 환자에게 항생제, 항진균제, 또는 항바이러스제를 장기간 투여하여 감염 발생을 사전에 예방하는 전략이다. 예를 들어, CGD 환자에게는 아스페르길루스 감염 예방을 위해 항진균제를 투여하고, 특정 B 세포 결핍 환자에게는 세균 감염 예방을 위해 예방적 항생제를 투여할 수 있다.

백신 접종은 면역 체계를 자극하여 특정 병원체에 대한 면역력을 획득하게 하는 중요한 예방 전략이지만, 면역 결핍 환자에게는 신중하게 적용해야 한다. 생백신은 면역력이 저하된 환자에게 심각한 부작용을 일으킬 수 있으므로 금기인 경우가 많으며, 불활성화 백신 접종의 효과 또한 환자의 면역 기능 상태에 따라 다를 수 있다. 따라서 면역 결핍 환자의 백신 접종은 전문의의 판단 하에 이루어져야 한다.

이차성 면역 결핍의 치료는 일차적으로 그 원인 질환을 해결하거나 원인 요인을 제거하는 데 초점을 맞춘다. 예를 들어, HIV 감염으로 인한 AIDS 환자의 경우 항레트로바이러스 치료(ART)를 통해 HIV 바이러스의 증식을 억제하고 CD4 T 림프구 수를 증가시켜 면역 기능을 회복시키는 것을 목표로 한다. 약물 유발성 면역 저하의 경우, 약물 용량 조절 또는 다른 약물로의 변경을 고려할 수 있으며, 영양 불량으로 인한 면역 저하의 경우 적절한 영양 공급이 필수적이다.

최근에는 면역 결핍 환자의 치료를 위해 새로운 면역 요법들이 개발되고 있다. 특정 면역 세포의 기능을 강화하는 항체 치료제, 결핍된 면역 조절 분자를 보충하는 치료제 등이 연구 단계에 있다. 또한, 장내 미생물 군집이 면역 체계 발달과 기능에 중요한 영향을 미친다는 사실이 밝혀짐에 따라, 장내 미생물 조절을 통한 면역 기능 개선 연구도 활발히 진행되고 있다.

결론적으로, 면역 결핍 질환의 치료는 면역 재구성과 면역 요법이라는 두 가지 주요 접근 방식을 통해 이루어진다. 면역 재구성은 조혈모세포 이식이나 유전자 치료와 같이 손상된 면역 체계를 근본적으로 복원하는 것을 목표로 하며, 면역 요법은 면역글로불린 보충, 사이토카인 요법, 예방적 항균 요법 등을 통해 면역 기능을 보완하고 감염을 예방하는 것을 목표로 한다. 환자 개개인의 면역 결핍 유형과 심각도에 따른 맞춤형 치료 전략 수립과 지속적인 관리가 면역 결핍 환자의 삶의 질 향상과 예후 개선에 중요하다.

핵심 면역학

2025년 4월 25일 초판인쇄
2025년 4월 30일 초판발행

지은이 : 최명식
펴낸이 : 이상태
펴낸곳 : 청구문화사
주　소 : 120-831 서울특별시 서대문구 성산로11길 15
전　화 : 02) 332-0541(代)　　FAX : 02) 337-9577
등　록 : 1990년 11월 2일 제9-247호

정가 20,000원

ISBN 978-89-5616-959-0 93510